Der Geschichte eine Zukunft geben

Psychiatrische Pflege 1960 bis 1990

Hilde Schädle-Deininger

Hilde Schädle-Deininger
Der Geschichte eine Zukunft geben
Psychiatrische Pflege 1960 bis 1990
1. Auflage 2021
ISBN-Print: 978-3-96605-134-7
ISBN-PDF: 978-3-96605-135-4

Bibliografische Informationen der Deutschen Nationalbibliothek
Die Deutsche Nationalbibliothek verzeichnet diese Publikation in der Deutschen Nationalbibliografie; detaillierte bibliografische Daten sind im Internet über http://dnb.d-nb.de abrufbar.

Ergänzende Materialien per Download
Im Text wird auf umfangreiche Materialien und Dokumente verwiesen. Diese sind unter www.psychiatrie-verlag.de/product/der-geschichte-eine-zukunft-geben abrufbar. Passwort: Pflegegeschichte

1. Auflage

Umschlaggestaltung: GRAFIKSCHMITZ, Köln
Satz: Psychiatrie Verlag, Köln
Druck: KN Digital Printforce GmbH, Erfurt
Psychiatrie-Verlag im Internet: www.psychiatrie-verlag.de

Inhaltsverzeichnis

Abbildungsverzeichnis

Tabellenverzeichnis

Abkürzungsverzeichnis

AOK	Allgemeine Ortskrankenkasse
APK	Aktion Psychisch Kranke e. V., gegründet 1971
AK Pflege	Arbeitskreis Pflege in der Deutschen Gesellschaft für Soziale Psychiatrie e. V.
BAR	Bundesarbeitsgemeinschaft für Rehabilitation
BAT	Bundesangestelltentarif
BFLK	Bundesfachvereinigung Leitender Pflegekräfte in der Psychiatrie
BRD	Bundesrepublik Deutschland
DBfK	Deutscher Berufsverband für Pflegeberufe
DBR	Deutscher Bildungsrat für Pflegeberufe
DDR	Deutsche Demokratische Republik
DGPN	Deutsche Gesellschaft für Psychiatrie und Nervenheilkunde (später DGPPN = Deutsche Gesellschaft für Psychiatrie, Psychotherapie, Psychosomatik und Nervenheilkunde)
DGSP	Deutsche Gesellschaft für Soziale Psychiatrie e. V., gegründet 1970
DPWV	Deutscher Paritätischer Wohlfahrtsverband
DQR	Deutscher Qualitätsrahmen
ECTS	European Credit Transfer System (Transparenz in der Bildung)
EKB	Elektrokrampfbehandlung
EQR	Europäischer Qualitätsrahmen
FB	Fortbildung
FDGB	Freier Deutscher Gewerkschaftsbund der DDR
FWB	Fachweiterbildung
IBF	Innerbetriebliche Fortbildung
ICN	International Council of Nurses
KR	Krankenpflegepersonen, Krankenschwester, Krankenpfleger
KR-Tarif	Krankenpflegetarif (war im BAT ein eigener Tarif)
MA	Mitarbeitende, Mitarbeiter, Mitarbeiterin
MLI	Module Level Indicator
ÖTV	Gewerkschaft Öffentlicher Dienst Transport und Verkehr
RVO	Reichsversicherungsordnung
SED	Sozialistische Einheitspartei Deutschlands
SPAK	Sozialpolitischer Arbeitskreis der Tübinger Hochschulgemeinden
TN	Teilnehmende, Teilnehmer und Teilnehmerinnen
UK	United Kingdom (Vereinigtes Königreich)
WB	Weiterbildung
ZK	Zentralkomitee (Entscheidungsgremium kommunistischer Parteien)

Geleitworte

Ein Rückblick nach vorn

Das Buch „Der Geschichte eine Zukunft geben“ vermittelt profunde Einblicke in die geschichtlichen Zusammenhänge, in die theoretischen Grundlagen sowie in das Methodenverständnis psychiatrischer Pflege. Verfasst von einer wesentlichen Zeitzeugin und Wegbereiterin werden zentrale Entwicklungslinien und Handlungsformen einer sich zunehmend differenzierenden und emanzipierenden Disziplin in der Zeit von 1960 bis 1990 nachgezeichnet, für die die Gewinnung und Weiterentwicklung einer beruflichen Identität das Ergebnis eines langen Entwicklungsprozesses bedeutet. Dieser vollzieht sich immer im Spannungsfeld zwischen Selbstverwirklichung und gesellschaftlichen Ansprüchen und setzt sich für die Weiterentwicklung und Verbesserung bedarfsgerechter, an Selbstbestimmung, Eigenverantwortung und Autonomie ausgerichteten Hilfsangeboten für Menschen mit psychischen Beeinträchtigungen ein.

Hilde Schädle-Deininger begründet diesem Verständnis folgend die psychiatrische Pflege als ein Projekt der gesellschaftlichen Aufklärung und im Sinne von Heinrich Böll als Gestus der Einmischung als einziger Möglichkeit, realistisch zu bleiben. Wenn es gilt, die psychiatrische Versorgung kritisch zu begleiten, „um Mittler zu sein und die Interessen von Betroffenen sowie Angehörigen zu vertreten und gemeinsam zu arbeiten“, dann bringt psychiatrische Pflege nicht nur eine pflegerisch-ethische und verantwortliche Grundhaltung in die Beziehungsarbeit ein, sondern sie manifestiert ihre Professionalität auch und gerade als gesellschaftlich-politisches Engagement und Tätig-sein.

Die Arbeit der psychiatrischen Pflege gründet auf der Annahme, dass Menschen fähig und bestrebt sind, ihrem Leben einen Sinn zu geben und zu gesunden. „Gesundung ist eine Haltung, eine Einstellung und ein Weg, die täglichen Herausforderungen anzugehen. Es ist ein selbst gesteuerter Prozess, um Sinn und Zielsetzung ins Leben zurück zu gewinnen“ (Patricia Deegan 1995). Eine diesen Prozess unterstützende Arbeitsweise vermittelt Geduld und genügend Zeit für Entwicklungen und nimmt eine nicht bewertende, nicht stigmatisierende Haltung ein, sodass sich Klienten in ihrem Anders-sein gleichwertig und angenommen fühlen können. Dieses gelingt umso eher da, wo die Begegnung auf Augenhöhe zwischen Profis, Betroffenen und Angehörigen psychisch erkrankter Menschen in einer differenzierten und begegnungsoffenen Landschaft ermöglicht wird. Im trialogischen Austausch klären sich wechselseitige Zuschreibungen und Vorurteile, subjektive Perspektiven können vermittelt und ein offenes Verständnis im Dialog weiterentwickelt werden: Was brauchen Menschen und ihre Angehörigen in seelischen und sozialen Krisensituationen und was fehlt ihnen? Was brauchen Experten durch Ausbildung, um hilfreich zu sein, und was fehlt ihnen dazu? Was sind die immer wieder und weiter zu verhandelnden Maßstäbe für eine theoriegeleitete und werteorientierte psychiatrische Pflege?

Antworten auf diese zentralen Fragestellungen vermittelt die vorliegende Rekonstruktion der Entwicklungen psychiatrischer Pflege in der Zeit von 1960 bis 1990.

Ein persönliches Wort

> *„Der Andere wird nicht mehr als die Bedingung, sondern als Grenze meiner Freiheit aufgefasst."*
>
> *Guillaume Paoli*

In kollegialer und freundschaftlicher Verbundenheit, liebe Hilde, möchte ich mit Ernst Bloch zum Ausdruck bringen: „Die Wurzel der Geschichte aber ist der arbeitende, schaffende, die Gegebenheiten umbildende und überholende Mensch. Hat er sich erfasst und das Seine ohne Entäußerung und Entfremdung in realer Demokratie begründet, so entsteht in der Welt etwas, das allen in der Kindheit scheint und worin noch niemand war: Heimat" Ich danke dir dafür, dass freiheitliches Denken und engagiertes Handeln in der Zusammenarbeit mit dir eine Heimat finden kann, und für die inspirierenden Begegnungen mit dir: „Der Andere, auch der fremdeste, kann jederzeit mein Du werden, wenn ich ihm offen von Mensch zu Mensch begegne." (Martin Buber)

Münster im Dezember 2020

Elias Nolde
Drucker, Pädagoge, Erfahrungsexperte und EX-IN-Trainer,
tätig als freiberuflicher Projektentwickler, Dozent und
Mitarbeiter der Alexianer Münster GmbH
sowie im ambulanten Hospizbereich

Von der fürsorglichen Bevormundung zur organisierten Unverantwortlichkeit in der Psychiatrie. Und jetzt zur professionsgestützten selbstbestimmten Teilhabe?

Die Entwicklung psychiatrischer Pflege im sozialpsychiatrischen Kontext im Spiegel der Pflegewissenschaftlerin Hilde Schädle-Deininger

Die in diesem Buch dokumentierte Leistung der Pflegewissenschaftlerin Hilde Schädle-Deininger ist in mehrfacher Hinsicht ungewöhnlich, ja außergewöhnlich. Ihre erste Leistung war der Aufbau einer riesigen Sammlung zur Geschichte der Sozialpsychiatrie in Deutschland von 1960 bis 1990 in Reaktion auf die weltweiten Anstöße zu dieser Epoche. Sie umfasst nicht nur Grundsatzprogramme, Gutachten und gesetzliche und untergesetzliche Regelungen, sondern auch weniger zugängliche Quellen wie Tagungsprotokolle, Fortbildungsmaterialien, Lehrbücher, Erklärungen und Diskussionen der zahlreichen Selbsthilfegruppen psychiatrischer Patient*innen. In solchen schwer erhältlichen Quellen zu Geschichte und Geschichten konstituieren sich neue Fächer, Berufe und Weltdeutungen.

Die zweite Leistung von Hilde Schädle-Deininger besteht darin, dass sie die Bedeutung der Sozialpsychiatrie für die Professionalisierung psychiatrischer Pflege herausarbeitet: Selbstverständlich waren Krankenschwestern und ‚Pflegewärter' die durchführende Kerngruppe der Psychiatrie, seit es Psychiatrie gibt. Aber erst mit der von der Pflege mitgetragenen Entwicklung der Sozialpsychiatrie professionalisiert sich die psychiatrische Pflege zu einer eigenen wissenschaftlichen Begründung ihrer jeweiligen Handlungen und zur selbst verpflichteten gleichberechtigten Profession im multiprofessionellen Team. Die Autorin arbeitet dabei zutreffend heraus: „Die lange Zeit unterbliebene Auseinandersetzung mit der pflegerisch-beruflichen Geschichte vor allem während des Nationalsozialismus hat die Weiterentwicklung der Pflege blockiert."

Die dritte Besonderheit ihrer Leistung besteht darin, dass die Autorin nicht wie eine gelernte Historikerin mit ihrem Material umgeht, sondern aus der Distanz von mindestens 30 Jahren wie eine Akteurin, die sich über die Entwicklung psychiatrischer Pflege in der Sozialpsychiatrie Rechenschaft ablegen muss.

Man kann heute kaum noch ermessen, was für eine Zumutung die „Sozialpsychiatrie" für viele Familienangehörigen psychiatrisch Erkrankter, aber auch für betreuende Einrichtungen und Professionen in den Sechziger und Siebziger Jahren war, als Hilde Schädle-Deininger nach der Mittleren Reife und einem hauswirtschaftlichen Praktikum ihre pflegerische Ausbildung an der Universitätsklinik Tübingen machte und 1968 mit 21 Jahren, wie damals üblich, als „Diplomierte Krankenschwester" abschloss.

Die „Sozialpsychiatrie“ entstand im Kontext einer nahezu weltweiten antiimperialistisch-demokratischen Bewegung von Lehrlingen, Studierenden und SchülerInnen in einer Gesellschaft, in der – positiv gesprochen – ‚fürsorgliche Bevormundung‘ noch ein Ideal war, weit über die Betreuung Erkrankter hinaus. Der Bundesverband der Deutschen Industrie konnte, um betriebliche Mitbestimmung einzudämmen, sich bei seiner geflügelten Analogie, die Demokratisierung der Betriebe sei so unsinnig wie die Demokratisierung der Schulen und Gefängnisse, darauf verlassen, dass eine Mehrheit diesen Vergleich wie gewünscht verstand. Willy Brandt forderte nicht „Mehr Demokratie“, sondern „Mehr Demokratie wagen“, damit eingestehend, dass es sich um ein Wagnis handele.

Wenn fürsorgliche Bevormundung schon für die genannten Institutionen ein gesellschaftliches Ideal war, dann galt das erst recht für die psychisch Erkrankten, an deren Schutzbedürftigkeit kein Zweifel möglich schien. Und in der fürsorglichen Bevormundung hatten die Pflegenden mindestens so sehr ihre Aufgabe gefunden wie die PsychiaterInnen. Wo, wenn nicht in der Psychiatrie, schien fürsorgliche Bevormundung durch die Pflege nötiger? Vor allem, wenn die Tradition der Irrenpflege und Krankenwartung mit einbezogen wird.

Durch sozialpsychiatrisches Denken sind viele Defizite in den Versorgungsstrukturen aufgedeckt und beschrieben worden. Ein zentraler Punkt war, dass die meisten kranken Familienmitglieder fernab ihres Heimatortes behandelt wurden und mithilfe der Studentenbewegung und engagierten Professionellen gemeindepsychiatrisch wieder in ihre familiare Nähe gebracht wurden.

In dieser Situation begann dann die 24-Jährige in der Universitäts-Nervenklinik Tübingen mit ihrem langjährigen Kollegen Asmus Finzen eine der ersten Tageskliniken Deutschlands aufzubauen und ihre Berufsgenossinnen mit der Sozialpsychiatrie zu versöhnen, ja ab 1972 für Jahrzehnte in Aus-, Fort- und Weiterbildungen bei der ‚sozialpsychiatrischen Fahne‘ zu halten, sowohl in Tübingen bis 1975, als auch von 1975 bis 1983 in Wunstorf bei Hannover, von 1983 bis 1989 im Sozialpsychiatrischen Dienst, Stadtgesundheitsamt Offenbach und von 1989 bis 1997 im Berufsfortbildungswerk des DGB, Fortbildungszentrum für Berufe im Gesundheitswesen.

Damals gab es noch keine Fachkrankenpflege Psychiatrie, diese geht nicht zuletzt auf die verbandlichen und publizistischen Anstrengungen der Autorin zurück. Entscheidend war zudem auch, dass Hilde Schädle-Deininger sich als Professions-Mitglied mit der Selbsthilfebewegung Erkrankter, die am Ende der Studentenbewegung erstarkt war, verbünden konnte. Insbesondere in den 70er und 80er Jahren konnten viele relevante Themen auf den Pflegetagungen der Aktion Psychisch Kranke e. V. aufgegriffen werden.

Schon früher hatten, z. B. am Balint-Zentrum in den gemeinsamen Balint-Gruppen von PatientInnen, Pflegenden, Therapierenden und PsychiaterInnen des WHO-Ascona-Modells (in dem der Unterzeichnende regelmäßig tätig war), Professionsmitglieder und PatientInnen ‚auf Augenhöhe‘ kooperiert. Aber gemeinsame Fachverbände von Professionen, Kommunen, Leistungsträgern, Abgeordneten und „Betroffenen“ entstanden im Feld der Psychiatrie erst mit der Epoche der Sozialpsychiatrie und in Folge der Psychiatrie-Enquête in vorher unbekannter Breite. Die sogenannten „Körperbehinderten“ hatten schon in der Deutschen Vereinigung für Rehabilitation seit fast 80 Jahren einen solchen Zusammenschluss, aber für die psychiatrisch „Betroffenen“ entstand er erst unter ehrenamtlicher Mitwirkung der Autorin.

Hilde Schädle-Deininger hat inzwischen mehr als 50 Jahre ihres Berufslebens unverdrossen ehrenamtlich in solchen Verbänden gewirkt und bei Verlags- bzw. Zeitschriftengründungen. Sie hat durch Veröffentlichungen den Transfer in immer neue Generationen von Professionsmitgliedern und „Betroffenen“ unterstützt. Das belegen vor allem die Zeitschriften „Psych. Pflege Heute“ und „pflegen: psychosozial“ (später „praxis wissen psychosozial“). Den heute großen Psychiatrie-Verlag gründete sie mit Klaus Dörner, Ursula Plog und Asmus Finzen. Unter den Lehrbüchern, die auch der Sozialpsychiatrie Fernstehende ansprachen, entfaltete 1996 „Praktische Psychiatrische Pflege – Arbeitshilfen für den Alltag“, das sie gemeinsam mit Ulrike Villinger herausbrachte, eine besonders breite Wirkung.

Dabei hat Hilde Schädle-Deininger immer auch die Vertretung der Fachpflege übernommen. Als bei der Stärkung der ambulanten Versorgung das ‚Empowerment‘ bei PatientInnen die psychiatrie-pflegerische Begleitung überflüssig zu machen schien, schrieb sie in den „Wegbeschreibungen“ für das Jahr 1984 auf S. 211: „Es besteht die Gefahr, dass in der ambulanten psychiatrischen Versorgung die Krankenpflege ausgeklammert wird und damit eine wichtige Sichtweise im Erleben von psychisch kranken Menschen fehlt, daraus ergeben sich folgende Argumente: Auch ambulant behandelte Patienten haben ein Recht auf Pflege. In der ambulanten Betreuung, vor allem von chronisch psychisch Kranken, muss der Blickwinkel mehr in Richtung Begleitung, menschenwürdiges normales Leben gehen und nicht so sehr in die von Therapie.“ Schon in den Jahren davor hatte sich die psychiatrische Pflege für eine sektorübergreifende Versorgung psychiatrischer PatientInnen durch dieselben Fachpflegenden eingesetzt. Diese Forderung ist nach wie vor aktuell: An der Grenze zwischen stationären Kliniken und niedergelassenen Praxen sowie nachgehenden Versorgungseinrichtungen geht es immer auch um Geld und Zuständigkeiten, das bleibt schwierig. Am Ende ist man froh, wenn sich überhaupt eine/r kümmert.

Aber mit diesen Wortmeldungen reagierte Frau Schädle-Deininger nicht nur auf die berufsständischen Interessen der Fachpflege im Orchester psychiatrischer Versorgung, sondern vor allem auf eine gesellschaftshistorische Veränderung. An die Stelle der überwundenen fürsorglichen Bevormundung trat in der Gesellschaft die ‚organisierte Unverantwortlichkeit‘: Jede Institution hat ihre begrenzte Aufgabe, mustert ihre Umwelt unter dem Gesichtspunkt ihrer Zuständigkeit und vermeidet es, sich in die Zuständigkeit anderer einzumischen. Zwischen den Institutionen und kommunikativen

Systemen ging manche und mancher leicht verloren. Denn die Aufgabe, den Zusammenhang zwischen den Institutionen herzustellen, blieb bei der Person, die Anträge stellen, sich an die richtige Stelle wenden und sich zurechtfinden musste. Für diese Situation schlug Hilde Schädle-Deininger die ambulante Pflege als „Begleitung für ein menschenwürdiges normales Leben“ vor. In der Sprache des § 1 des Sozialgesetzbuches IX, das durch das Grundgesetz und die UN-Behindertenrechtskonvention geprägt ist, würde man dies Ziel heute genauer als ‚professionsgestützte selbstbestimmte Teilhabe‘ formulieren.

Mit dem Beitritt der DDR zur Bundesrepublik Deutschland trat nach 1990 der Gegensatz zwischen ‚fürsorglicher Bevormundung‘ und ‚organisierter Unverantwortlichkeit‘ noch einmal in den Vordergrund. Mehr oder weniger fürsorgliche Bevormundung über alle Einrichtungen hinweg hatte die Wohnbevölkerung der DDR dem Staat unterstellt und sehr unter ihr gelitten. Mit den Herausforderungen der anscheinend organisierten Unverantwortlichkeit haben sich manche von ihnen in der Bundesrepublik lange schwergetan. Die selbstbestimmte Teilhabe, bei Bedarf professionsgestützt, bleibt das Ziel nach diesen beiden Extremen.

Im vorliegenden Buch, in der Sammlung und im Berufsverlauf von Hilde Schädle-Deininger wird noch die späte Überbrückung einer weniger gefährlichen, aber für die unmittelbar Betroffenen trotzdem relevanten Konfliktlinie deutlich. Die Autorin erwirbt nach mehreren beruflichen Weiterbildungen mit 54 Jahren den Abschluss Diplom-Pflegewirtin der Fachhochschule Frankfurt am Main, nachdem sie mehr als 30 Jahre selbst lehrte, Fort- und Weiterbildungen aufbaute, Curricula, Lehrbücher und Fachartikel schrieb. Einige ihrer Mit-Diplomandinnen können 22 Jahre alt gewesen sein. Darin scheint die Konfliktlinie zwischen Weiterbildungs-Institutionen und Hochschulen auf. Da geht es auch um Geld. Die vorher dominierenden ‚privaten‘ Bildungseinrichtungen verloren einen Teil ihrer zahlenden Klientel an die Fachhochschulen und Universitäten, für deren Studiengänge sie selbst gekämpft hatten.

Die wegbahnende hessische Ministerialreferentin Prof. Dr. Hilde Steppe hatte unter dieser Konfliktlinie gelitten. Nach deren Tod 1999 gründete Hilde Schädle-Deininger gemeinsam mit anderen den Verein zur Förderung der historischen Pflegeforschung e. V. und ist als Vorstandsmitglied aktiv. Hilde Schädle-Deininger hätte die Seite privater Weiterbildungseinrichtungen gegen die Hochschulen ausspielen können. Stattdessen macht sie konfliktüberbrückend Diplom und leitet von 2012 bis 2018 an der Fachhochschule Frankfurt a. M. die Weiterbildungseinrichtung für Psychiatrische Pflege.

Von außen betrachtet gehen die Verdienste von Hilde Schädle Deininger weit über den Bereich der psychiatrischen Pflege hinaus, obwohl deren Aufgaben sich mit dem demographischen Wandel noch einmal enorm erweiterten: Ein großer Teil der BewohnerInnen stationärer Pflegeeinrichtungen hat psychiatrische und neurodegenerative Einschränkungen zu bewältigen. Das Ziel, die selbstbestimmte Teilhabe auch mit

Einschränkungen professionsgestützt zu ermöglichen, gilt nicht nur für Pflegebedürftige mit psychiatrischen Einschränkungen, sondern für alle Pflegebedürftigen, die nach der Definition der Pflegeversicherung zugleich behindert im Sinne des Sozialgesetzbuchs IX sind. Der rote Faden im langen und noch andauernden Berufsleben von Hilde Schädle-Deininger lässt sich als Programm in einem Dreischritt zusammenfassen:

- Von der fürsorglichen Bevormundung
- über die organisierte Unverantwortlichkeit
- zur professionsgestützten selbstbestimmten Teilhabe im Sinne von § 1 SGB IX.

Das gilt ganz offensichtlich nicht nur für die psychiatrisch Pflegebedürftigen, und der Weg ist noch lang.

Solche historischen Lehren zu ermöglichen ist das jüngste und keinesfalls geringste Verdienst von Hilde Schädle-Deininger. Seit 15 Jahren, ca. seit 2005 wertet sie ihre gesammelten Unterlagen aus. Es ist ausgesprochen selten, dass eine Sammlerin und Akteurin die Kraft findet, ihre Dokumente zusammenzufassen und sich einen Reim auf all die Ungereimtheiten einer schon 50 Jahre währenden Epoche zu machen, an der sie selbst so exponiert mitwirkte. Andere, auch gelernte Historiker*innen, werden sich mit Hilfe ihrer Sammlung und dieses Buches ihren eigenen Reim darauf zu machen versuchen. Herkules hatte beim Ausmisten des Stalls des Augias eine leichtere Aufgabe als Hilde Schädle-Deininger bei der Aufarbeitung ihrer gesammelten Unterlagen, denn Herkules hatte den Stall bekanntlich nicht selbst gefüllt.

Heute, so scheint es, hat weitgehend die psychiatrische Pflege das Erbe der Sozialpsychiatrie angetreten. Wie ihr Fachorgan, die Psychiatrische Pflege im Verlag Hogrefe, belegt, kommt das Wort „Sozialpsychiatrie" zwar selten vor, seltener zumindest als „Recovery-Ansatz". Aber die Konflikte und Herausforderungen, die in der psychiatrischen Pflege zu bewältigen sind, haben sich im Übergang von der Epoche der Sozialpsychiatrie zur Epoche des Recovery-Ansatzes keineswegs völlig geändert, im Gegenteil. Insofern enthält die Geschichte der Sozialpsychiatrie und der psychiatrischen Pflege auch für den Recovery-Ansatz viele Lehren. Dem Buch von Hilde Schädle-Deininger ist eine interessierte und kritische Leserschaft zu wünschen.

Berlin im Dezember 2020

Prof. Dr. Johann Behrens
Medizinische Fakultät Halle-Wittenberg und
Frankfurter Institut für Supervision,
Institutionsberatung und Sozialforschung

Vorwort

Mit diesem Buch sollen Teilaspekte der pflegerischen Fortschritte in den Jahren 1960 bis 1990 dargelegt und analysiert werden, um Anteile psychiatrisch-pflegerischer Entwicklungsschritte zu verdeutlichen und festzuhalten. Der Kern der Erkundungen und näheren Betrachtungen ist Bestandteil meiner Dissertation.

Wenn Entwicklungen rückwirkend betrachtet werden, kommt man leicht in Gefahr, Strukturen, Rahmenbedingungen und Arbeitsweisen zu vergleichen, die nicht gleichzustellen oder vergleichbar sind. Die Erkenntnisse, die theoretischen Standpunkte und die institutionellen und individuellen Gegebenheiten sind vor 30 bis 60 Jahren andere gewesen als heute. Manche Dinge konnten nicht so umfassend – wie zwischenzeitlich – wahrgenommen, begründet und auch in ihren Folgen eingeschätzt werden. Inhalte haben sich weiterentwickelt und der enorme Fortschritt ist in diesem Zusammenhang nicht zu vernachlässigen, allein schon durch die zur Verfügung stehenden technischen Möglichkeiten und umfänglichen Medien.

Ein kritisches Draufsehen auf Inhalte, Berufsausübung und alltägliches Handeln, sowohl bezogen auf die Vergangenheit als auch auf die Gegenwart, ist notwendig, um Fehlentwicklungen zu vermeiden und Erreichtes, das sich als geeignet und begründet herausgestellt hat, zu bewahren und als Bestand zu betrachten. Im Kontext der psychiatrischen Pflege muss es auch immer um ethisch begründbare, humanistische und am einzelnen Menschen und seinem Umfeld orientierte Konzepte gehen.

Der Titel dieses Buches hat sich nach einem gemeinsamen Besuch mit Ruth Schröck im Jüdischen Museum Berlin im Mai 2018 ergeben. Mit „Damit Geschichte Zukunft hat“ warb das Museum um finanzielle Unterstützung und dafür, dem Freundeskreis beizutreten. Für diese Anregung bin ich sehr dankbar, weil damit exakt das ausgedrückt wird, was mein Anliegen mit diesem Buch ist. Ich habe den Titel umgewandelt in „Der Geschichte eine Zukunft geben“. Von Seiten des Museums wäre auch möglich gewesen „Damit Geschichte eine Zukunft hat“. Ich danke der Geschäftsführerin des Jüdischen Museums Berlin Frau Johanna Brandt für ihre Offenheit bzgl. der Verwendung des abgewandelten Titels sehr herzlich.

Danke möchte ich vielen Menschen sagen, die dazu beigetragen haben, dass diese Arbeit entstanden ist und zu Ende gebracht wurde. Sie alle im Einzelnen aufzuzählen würde sicher bedeuten, jemanden zu vergessen.

Mein Dank gilt meinem Doktorvater, der mich ermutigt hat, das Thema zu bearbeiten, und all den Kolleginnen und Kollegen sowohl im beruflichen als auch im privaten Zusammenhang, den Freunden und Freundinnen, mit denen ich mich auseinandersetzen, psychiatrische Pflege und ihre Belange auf unterschiedlichen Ebenen diskutieren sowie einzelne Aspekte für und in verschiedenen Kontexten erarbeiten und so gemeinsam mit diesen Wegbegleitern in der psychiatrischen Pflege etwas bewegen konnte.

Danken möchte ich auch den Fachweiterbildungs-Teilnehmerinnen und Teilnehmern meiner unterschiedlichen beruflichen Wirkungsstätten sowie den Teilnehmenden von Aus-, Fort- und Weiterbildungen, an denen ich beteiligt gewesen bin, und allen Studierenden, mit denen ich in den vielen Jahren Lehrtätigkeit an Hochschulen arbeiten durfte. Die Vielfalt der Settings, beruflicher Voraussetzungen, Anregungen und Kontexte haben meinen Blick erweitert und meine Berufsausübung wesentlich beeinflusst.

Dankbar bin ich allen Psychiatrie-Erfahrenen und Angehörigen, die ich im Laufe meiner langen psychosozialen Tätigkeit kennenlernen und mit denen ich – mit manchen kürzer, mit anderen sehr lange – ein Stück des Weges gehen konnte und durfte, denn sie waren meine wichtigsten Lehrmeister. Sie haben mich gelehrt, dass Subjektivität und Bescheidenheit, Haltung und Hoffnung sowie die gemeinsame Gestaltung von Beziehungen Basis jeglicher psychosozialen Arbeit sind.

Ein besonderes Dankeschön gilt meinen Kindern Florian und Johanna, die mich immer darin unterstützt haben, meinen beruflichen individuellen Weg zu gehen. Gleichzeitig war und ist mir ihre konstruktiv-kritische Begleitung besonders wichtig.

„Wenn ich anderen Menschen begegnet wäre,
dann wäre ich ein(e) andere(r) geworden.
Hätte ich andere Bücher gelesen,
würde ich anders denken.
Als Sohn (Tochter) eines anderen Landes
hätte ich andere patriotische Gefühle.
Von einer anderen Religion umfangen,
spräche ich andere Gebete.
In einem anderen Jahrhundert beheimatet,
strebte ich anderen Idealen nach.
Wäre ich auf andere Fragen gestoßen,
würde ich andere Antworten suchen.
Von welchen Voraussetzungen ist jeder Mensch abhängig?
Welche Fäden halten den Menschen am Leben?
An welchen Bedingungen hängt unsere Existenz?
Was bleibt, wenn wir gehen?“

(Otto Betz. Religionspädagoge Frankfurt am Main)

Offenbach im Dezember 2020 Hilde Schädle-Deininger

1 Einführung und Grundlagen

Der heutige Tag ist das Resultat des gestrigen. Was dieser gewollt hat, müssen wir erforschen, wenn wir zu wissen wünschen, was jener will.
Heinrich Heine

Geschichte und Geschichten gehören zusammen. Vergangenes soll beleuchtet, Zukünftiges bedacht und beides festgehalten werden. Der „Geschichte eine Zukunft geben" bedeutet im Kontext dieser Arbeit, sich mit bereits Vorhandenem zu befassen, dies einzuordnen, zu bewerten und künftig Notwendiges daraus abzuleiten. Die Fortschritte der Psychiatrie, der psychiatrisch-psychosozialen Versorgung sowie der psychiatrischen Pflege müssen als zusammenhängend für die Weiterentwicklung des Berufes Pflege im psychiatrischen Kontext wahrgenommen, erfasst und betrachtet werden.

Das Disziplinfeld Psychiatrie sowie die psychiatrische Pflege hat in der Wahrnehmung professioneller Pflege im eingegrenzten Zeitraum eine untergeordnete Rolle gespielt und ist von den somatisch tätigen Kollegen und Kolleginnen eher als randständig angesehen worden. Psychiatrisch erkrankte Menschen benötigten aus ihren unterschiedlichen fachbezogenen Blickwinkeln der Profession Pflege eigentlich keine „richtige" berufliche Pflege.

Aus der Tradition des Wärters, des Geisteskrankenpflegers sowie der Wärterin und der Pflegerin[1] heraus wurde in den 1960er Jahren in Allgemeinkrankenhäusern den im psychiatrischen Bereich tätigen Pflegern und Schwestern eine gewisse berufliche Beschränktheit und Unwissenheit unterstellt. Als ich nach dem Examen 1968 mitgeteilt habe, dass ich in die Psychiatrie wechseln würde, war die Reaktion meiner damaligen Stationsschwester auf der „Wachstation": „Du hast doch kein schlechtes Examen gemacht, im Gegenteil. Das überleg' Dir nochmals in Ruhe." Sie konnte mein Interesse an der Psychiatrie nicht nachvollziehen, geschweige denn verstehen.

Aufgrund meines subjektiven Erlebens, meiner unterschiedlichen Erfahrungen und Kontexte bilden die fachlichen Inhalte, die damit verbundenen Entwicklungen und die Identitätsbildung den Kern der Betrachtung, um daraus weitere notwendige Schritte für beruflich relevante Erfordernisse zu Veränderungen abzuleiten. Es wird auch deutlich werden, dass diese Veröffentlichung nur ein Anstoß sein kann, weitere Recherchen zu machen, Materialien jeglicher Art zu sichten, Erlebtes aufzuschreiben und die Sichtweisen auf die psychiatrische Pflege zu ergänzen.

---

[1] Nachfolgend wird im Text zur besseren Lesbarkeit und Einfachheit entweder die weibliche oder männliche Form benutzt, manchmal auch andere generalisierende Formen, selbstverständlich sind immer alle Personen gleichermaßen gemeint.

1.1 Anstoß und zugrunde liegende Mosaiksteine

Meine Anknüpfungspunkte zu dieser Veröffentlichung ergaben sich unter anderem aus meiner Diplomarbeit (2001), die die „Qualifikation und Qualität psychiatrischer Pflege“ zum Thema hatte. Im Zusammenhang mit meiner Dissertation zu den „Entwicklungen psychiatrischer Pflege in der Bundesrepublik Deutschland von 1960 bis 1990“ geschah die Vertiefung und Kontextualisierung der Thematik im eingegrenzten Zeitraum. Bedeutend für die Dissertation waren die Diskussionsergebnisse des Arbeitskreises Pflege in der Deutschen Gesellschaft für Soziale Psychiatrie e. V. (DGSP), die inhaltlichen Auswertungen von Pflegetagungen, insbesondere der Aktion Psychisch Kranke e. V. (APK), sowie die Betrachtung psychiatrischer Pflegeliteratur. Diese Aspekte und Auswertungen werden in diesem Buch durch eine Befragung der Weiterbildungsstätten für Fachpflege in der Psychiatrie und Interviews mit Kolleginnen aus der ehemaligen DDR sowie durch einen punktuellen Blick in internationale Gegebenheiten ergänzt, um die Ausgangspunkte zu erweitern und schlüssiger hinsichtlich der Entwicklung zu machen. Der Bezug zum psychiatrischen Kontext dieser Zeit wird notwendigerweise immer wieder hergestellt, um Fortschritte und Zusammenhänge verständlicher und nachvollziehbar zu machen.

Wichtig erscheint mir auch festzuhalten, dass ich meine Krankenpflegeausbildung an der Schwesternschule der Universitätskliniken in Tübingen absolviert habe, die unabhängig von den einzelnen Kliniken war. Davon gab es nur ganz wenige in der damaligen Bundesrepublik. So hat man beispielsweise zu der Zeit an der Schwesternschule der Universitätskliniken Heidelberg noch „Schulgeld“ bezahlt. Wir bekamen immerhin ein sehr geringes Taschengeld während der Ausbildung. Ein praktischer Einsatz in der Psychiatrie war selbstverständlich, was vom Gesetz nicht zwingend vorgeschrieben war. Ich war sowohl in der Erwachsenen- als auch in der Kinder- und Jugendpsychiatrie und in der Neurologie eingesetzt. Diese Einsätze haben diejenigen in der Somatik erweitert, wie z. B. auf unterschiedlichen Stationen der Inneren Medizin (einschließlich Infektionsabteilung), in der Chirurgischen Klinik einschließlich Wachstation und Operationssaal, in der Frauenklinik (dazu gehörten Wochenstation, Neugeborenenstation und Gynäkologische Station, einschließlich einer Zwischenprüfung, dem sogenannten „Wochenbett-Examen“), zudem war ein Einsatz in der Hals-Nasen-Ohren-Klinik, der Augenklinik und der Hautklinik usw. obligatorisch. Die praktische Ausbildung umfasste in den einzelnen Disziplinen auch Kinderstationen und den Umgang mit alten Menschen, so dass auch diesbezüglich Erfahrungen gemacht werden konnten. Die Altenpflegeausbildung gab es damals noch nicht.

Diese Vielfalt hat die Wahrnehmung unterschiedlicher Erkrankungen und pflegerischer Phänomene verstärkt, geprägt und beispielsweise verdeutlicht, dass psychische Erkrankungen sich in körperlichen Beschwerden manifestieren und körperliche Erkrankungen psychische Auswirkungen haben können.

Die Auffassung der Krankenpflegeschule war, dass die Pflegeausbildung eine generalistische Ausbildung ist, die eine Fülle an Pflegesituationen in den unterschiedlichsten Fachdisziplinen beinhalten muss, um sich dann nach dem Examen zu entscheiden, in welchem Bereich man arbeiten und sich fortbilden und weiterqualifizieren möchte.

Ein weiterer wichtiger Aspekt zum Verständnis der Inhalte dieses Buches sind meine persönlichen subjektiven Erfahrungen in unterschiedlichen Arbeitsbereichen der psychosozialen Versorgung. So hat sich bereits Ende der 1960er Jahre während meiner beruflichen Tätigkeit an der Universitäts-Nervenklinik Tübingen mit ihrer liberalen, offenen und konstruktiven ärztlichen Leitung (Prof. Dr. med. Walter Schulte), die in der täglichen Arbeit Veränderungen und neue Konzepte zugelassen hat, eine berufliche Identität im Bereich der Psychiatrie herausgebildet. Das ermöglichte mir, mich im Berufsfeld Pflege weiterzuentwickeln, psychiatrisch-pflegerische Inhalte und Sichtweisen einzubringen und im multiprofessionellen Team positive Erfahrungen hinsichtlich der Anerkennung meiner beruflichen Tätigkeit und Aufgaben zu machen.

Beispielsweise waren Tages- und Wochenstrukturierung, Orientierung nach „draußen“, Einbeziehung der Angehörigen und Gruppenangebote bereits Ende der 1960er, Anfang der 1970er Jahre selbstverständlicher Bestandteil meiner pflegerischen Arbeit. Um die Außenorientierung und Möglichkeiten der Nachsorge weiter auszubauen, gründeten wir Mitarbeitende 1973 gemeinsam mit Bürgern der Stadt und Studenten den Tübinger Verein für Sozialpsychiatrie und Rehabilitation e. V, heute Tübinger Gesellschaft für Sozialpsychiatrie und Rehabilitation gGmbH.

Schon früh bezogen wir auf den Stationen Studierende aus dem Sozialpsychiatrischen Arbeitskreis (SPAK) der Studentengemeinden (Katholische Hochschulgemeinde und Evangelische Studentengemeinde) in das tägliche Programm und in Diskussionen mit ein, z. B. durch eine Lese-/Literatur- und Musikgruppe oder Einzelbesuchskontakte, aber auch durch die Teilnahme an ausgewählten Besprechungen. Der Arbeitskreis ist durch eine Sozialpsychiatrische Lehrveranstaltung entstanden, an der Studierende unterschiedlicher Fachbereiche teilnahmen, z. B. aus der Medizin, Pädagogik, Soziologie, Psychologie, Sozialpädagogik, was nicht selbstverständlich war. Auch die Teilnehmenden der berufsgruppenübergreifenden und berufsbegleitenden Sozialpsychiatrischen Zusatzausbildung (diese ging später in die Weiterbildung Fachpflege Psychiatrie über), die in der Klinik ab 1970 angeboten wurde, waren Teil dieser Veranstaltung und die Inhalte Bestandteil des Curriculums.

In den gemeinsamen Seminarveranstaltungen zur Sozialpsychiatrie wurden Texte von Barton (Hospitalisierungsschäden), von Brown und Wing (Institutionalismus und Schizophrenie) oder auch von Miller und Mishler (Soziale Schichtung und psychische Krankheit) bearbeitet und diskutiert. Sie erschienen 1972 in den Werkstattschriften zur Sozialpsychiatrie, Heft 5, 6 und 7, 1973 als Sammelband und sind 1974 in das von Finzen herausgegebene Buch „Hospitalisierungsschäden in psychiatrischen Krankenhäusern“ eingegangen. Die genannten sozialpsychiatrischen Forschungen und andere

Texte wurden federführend von Asmus Finzen unter Beteiligung von Studenten und Bürgerhelfern ins Deutsche übersetzt und zugänglich gemacht.

Diese Texte vermittelten wichtige Impulse zu einer Weiterentwicklung des Verständnisses der psychiatrischen Pflege. Barton stellt 1959 innerhalb seiner Untersuchungen fest:

> „Wenn die Verbesserung der äußeren Erscheinung und das soziale Verhalten es erlaubt, kann man mit kleinen Patientengruppen Spaziergänge ins Dorf machen, Busfahren in nahe Städte und Einkaufstouren in ihren Heimatort unternehmen. Es ist überraschend, wie sehr sie sich darüber freuen, wieder Bus zu fahren und selber die Fahrkarte zu kaufen – Autofahrten und Busreisen in geschlossener Gesellschaft bringen keinen Nutzen, weil den Patienten alles abgenommen wird. Die Schwester muß sich zurückhalten und darf nur dann eingreifen, wenn sie sieht, daß einige zur falschen Bushaltestelle gehen und gerade dabei sind, in den falschen Bus zu steigen usw., der Unternehmungsgeist des Einzelnen muß gefördert werden und darf nicht dadurch erstickt werden, daß man etwas erledigt, was der Patient vielleicht doch selber könnte. Es ist die Kunst der Pflege, zu beurteilen, wenn man eingreifen muß, um die Würde und das Selbstvertrauen des Patienten zu bewahren, ohne ihn der Gelegenheit zu berauben, selber zu handeln. Offene Türen sind auf den meisten Stationen möglich, wahrscheinlich auf allen. Die Patienten fühlen sich dann auch weniger eingesperrt, das dient ihrer Würde und fördert ihre Selbstachtung." (Barton 1972, S. 28 f.)

Brown und Wing hoben 1961 in ihren Forschungsergebnissen darauf ab, dass die sozialen Bedingungen, die die traditionellen Anstalten hervorgebracht haben, teilweise für den klinischen Zustand der Langzeitpatienten verantwortlich sind. Sie gingen in Folge davon aus, dass soziale Aktivierung den Prozess umkehren kann, dies aber eine entsprechende Haltung beim Personal erfordert (Brown/Wing 1972, S. 32).

Anfang der 1950er Jahre hielten Miller und Mishler fest, dass den unterschiedlichen Behandlungsmethoden unterschiedliche therapeutische Ziele zugrunde lägen und dass dies zusätzliche nichtärztliche Therapeuten benötige (Miller/Mishler 1973, S. 28 f.).

Auch wenn unser damaliger Blick eher auf die angelsächsischen Länder und die Vereinigten Staaten von Amerika gerichtet war, gewannen die Vorgänge in Italien zunehmend an Bedeutung, vor allem nach Erscheinen des Buches „Die negierte Institution" von Franco Basaglia im Jahr 1971.

Basaglia wagte mit seinen Mitarbeiterinnen (Ärzte, Psychologen, Schwestern und Pfleger sowie Sozialarbeiter), aber vor allem mit den psychisch erkrankten Menschen selbst, dieses Experiment, das in dem genannten Buch anhand von Dokumenten und Aufzeichnungen beschrieben wird. Die bis dahin geschlossenen Abteilungen wurden geöffnet und alle Zwangsmittel abgeschafft, ebenso die herrschende Hierarchie zwischen den Berufsgruppen. Die Reformbewegung bemühte sich, jedem einzelnen psychisch Erkrankten Freiheit und Verantwortung zu geben („Freiheit heilt"). Ausgeschlossen und von der Gesellschaft ausgegrenzt zu sein, zählte zu den zentralen Punkten der Auseinandersetzung.

> „Die radikal kritische Haltung gegenüber dem, was die Wissenschaft aus dem Geisteskranken gemacht hat, kann für Anarchie gehalten werden, weil sie es vermeidet, sich selbst zu apostrophieren, für Utopie, weil sie jede Festlegung auf Definitionen und Klassifikationen ablehnt. Wir verwenden bewußt die Ausdrücke ‚Revolution' und ‚Avantgarde', auch wenn sie als Worte inhaltsleer und abgegriffen klingen. Die harte Wirklichkeit, in der wir operieren, läßt uns vor dieser Gewalt nicht zurückschrecken, ja veranlaßt und zwingt uns, diese Begriffe zu gebrauchen, wobei wir jedoch mehr als überzeugt sind, keine ‚revolutionäre Literatur' zu produzieren." (Basaglia 1971, S. 9)

In seiner kritischen Schlussbetrachtung stellt Basaglia fest, wenn konsequent weitergedacht werde, würde evident, dass alle Institutionen, die vom Wirtschaftssystem eingerichtet wurden, in dem sie jeweils verhaftet sind, auch für das System arbeiten oder arbeiten müssen. Das wiederum bedeute, dass sie abgeordnet seien, die systemimmanenten Widersprüche zu verwalten. Das System richte spezifische Kategorien ein, um ihm die Möglichkeit einer allgemeinen Kontrolle zu gewährleisten. Sobald institutionelle Veränderungsprozesse einsetzten, werde die widersinnige Existenz einer Institution klar.

Damit wurden die gesellschaftskritischen Stimmen von Ende 1960, Anfang 1970 bestätigt und viele gingen nach Italien, um sich die Veränderungen und die Auswirkungen vor Ort anzusehen.

Die Aussagen zu den Veränderungsnotwendigkeiten in der Haltung und den Tätigkeiten bzw. der Ausübung psychiatrischer Pflege sowie die Beteiligung an Reformbestrebungen und Umstrukturierungen im Kleinen wurden von einem geringen Teil der Profession Pflege bei uns in der BRD engagiert und überzeugt mitgetragen.

1.2 Fehlende fachliche Literatur

Da es zu diesem Zeitpunkt praktisch keine deutschsprachige sozialpsychiatrische Literatur gab, jedoch beispielsweise durch Doktoranden und die bereits erwähnten Übersetzungen wichtige und aktuelle Themen bearbeitet wurden, gründeten Asmus Finzen und ich nach langem Hin und Her 1970 die „Werkstattschriften zur Sozialpsychiatrie", die wir anfangs noch „Hefte", später „Bände" nannten. Die ersten waren im Foto-Druck, selbst geheftet und hatten eine Auflage von 300 Exemplaren. Wir verkauften sie auf Bestellung und auf Tagungen zum Selbstkostenpreis zwischen zwei und fünf D-Mark. Mit diesem Erlös finanzierten wir die nächsten Schriften.

Ich kann mich noch an viele unkonventionelle Gespräche mit Patientinnen und Patienten erinnern (selbstverständlich in der Freizeit), wenn wir im Hörsaalvorraum der

Universitäts-Nervenklinik Tübingen die gedruckten Blätter zusammengetragen und geheftet haben, dabei unseren Spaß hatten und immer besser darin wurden, den zusammengehefteten Schriften auch einen Rücken zu verpassen.

Ein Einschnitt kam mit der Werkstattschrift Heft 15 (erschienen 1976), „Die Psychiatrie-Enquête – kurz gefaßt", von Asmus Finzen und mir. Durch eine kurze Besprechung in der Frankfurter Allgemeinen Zeitung durch den Wissenschaftsjournalisten Rainer Flöhl (1938–2016) stieg in kurzer Zeit die Auflage rasant auf 7.500 Exemplare an, so dass unser „Laienvertrieb" so nicht mehr zu halten war und uns geraten wurde, über die Gründung eines Verlages nachzudenken. Inzwischen hatten wir die Werkstattschriften von Tübingen nach Wunstorf verlegt. Eine Gruppe Mitarbeiter und Mitarbeiterinnen wechselte 1975 von der Universitätsklinik Tübingen nach Wunstorf ins Niedersächsische Landeskrankenhaus.

In Wunstorf hatten wir beim Abtippen der Manuskripte, für die zunehmenden Bestellungen und den damit verbundenen Versand der Werkstattschriften große Unterstützung durch drei ambulante Patientinnen, die dadurch einen kleinen Zuverdienst hatten. Eine Patientin betonte sehr zufrieden, dass sie sich jetzt endlich wieder regelmäßig einen Friseurbesuch leisten könne.

Ursula Plog und Klaus Dörner hatten gerade „Irren ist menschlich" geschrieben und wegen ihres nicht üblichen Lehrbuch-Ansatzes traten Schwierigkeiten auf, das Buch in dieser Form in einem „herkömmlichen" Verlag zu platzieren. Gemeinsam gründeten wir dann 1978 in den „Ratsstuben" in Wunstorf den Psychiatrie Verlag, in den die Werkstattschriften eingegangen sind. Die Werkstattschriften wurden nach Band 50 vom Verlag eingestellt. Diese Entwicklungen sind sehr gut von Asmus Finzen auf der Homepage in den dort veröffentlichten Erinnerungen dokumentiert (Finzen 2010 und 2012).

Wichtig ist in diesem Zusammenhang noch zu erwähnen, dass eine weitere psychiatrisch-historische Quelle für eine reformorientierte Psychiatrie die seit 1970 bestehenden „Sozialpsychiatrischen Informationen" sind, in denen interdisziplinäre Veröffentlichungen und Diskussionen aus klinischen wie außerklinischen Bereichen zu finden sind. Die Themen und Entwicklungen in der nun seit gut fünfzig Jahren bestehenden Fachzeitschrift zu analysieren und zu erforschen, wäre sicher lohnenswert.

1.3 Universitäts- und Landeskrankenhauspsychiatrie

Ein weiteres Mosaiksteinchen: Im Rahmen meiner Sozialpsychiatrischen Zusatzausbildung (die – wie bereits erwähnt – später in die „Fachweiterbildung psychiatrische Pflege" übergegangen ist) konnte ich 1970/1971 durch zwei Praktika in einem Landeskrankenhaus auf der Schwäbischen Alb (Zwiefalten) andere psychiatrische Erfahrungen machen. Der eine Einsatz war auf einer geschlossenen Männerstation. Ich war das erste weibliche Wesen, das dort „Dienst tun durfte". Der zweite Einsatz fand im dortigen Sozialdienst statt. Diese andere Welt der Psychiatrie hat noch mehr dazu beigetragen, mich für Veränderungen einzusetzen. Ich war gleichzeitig mit meiner Weiterbildungs-Kollegin Hannelore zusammen dort, sie war auf einer geschlossenen Frauenstation eingesetzt. Wir beide mussten lange kämpfen, bis wir mit beiden Stationen (also mit Frauen und Männern zusammen) Sing- und Spieleabende veranstalten durften, was uns nur mit Unterstützung des Klinikdirektors und des einzigen Sozialarbeiters des Krankenhauses gelang. Zu dieser Zeit dürfte Zwiefalten einen Einzugsbereich von ca. einer Million Einwohnern bei um die 800 Betten und vor allem geschlossene Stationen gehabt haben.

Viele Erlebnisse und Erfahrungen haben mich schon in frühen Jahren meiner Tätigkeit in positiver Weise geprägt, weil ich Gleichgesinnte aus unterschiedlichen Berufen und Gruppen sowie Kontextzusammenhängen hatte, aber auch darüber hinaus weitere Personen, mit denen ich Inhalte und Veränderungsnotwendigkeiten diskutieren konnte. Die auf Reform der Psychiatrie bedachte flache Hierarchie, in die ich meist eingebunden war, trug wesentlich zu einem förderlichen und konstruktiven Miteinander bei. Diese Erfahrungen konnten pflegerische Kolleginnen und Kollegen überwiegend in der damaligen Universitätspsychiatrie, aber auch in einigen wenigen Landeskrankenhäusern machen.

Am Rande: In der Deutschen Gesellschaft für Soziale Psychiatrie e. V. wurde Anfang der 1970er Jahre diskutiert, ob die Berufsgruppen, wenn sie sich regelmäßig fortbilden und innovative Arbeit machen, alle gleich bezahlt werden sollten. Dafür hatten die Gewerkschaften und auch andere „Verantwortliche" auf den unterschiedlichen Ebenen damals kein offenes Ohr, Skeptiker gab es auch innerhalb der DGSP.

Für die in der Psychiatrie Tätigen, auch die pflegerischen Mitarbeiter selbst, machte es in dieser Zeit einen großen Unterschied, ob ihre berufliche Tätigkeit in der Landeskrankenhauspsychiatrie oder in der Universitätspsychiatrie stattfand. Die psychiatrischen Landeskrankenhäuser waren wohnortfern, hatten einen unüberschaubaren Einzugsbereich und waren in der Regel mit einer großen Patientenzahl belegt. Die Universitäts-(Nerven-)Kliniken suchten sich ihre Patienten aus und besaßen personell vergleichsweise relativ gute Bedingungen, während die Landeskrankenhäuser zunehmend unter schlechteren Rahmenbedingungen und mit größtenteils schlecht qualifizierten bzw. nicht ausreichend ausgebildeten Pflegekräften und geringer Mitarbeiterinnen-Anwesenheit arbeiteten, so dass Patienten häufig weniger behandelt als vielmehr verwahrt wurden. Die Universitätspsychiatrie stand meist für „Akutpsychiatrie", die Personalsituation war in allen Berufsgruppen wesentlich entspannter. „Langzeitpatienten" kamen in psychiatrische Landeskrankenhäuser, wo wenig ärztliche und ausreichend qualifizierte pflegerische Mitarbeiter zugegen waren, geschweige denn andere Berufsgruppen wie Ergotherapeuten, Sozialarbeiter usw.

> „Die Hochschulpsychiatrie schloß sich vielfach von den praktischen Bedürfnissen des psychiatrischen Fachgebietes ab, versorgte in ihren rela-

> tiv kleinen Einrichtungen fast ausschließlich Akutkranke und verlor mit dem breiten ‚Spektrum chronisch Kranker' einen wesentlichen Forschungsgegenstand aus dem Gesichtsfeld. Die Anstaltspsychiatrie, von der zunächst der große Aufschwung der Psychiatrie getragen worden war, verarmte an Forschungsimpulsen und wurde wegen der immer vorhandenen latenten Ablehnung chronisch Kranker durch die Öffentlichkeit und die Behörden – vor allem nach dem ersten Weltkrieg – nicht mehr so stark gefördert." (Deutscher Bundestag 1975a, S. 61)

Diese Ungleichheit wurde in den 1960er Jahren zunehmend wahrgenommen und publik. Frank Fischer beschrieb in seinem 1969 erschienenen Buch „Irrenhäuser – Kranke klagen an" die Zu- und Umstände der psychiatrischen Anstalten und stellte fest, dass eine Veränderung und „rückhaltlose Bloßstellung" der Zustände in den Anstalten nur von einem Laien, einem Außenstehenden geleistet werden könne. Er hielt beispielsweise fest:

> „Universitätspsychiatern aber ist das besondere Spannungsfeld Anstalt eher aus der amerikanischen Fachliteratur als aus der deutschen Praxis bekannt. Die Realität des Begriffes ‚Hospitalismus', mit dem sie operieren, bleibt blaß und kaum faßbar." (Fischer 1969, S. 12)

Fischer konstatierte, dass zudem beiden Gruppen etwas Entscheidendes gefehlt habe, nämlich die präzise Kenntnis dessen, was sich in ihrer Abwesenheit in ihrer Einrichtung, auf den Stationen ereignet:

> „Da erst entblößt die Anstalt ihren wahren Charakter; die Visiten und Berichtsbücher spiegeln nichts davon wider. Sie sind vielmehr die Kulissen, zwischen denen das echte Stück gespielt wird." (Fischer 1969, S. 13)

Frank Fischer, Germanist und Historiker, nahm zum Ausgangspunkt seiner Recherchen, dass hunderttausend Bürger der (damaligen) Bundesrepublik in Anstalten lebten, die gemeinhin als Irrenhäuser bezeichnet wurden. Um das Dasein der „Insassen" aus eigener Anschauung beschreiben zu können, arbeitete er fast ein Jahr in sieben verschiedenen Anstalten als Pflegehelfer. Das aus diesen Erlebnissen entstandene Buch war ein zentraler Meilenstein und Anstoß zu Psychiatriereformen. Aber auch in den Reihen der in der Psychiatrie Tätigen aller Berufsgruppen wurden zunehmend die Zu- und Umstände der Alltagsbedingungen als unmenschlich betrachtet.

1.4 Bezug zum gewählten Zeitraum 1960 bis 1990

Vor diesem Hintergrund fällt mir im Kontext der Entwicklung und Professionalisierung psychiatrischer Pflege in den letzten Jahren besonders auf, dass in den heutigen Diskussionen, sei es auf Tagungen, in Fachgesprächen oder in der Literatur, kaum an diese Entwicklungen angeknüpft wird. Manchmal entsteht der Eindruck, die psychiatrische Pflege sei erst in den letzten Jahren „erfunden“ worden. Dies ist meine Motivation, die seit Langem begonnene Arbeit zu Ende zu führen und genauer zu recherchieren, was war, woran angeknüpft werden kann und was weiterentwickelt werden muss, aber auch zentrale frühere Entwicklungen festzuhalten.

Deshalb sollen vor allem die individuellen und strukturellen Ebenen der psychiatrischen Pflege in ihrer inhaltlichen Entwicklung und ihren Identitätsbestrebungen aufgezeigt, beschrieben und systematisiert werden. Vor diesem Hintergrund ist es notwendig festzuhalten, dass die Diskussion um die Inhalte und somit um das Bewusstsein und die Identitätsentwicklung der Pflege in der Psychiatrie schon länger andauert und immer wieder der Reflexion und der Weiterentwicklung bedarf.

Um dem Vorhaben einen Rahmen zu geben, entschied ich mich, die Zeit von 1960 bis 1990 schwerpunktmäßig in den Fokus zu stellen, da in dieser Zeit entscheidende Entwicklungen angestoßen wurden. Diese werden immer wieder in einen Gesamtzusammenhang gestellt, um das Berufsfeld Pflege und den psychiatrisch-psychosozialen Kontext sowie die damit verbundenen Entwicklungsschritte aufzuzeigen und die einzelnen Aspekte nicht isoliert zu betrachten.

Aus diesem Grund müssen einzelne Mosaike näher betrachtet werden. Der Zeitraum wurde von mir zudem gewählt, weil die Reformen – vor allem auch in anderen Ländern – Ende der 1950er und Anfang der 1960er Jahre begonnen und sich teilweise auch auf Deutschland ausgewirkt haben, beispielsweise in Form der Psychiatrie-Enquête.

Wichtig war mir bei der Auswahl des Zeitraums auch, dass einerseits genügend zeitlicher Abstand zu den verheerenden Auswirkungen und der damit verbundenen Verstrickung der Pflege während des NS-Regimes vorhanden ist, dies jedoch in den Nachwirkungen berücksichtigt und wo notwendig darauf eingegangen werden kann.

Andererseits setzt das Jahr 1990 durch die Wiedervereinigung der beiden deutschen Staaten und die gleichzeitig einsetzende Akademisierung der Pflege einen charakteristischen Eckpunkt für die Veränderungen. In den 1960er Jahren wurde Kritik an der Psychiatrie laut und 1990 mit der „Wende“ dann ein anderer markanter Punkt in der pflegerischen Geschichte gesetzt. Die Wiedervereinigung hat die Akademisierung der Pflege weiter angestoßen.

Vor diesem Hintergrund soll das Buch einige Grundlagen der geschichtlichen Entwicklung der Psychiatrie mit ihren Auswirkungen auf die Inhalte, Identitätsentwicklung und damit die Qualifikation sowie Qualität pflegerischer Arbeit berücksichtigen und sich mit den psychiatrisch-pflegerischen Aufgaben und Tätigkeiten im psychosozialen Kontext dieser Zeit befassen.

Über die zuvor genannte Zeitspanne als geschichtlicher Entwicklungszeitraum und die damit verbundenen Auswirkungen auf die Ausübung psychiatrischer Pflege im Bewusstsein von professionell Pflegenden sowie deren berufspolitische Zusammenhänge gibt es bisher nur punktuelle Veröffentlichungen, um das Vorhandene dieser

Jahre festzuhalten, Fortschritte aufzuzeigen und eine Verbindung zu den derzeitig aktuellen Diskussionen sowie Entwicklungen vereinzelt und schwerpunktmäßig herzustellen. Einige Teilaspekte dieser komplexen Thematik sollen daher im Kontext dieser Arbeit intensiver betrachtet und in einen theoretischen Zusammenhang gebracht werden, um zentrale Verkettungen festzuhalten und weitere Diskussionen sowie notwendigen Forschungsbedarf bzw. erforderliche Weiterentwicklungen anzuregen und aufzuzeigen.

Sicherlich wird die Thematik durch meine unmittelbare Beteiligung an dem psychiatrisch-psychosozialen Geschehen innerhalb des Zeitraums vor allem auch subjektive Anteile beinhalten, die jedoch durch unterschiedliche Blickwinkel und theoretische Untermauerung relativiert werden. Gleichzeitig können diese Erfahrungen möglicherweise auch verdeutlichen, dass Subjektivität mit zur psychiatrischen Versorgung und Arbeit, vor allem in der Pflege, gehört und sich deshalb in einer geschichtlichen Aufarbeitung und Identitätsfindung spiegeln und wiederfinden muss. Ein weiterer Aspekt ist, dass Materialien zu den Jahren 1960 bis 1990 vorhanden sind, die bisher nicht näher betrachtet wurden.

Die Pflege in der Psychiatrie hat im Zuge der engen Verflechtung mit der Geschichte des Nationalsozialismus unmittelbar nach dem zweiten Weltkrieg nur mühsam begonnen, sich mit ihrem beruflichen Selbstverständnis auseinanderzusetzen. Ein Teil der Berufsgruppe war nach wie vor eng verhaftet mit den Geschehnissen, ein anderer Teil hatte sich noch keine Position erarbeitet, nur ein geringer Teil setzte sich damals mit den Ereignissen auseinander. Dies hat dazu geführt, dass sich vor allem die psychiatrische Pflege[2] in Deutschland wenig bis gar nicht unmittelbar auf geschichtliche sowie inhaltliche Erfahrungen und Traditionen ganz selbstverständlich auch vor dieser Zeit besonnen und auf sie zurückgegriffen hat.

Die unmittelbare Auseinandersetzung mit den Geschehnissen während des Dritten Reiches hat im Zuge meiner Tätigkeit im Landeskrankenhaus Wunstorf von 1975 bis 1983 mein Geschichtsbewusstsein geschärft und mich für Entwicklungen sensibilisiert. Die Krankenakten aus der Zeit, die noch im Keller der Klinik aufzufinden waren, erschütterten uns Mitarbeiterinnen und Mitarbeiter, die sich damit befassten. Einige zentrale Aspekte sind von Asmus Finzen in den Büchern „Auf dem Dienstweg – die Verstrickung einer Anstalt in die Tötung psychisch Kranker“ (Finzen 1983) und „Massenmord ohne Schuldgefühle – die Tötung psychisch Kranker und geistig Behinderter auf dem Dienstweg“ (Finzen 1996) veröffentlicht worden. Einzelne Mitarbeitende aus dieser verhängnisvollen Zeit lebten im Umfeld des Landeskrankenhauses.

Mich beschäftigte in diesem Zusammenhang immer wieder die Frage, ob wir aus der Geschichte oder nur mit der Geschichte lernen können und ob wir lernen wollen,

[2] Auch wenn aus meiner Sicht immer dann „Psychiatrische Pflege“ groß geschrieben werden muss, wenn es sich um die Profession handelt, werde ich in dieser Arbeit, um keine Verwirrung zu stiften, „psychiatrisch“ klein schreiben.

ohne zu fragen, was vorausgegangen ist. Beispielsweise gab und gibt es in der somatischen Pflege kaum eine Auseinandersetzung mit der Tatsache von Zwangssterilisationen, bei denen assistiert wurde usw.

Eine Weiterentwicklung und berufliche Identität im Tätigkeitsbereich der Betreuung psychisch erkrankter Menschen wurde und wird dadurch häufig verzögert und teilweise auch verhindert. Berufliche Identität meint die Profession Pflege als Ganzes, deshalb ist an manchen Stellen das „psychiatrisch“ in Klammern gesetzt, um zu verdeutlichen, dass psychiatrische Pflege nur einen Schwerpunkt innerhalb der professionellen Pflege darstellt.

2 Grundlegende Materialien, Fragen und Zielsetzungen im Kontext der Entwicklung psychiatrischer Pflege

Die Idee geht vor dem Begriffe vorher, muss aber auf Begriffe gebracht werden.

Immanuel Kant

Das Ziel dieses Buches soll, wie bereits betont, eine so weit wie möglich umfassende Darstellung, punktuelle Analyse und Integration der vielschichtigen Zusammenhänge von beruflichem Selbstverständnis in der psychiatrischen Pflege, ihrer fachlich-theoretischen Inhalte und der Entwicklung pflegerischer Identität in ihrer wesentlichen Wechselwirkung im eingegrenzten Zeitraum sein. Dazu werden/müssen relevante Materialien in einen Zusammenhang gebracht werden.

Um immer wieder einen Gesamtkontext herzustellen, wird es sich nicht vermeiden lassen, dass einzelne Aspekte in mehreren Zusammenhängen erwähnt werden und manche Sichtweisen sich ansatzweise wiederholen.

2.1 Ein kurzer geschichtlicher Rückblick

Eine Grundlage dieses Buches bilden unter anderem meine Erfahrungen auf internationalen Tagungen, vor allem die Begegnungen mit Kolleginnen anderer europäischer und außereuropäischer Länder. Zudem waren Diskussionen, unterschiedliche Ereignisse, aber auch Vernetzungen bzw. Kontakte und berufliches sowie allgemeines gesellschafts-, gesundheits-, sozial- und psychiatriepolitisches Interesse von Bedeutung.

2.1.1 Der „Internationale Heidelberger Kongress für Schwestern, Pfleger und Sozialarbeiter in der Nervenheilkunde"

Das Internationale Kuratorium zur Fortbildung von Schwestern, Pflegern und Sozialarbeitern in der Nervenheilkunde e. V. richtete 1964 bereits den fünften Kongress aus. Die ersten Jahre prägten nur Ärzte den Kongress. Im offiziellen Organ des Kuratoriums berichtet Dr. Gertrud Kinkelin:

> „Der V. Internationale Fortbildungskongreß für Schwestern, Pfleger und Sozialarbeiter e. V. in Heidelberg ist vorüber. Ärzte, wie auch Schwestern und Pfleger, sind wieder bei ihren Patienten. Die Vortragenden – zum Teil Namen von bedeutendem Klang – waren ebenso wie ihre anderen ärztlichen Kollegen stark beeindruckt von der Lernbereitschaft und dem Ernst der Hörer, was sich schon äußerlich durch die stets gleich-

> bleibende hörsaalfüllende Teilnahme an allen Vorträgen dokumentierte. Von manchem Arzt wurde die in idealer Weise gebotene Gelegenheit zu Gesprächen mit den hier so zahlreich versammelten Schwestern und Pflegern genutzt und manche Probleme wurden in ihrem Ausmaß hier erst so richtig erkannt in dem gemeinsamen Bemühen um ihre Klärung [...]. Wie schon gesagt – und das kann wohl nicht oft genug geschehen – kam es auf diesem Kongreß zu einem wirklich fruchtbaren Gedankenaustausch zwischen Ärzten und den ihnen helfenden Pflegepersonen. Es gewann vor allem auch in vielen Vorträgen immer wieder der Gedanke Boden von der Unerläßlichkeit und Kraft, die darin liegt, daß Ärzte und Pflegepersonen, ganz besonders auf dem Gebiet der Nervenheilkunde, sich in der Beobachtung und Behandlung der Patienten ergänzen müssen, damit es ihnen immer mehr gelingt, Unbekanntes zu finden, Fehlendes zu ergänzen, Verlorenes zu retten [...].“ (Kinkelin 1964, S. 32 f.)

Nach und nach wurden auf diesem Kongress auch Hauptvorträge von Vertretern der Pflegeberufe selbst übernommen, vor allem zunächst jedoch die zahlreichen Diskussionsrunden. Themen z. B. bei den Hauptvorträgen bereits 1965: „Unser Beitrag zur Rehabilitation Gelähmter“ (Oberin Jardin, Köln); „Praktische Hinweise für die Beobachtung Schizophrener“ (Lehroberin Sr. Dolores, Rottenmünster); „Pflegerische Probleme bei schizophrenen Endzuständen“ (Lehroberin Beran, Linz). Die drei Fortbildungstage waren in die drei Schwerpunkte „Neurologie“, „Schizophrenie“ und „Angewandte Psychologie im Krankenhaus“ aufgeteilt. Am dritten Tag fanden zudem zwei nichtärztliche Vorträge statt: „Die Sozialarbeit im Krankenhaus als dritter Dienst“ (Frau Bartsch, Fürsorgerin, Heidelberg) und „Zur Problematik der Beschäftigungstherapie“ (Frl. Scheffler, Beschäftigungstherapeutin, München-Haar, vgl. Scheffler 1965). Die Tagung nahm zunehmend ein „nicht ärztliches Gesicht“ an. Auf dem 16. Kongress 1975 war ich dann selbst beteiligt mit dem Thema: „Aufgaben der psychiatrischen Pflege in der Gemeindepsychiatrie – Beispiel Tagesklinik und Nachsorgeambulanz“. Inzwischen hieß der Kongress „Internationaler Fortbildungskongreß für Schwestern, Pfleger, Sozialarbeiter und Beschäftigungstherapeuten“, er fand weiterhin in der Neuen Aula der Universität Heidelberg statt.

Auch wenn bereits in den 1960er, noch mehr Anfang der 1970er Jahre der „Heidelberger Internationale Fortbildungskongreß für Schwestern, Pfleger und Sozialarbeiter in der Nervenheilkunde“ den damals in der Psychiatrie tätigen Schwestern und Pflegern einen internationalen pflegerischen Austausch ermöglichte, wurden Themen wie akademische Pflegebildung oder unterschiedliche Bildungsgrade in Deutschland nicht breit diskutiert, sondern eher als irrelevant abgetan. Am Rande des Kongresses 1971 bemerkte eine Stationsschwester im Hinblick auf akademisierte Pflegeexperten: „Wir brauchen Mitarbeiter, die anpacken, und keine, die unnötig diskutieren und lamentieren und damit Zeit verschwenden.“ Die Ansätze und Grundlagen aus anderen Ländern und Kontinenten blieben somit im Kreis einer kleinen Gruppe, die den Pflegeberuf, auch in der Psychiatrie, weiterentwickeln wollte.

Wir staunten auf den Tagungen über die Möglichkeiten und den beruflichen Hintergrund unserer Kolleginnen und Kollegen aus den auf den Tagungen vertretenen Ländern. Beispielsweise war die Ausbildung in den angelsächsischen Ländern, in den USA und weit darüber hinaus bereits seit Langem akademisiert. In Großbritannien kam auf ca. 50.000 Einwohner eine Psychiatrische Krankenschwester gemeindenah zum Einsatz. Diese Tagungen aufzubereiten und auszuwerten würde sich lohnen, falls es noch die notwendigen Unterlagen gibt und genügend Material ausfindig gemacht werden kann.

1973 forderten auf diesem Kongress die beiden Pflegeprofessorinnen aus Edinburgh Lisbeth Hockey (1918–2004) und Ruth Schröck (*1931, bekannt als erste Pflegeprofessorin in Deutschland – Osnabrück) die anwesenden Pflegenden auf, eine aktive Rolle in Wissenschaft und Forschung einzunehmen, und regten an, die entsprechenden Strukturen auch in der Bildung in Deutschland zu schaffen. Sie forderten, dass die Pflege sich ihrer zentralen Rolle und ihrer Aufgaben im Gesundheitswesen bewusst wird und entsprechende eigene Konzepte entwickelt.

Als Besucherin dieses Kongresses habe ich noch viele Anregungen im Ohr, denn ich war beeindruckt von den Gesprächen mit einzelnen Kolleginnen aus europäischen und außereuropäischen Ländern, die über Akademisierung, Forschung und wissenschaftliches Arbeiten berichteten, die Verankerung der beruflichen Selbstverwaltung, pflegerisch-berufliche Kontrollorgane z. B. im Hinblick auf regelmäßige Fort- und Weiterbildung oder qualitative Berufsausübung usw.

Auch hier fand wenig Diskussion statt, nur wenige Vertreterinnen der (psychiatrischen) Pflege griffen das Thema Pflegeforschung auf und wurden dafür häufig als „weltfremd“ angesehen, ihnen wurde unterstellt, dass sie im „Glashaus der Theorie“ sitzen würden und von praktischen Problemen weit entfernt wären. Beispielsweise wurde ich, da ich sukzessive mehr unterrichtet habe und später auch hauptamtlich, immer wieder gefragt, wann ich zuletzt „am Bett!!“ gearbeitet hätte, obwohl bekannt war, dass ich in unterschiedlichen Zusammenhängen mit psychisch erkrankten Menschen sehr praktisch und intensiv gearbeitet habe und arbeite.

2.1.2 Schwesternschule der Universitätskliniken Heidelberg

Bereits 1958 arbeitete Antje Grauhan (1930–2010) an der Schwesternschule Heidelberg, deren Leitung sie 1962 übernahm. Sie beschäftigte sich mit der Konzeption einer generalistischen Pflegeausbildung sowie der Zielsetzung generalistisch angelegter Pflegestudiengänge, schon vor der beginnenden Akademisierung der Pflegeberufe in Deutschland und nicht zuletzt immer verbunden mit berufspolitischen Fragestellungen und damit einhergehenden Forderungen. Ihre Vorgängerin war Olga von Lersner (1897–1978), die Mitinitiatorin und Leiterin der „Modell-Schwesternschule“ der Universität Heidelberg. Diese Schule fand als einzige deutsche Pflegebildungsstätte Anerkennung im europäischen wie auch internationalen Vergleich und stand und steht im Ruf, hinsichtlich der Aus- und Weiterbildung der Pflege elitär zu sein. Aufgrund der Förderung durch die Rockefeller Foundation nach dem zweiten Weltkrieg folgte sie dem amerikanischen System der Pflegeausbildung und forderte damals bereits die Akademisierung, vor allem auch der Lehrerinnen in der Krankenpflege.

An allen Versuchen der damaligen Zeit, die Pflege sowie auch die Lehrerausbildung für den Pflegeunterricht zu akademisieren, war Antje Grauhan maßgeblich beteiligt und hat wichtige Vorarbeit geleistet, beispielsweise auch durch den Modellversuch „Entwicklung und Erprobung eines dreijährigen Studiengangs für Lehrkräfte an Lehranstalten für Medizinalfachberufe“ 1978 an der Medizinischen Fakultät der Freien Universität Berlin, der nach kurzer Zeit wieder eingestellt wurde. Der Studiengang scheiterte am Widerstand von unterschiedlichen Seiten, auch der Gewerkschaft.

Vielleicht war Antje Grauhan ihrer Zeit zu sehr voraus! Grundlage ihrer Bemühungen war die berufspolitische Forderung, dass Lehrer für Pflegeberufe keiner Sonderstellung bedürfen, sondern ins bildungspolitische System als Berufsschullehrer (Lehrer der Sekundarstufe II mit Abschluss Staatsexamen) integriert werden sollen und müssen.

Als Antje Grauhan 1990 aus dem aktiven Berufsleben ausschied, veranstaltete die Schwesternschule der Universität Heidelberg einen Fortbildungstag unter dem Titel „Akademisierung der Pflege“. In ihrer Rede betonte Antje Grauhan die Notwendigkeit der Akademisierung und forderte die dauerhafte Etablierung der Krankenpflege in den Hochschulbereich, um über Forschung und Lehre den Beruf auch in der Praxis attraktiv zu machen (Grauhan 1990, S. 53 f.).

Etwas polemisch anzumerken ist in diesem Zusammenhang, dass die Pflege weder dem schulischen noch dem beruflichen Ausbildungssystem zugeordnet war und man boshaft sagen könnte: Pflege ist ein Nicht-Beruf, der von im Bildungsbereich nicht anerkannten Unterrichtskräften, also Nicht-Lehrern, ausgebildet wurde.

Ein Blick in eine Veröffentlichung

In dem 1972 erschienenen Buch „Lehren und Lernen in der Krankenpflege“ ging es unter anderem um die Bildung der Lehrenden, dort ist zu lesen:

> „Die wissenschaftlichen Bearbeitungen des Themas Berufsausbildung sind dürftig. Im Bildungswesen insgesamt sind seit Ende des zweiten Weltkrieges Fehler gemacht worden und Versäumnisse nachzuholen; auch die Ausbildung in der Krankenpflege leidet darunter. Die in Angriff genommene Neuordnung des Bildungswesens gibt zu Hoffnungen Anlaß. [...] Eine realistische Einschätzung der Situation im Bildungsbereich in bezug auf spezielle Berufsbildungsforschungsansätze legt nahe, zur Beantwortung unserer Fragestellung im Bereich der Erziehungswissenschaften Umschau zu halten. Nach den Empfehlungen des Bildungsrates sollen für die berufliche Bildung die gleichen pädagogischen und

> bildungspolitischen Grundsätze gelten wie für den Schulbereich.“ (Schwitajewski 1972, S. 11 f.)

Dabei ging es im Wesentlichen um den Punkt, dass Lehrende in den Pflegeberufen keine Sonderstellung und Sonderausbildungen benötigen, sondern wie bereits erwähnt dem allgemeinen Schulsystem angepasst als Lehrerinnen der Sekundarstufe II, also Berufsschullehrerinnen ausgebildet werden.

Diese Auffassung war für mich die Grundlage, mich pädagogisch für den Lehrberuf weiterzubilden, nachdem die Ausdehnung der innerbetrieblichen Fortbildung und die Einrichtung einer Weiterbildungsstätte für Fachpflege Psychiatrie am Niedersächsischen Landeskrankenhaus Wunstorf beschlossen war. Ich besuchte Fortbildungslehrgänge bei der Deutschen Zentrale für Volksgesundheitspflege (DZV) in Frankfurt. Dazu bewogen hat mich, dass die Dozenten auch Professoren der Pädagogischen Hochschule Heidelberg waren, alle Berufe des Gesundheitswesens daran teilnehmen konnten und innerhalb des Studienlehrgangs die berufsspezifische Schwerpunktsetzung durch Projekte und Leistungsnachweise stattfand. Außerdem beeindruckten mich die Bestrebungen, dass im Pflegeberuf auf längere Sicht in den Aus- und Weiterbildungsstätten die ärztlichen durch pflegerische Leitungen ersetzt werden sollten. Deshalb schloss ich dann 1983 bis 1984 den Studiengang bei der DZV an, der gemeinsam mit der Pädagogischen Hochschule in Heidelberg durchgeführt wurde und zu diesem Zeitpunkt (vor mehr als 35 Jahren) als ein zentraler Zwischenschritt zur Akademisierung der Lehrerinnen für Gesundheitsberufe galt, aber leider später eingestellt wurde.

Verpasste Chancen

Als in den 1960er Jahren die Berufsbezeichnung und Ausbildung der FürsorgerInnen in Westdeutschland durch Studiengänge für Sozialarbeit ersetzt wurden, hat der Teil der Krankenpflegeschulen, die unabhängig von Krankenhäusern waren, sich dafür eingesetzt, dass die Krankenpflege nachzieht. Es waren größtenteils unsere Berufsverbände und Berufskolleginnen, die dies damals verhindert haben. Auch das ist eine Tatsache, dass sich die Pflege hinsichtlich ihrer Weiterentwicklung häufig selbst im Wege stand und teils immer noch steht!

Bereits 1964 stand bei einem Treffen der Leiterinnen und Leiter von pflegerischen Weiterbildungsinstituten in der BRD das Thema Forschung im Mittelpunkt. Es wurde diskutiert, wie die westdeutsche Pflege international Anschluss finden könne. Wie so oft wurde den Bildungseinrichtungen unterstellt, dass sie zu theoretisch seien und völlig an der Praxis vorbei diskutierten (Schädle-Deininger 2015, S. 193).

Häufig wurde, vor allem in klinischen Einrichtungen, dem pflegeorientierten Bildungssektor unterstellt, er sei zu theorielastig und wenig alltagstauglich. Die Theorie-Praxis-Verknüpfung wurde kaum als Chance gesehen, sich gegenseitig weiterzubringen und somit die Pflegelandschaft und Pflegebildung gemeinsam zu verändern und eigene wissenschaftliche Grundlagen zu schaffen. Mir ist es häufiger als Lehrende passiert, dass ich bei Praxisbesuchen gefragt wurde, wann ich zum letzten Mal so richtig „auf Station“ gearbeitet habe. Praxisbezogene Projekte, die ich vor Ort begleitet habe, oder auch längere Aufenthalte auf der Station, um Gruppen zu begleiten, wurden nicht „angerechnet“.

2.1.3 Europäische Pflegekonferenz

Vor etwas mehr als dreißig Jahren ging es bei der Europäischen Pflegekonferenz im Juni 1988 in Wien um die 38 Ziele des Gesundheit-für-alle(GFA)-Programms der WHO, das beschlossen und für verbindlich erklärt wurde. Die 32 Mitgliedsländer der WHO-Region Europa waren 1988: Albanien, Belgien, Bulgarien, die Bundesrepublik Deutschland, Dänemark, die Deutsche Demokratische Republik, Finnland, Frankreich, Griechenland, Großbritannien, Irland, Island, Israel, Italien, Jugoslawien, Luxemburg, Malta, Monaco, Niederlande, Norwegen, Österreich, Polen, Portugal, Rumänien, San Marino, Schweden, Schweiz, Sowjetunion, Spanien, Tschechoslowakei, Türkei und Ungarn.

Die Bedeutung der Pflegeberufe für die Durchsetzung der GFA-Strategie wurde hervorgehoben und unter anderem darauf hingewiesen, dass besonders Pflegepersonen, die in der Gemeinde arbeiten, eine wichtige Schnittstelle zwischen Bevölkerung und Gesundheitssystem sind. Zudem wurden Empfehlungen ausgesprochen und die Wiener Erklärung verabschiedet.

Die Erklärung hob beispielsweise darauf ab, dass Regierungen und Entscheidungsträger im nationalen Gesundheitswesen Maßnahmen ergreifen müssen, um die Pflegetätigen in ihrem Bemühen um die ‚Gesundheit für alle‘ zu unterstützen. Laut Definition der WHO (1948) sei Gesundheit ein Grundrecht und die Erreichung des höchstmöglichen Gesundheitsniveaus ein wesentliches soziales Ziel, das interdisziplinäre Zusammenarbeit erfordere. Betont wurde auch, dass Ungleichheiten im Gesundheitszustand zwischen Völkern oder Bevölkerungsgruppen eines Landes unannehmbar seien. Die Konferenz betrachtete das Pflegewesen als wesentliche Kraft, um Gesundheit zu unterstützen, und wies darauf hin, dass Pflegekräfte für diese Rolle ausgebildet und in die Planungsentscheidungen einbezogen werden müssen. Es müsse den Pflegekräften ermöglicht werden, autonom tätig zu sein. Wertehaltungen und Einstellungen, die an Gesundheit und Wohlbefinden orientiert sind, müssten schon in der Ausbildung verankert sein. Dazu gehöre auch, dass Führungsfähigkeiten bereits in der Ausbildung gefördert und entwickelt werden, da sie sowohl für die Arbeit mit Kollegen und anderen Berufen, aber auch in der Zusammenarbeit mit freiwilligen Helfern, Selbsthilfegruppen usw. gebraucht würden. Unterstützt werden müsse zudem Forschung für eine Verbesserung der Pflegepraxis unter Einbeziehung der Pflegepraktiker. (o. V. 1988, S. 607 f.)

Wie bereits erwähnt, wurde in den letzten Jahren in Diskussionen, Veröffentlichungen und Tagungen zunehmend deutlich, dass die Vertreter und Vertreterinnen psychiatrischer Pflege in Deutschland sich häufig weniger auf das „professionelle Gesamtpflegesystem“ beziehen und auch kaum auf bereits Vorhandenes zurückgreifen. So entsteht der Eindruck, dass einzelne, teils grundlegende Bestandteile und theoretische Ansätze der beruflichen Pflege insgesamt und der Pflege in der Psychiatrie im speziellen immer wieder neu mit anderen Bezeichnungen ersonnen und eingeführt werden müssen.

Der in dieser Arbeit gewählte Kontext bietet deshalb auch die Möglichkeit, sich mit der Tradition psychiatrischer Pflege mehr zu befassen und auseinanderzusetzen. Dieser Aspekt erscheint deshalb besonders zentral, da Pflege sich immer in gesellschaftlichen Normen und im herrschenden theoretischen Rahmen bewegt und ihr Handeln vor diesem Hintergrund hinsichtlich der eigenen theoretischen Basis, Erkenntnisse, Haltungen und des ethischen Denkens überprüfen und reflektieren muss. Mir geht es bei diesen Aufzeichnungen darum, die Ansätze und den Bestand der psychiatrischen Pflege und die bereits gelungene Entwicklung festzuhalten und dabei immer wieder den Bezug ganz allgemein zur Profession Pflege und zu pflegeberuflichen Bildungsfragen herzustellen, um in diesem Gesamtzusammenhang über Veränderungsnotwendigkeiten nachzudenken.

2.1.4 Arbeitskreis Pflege (AK Pflege) in der Deutschen Gesellschaft für Soziale Psychiatrie e. V. (DGSP)

Der AK Pflege in der DGSP befasste sich im Kontext des Krankenpflegegesetzes von 1985 mit der Pflegebildung sowie der beruflich-pflegerischen Identität und veröffentlichte 1987 die Broschüre „Denkanstöße zu bildungspolitischen Konzepten in der Pflege“. Dabei wurde die damals übliche Bildungsstruktur von Diplomstudiengängen zugrunde gelegt. In dieser Broschüre forderte der AK Pflege, die Ausbildung an der Hochschule anzusiedeln und die Abschlussprüfung der Fachweiterbildung der Meisterprüfung im gewerblichen Bereich gleichzusetzen, weil dies für eine selbstständige, gewerbliche ambulante Pflegetätigkeit notwendig sei. Darüber hinaus müsse durch eine entsprechende Einstufung die Durchlässigkeit zum tertiären Bildungsbereich geschaffen werden (wie in

Abbildung 1 dargestellt).

Gefordert wurde zudem für eine Übergangszeit eine 4-jährige Ausbildung, wie sie zu dieser Zeit teils in anderen Ländern üblich war. Zentrale Aspekte waren Bildungsdurchlässigkeit und internationale Angleichung, mit dem Ziel, eine generelle Akademisierung der Pflege in einem festgelegten und machbaren Zeitraum anzustreben und Übergangslösungen zu schaffen. Darüber hinaus müsse durch eine entsprechende Einstufung die Durchlässigkeit zum tertiären Bildungsbereich geschaffen werden.

Gleichzeitig bestand die Notwendigkeit, unterschiedliche Qualifizierungsgrade der Tätigkeit „pflegen“ festzuschreiben und zu implementieren.

Abbildung 1: Bildungskonzept des AK Pflege

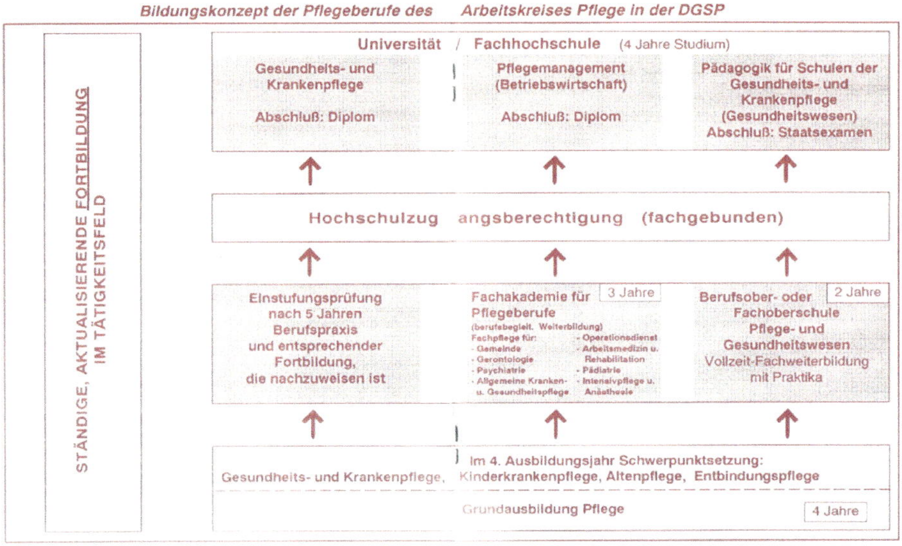

Quelle: Arbeitskreis Pflege in der DGSP 1987, Seite 8 f.

Ausgangspunkt und Grundlage der Diskussion war das in Abbildung 2 dargelegte Modell der Gesundheits- und Krankenpflege mit Blick auf die Fachkrankenpflege Psychiatrie und ihrer Arbeitsbereiche sowie Settings. Das Modell sieht also zunächst eine generalistische Ausbildung vor, danach die Weiterqualifikation z. B. zur Fachpflege Psychiatrie als weiterbildende Basis, dann die Fort-/Weiterbildung in bestimmten psychosozialen Tätigkeitsfeldern des Versorgungssystems, und zwar sowohl zielgruppenorientiert in den verschiedenen Tätigkeitsbereichen als auch in unterschiedlichen Settings wie (teil-)stationär, ambulant, komplementär.

Eingegangen ist auch die in den 1980er Jahren geführte Diskussion hinsichtlich der beruflichen Bezeichnung Fachpfleger/-in für Psychiatrische Pflege und eine entsprechende Zusatzbezeichnung, wie sie in einigen Bundesländern in die Weiterbildungsgesetze eingegangen ist, beispielsweise „Fachpfleger/-in für Psychiatrische Pflege und Gerontopsychiatrie“ oder „... und Forensik“ oder „... und Kinder- und Jugendpsychiatrie“ usw.

Abbildung 2: Einbettung fachlich-psychiatrischer Expertise

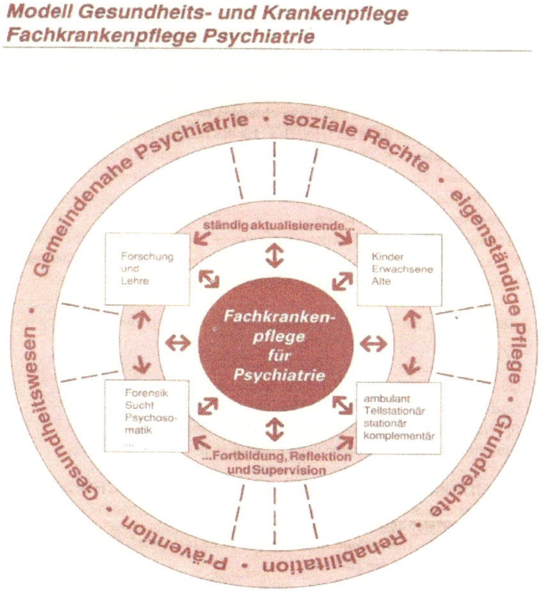

Quelle: Arbeitskreis Pflege in der DGSP 1987, S. 11

Dieses Grundschema, orientiert sich an der bestehenden Fachweiterbildung Psychiatrie, wurde dann in den folgenden Jahren im Hinblick auf Bachelor- und Masterstrukturen weiterdiskutiert und in den Zusammenhang mit einer entsprechenden Differenzierung der Pflegebildung sowie den Qualifikationsniveaus gesetzt, was sich problemlos in die tertiäre Bildungslandschaft übertragen lässt. Eine durchlässige qualitätsbasierte Regelung bei entsprechenden Voraussetzungen im Sinne von „lebenslangem Lernen“ wurde als unabdingbar angesehen.

Die Überlegungen zu diesem Zeitpunkt umfassten zudem gesundheitsfördernde, präventive Inhalte als wesentlichen inhaltlichen Bestandteil. Diese und andere Ideen sind dann folgerichtig, orientiert an der Personalverordnung Psychiatrie (PsychPV), 1994 in das „Pflegeprofil – Grundriß psychiatrischer Pflege“ und die dort beschriebenen Aufgabenstellungen psychiatrischer Pflege eingegangen.

In den Diskussionen, die der Arbeitskreis in unterschiedlichen Zusammenhängen mit pflegerischen Gruppierungen und Verbänden führte, wurde deutlich, dass sich die Berufsgruppe einmal mehr für eine bildungspolitische Entwicklung selbst behinderte, weil keine Einigung über ein kurz-, mittel- und langfristiges Vorgehen erzielt werden konnte und sich ein engagierter Einsatz der verschiedenen Gremien in Grenzen hielt.

Diese wenigen Betrachtungen zeigen auf, dass es nicht eine Antwort auf die umfänglichen Aspekte gibt, sondern nur Annäherungen, auf deren Basis weitergedacht werden kann.

2.2 Fragen und Ansätze einer Annäherung

Das berufliche Selbstverständnis, die berufliche Identität und die spezifisch pflegerisch-psychiatrischen Inhalte bilden die Basis für fachlich-qualitatives Handeln hinsichtlich eines konstruktiven Miteinanders aller Beteiligten auf unterschiedlichen Ebenen und in verschiedenen Funktionen. Grundhaltung und ethische Reflexion sind das Fundament, um personenorientiert und partnerschaftlich zu arbeiten.

Ganz allgemein lassen sich deshalb die folgenden Fragen, denen ich auch in meiner Dissertation nachgegangen bin, stellen:

- Inwieweit lassen sich pflegerische Inhalte in den Jahren 1960 bis 1990 aus den herangezogenen Materialien identifizieren?
- Lassen sich daraus Merkmale hinsichtlich des Selbstverständnisses und der Identität psychiatrisch-professioneller Pflege herausfiltern?

Beispielsweise spielen im Kontext qualifizierter und differenzierter psychiatrischer Pflege Kompetenzen, Fähigkeiten, Fertigkeiten mit Blick auf unterschiedliche Schlüsselqualifikationen und hinsichtlich eines theoretischen Wissens in der Verknüpfung zum pflegerisch verantwortlichen Handeln eine wichtige Rolle. Die Form der Kompetenzentwicklung bezieht sich nicht nur auf das fachliche Expertentum, sondern bindet die sozialen, personalen und methodischen Fähigkeiten mit ein, um sich in beruflichen Situationen handelnd auseinandersetzen und Prozesse gestalten zu können. Die berufliche Handlungs- und Problemlösungsfähigkeit ist ebenso wie die Kooperations- und Beteiligungsfähigkeit von Bedeutung und diese werden durch unterschiedliche Bildungsgänge unterstützt und/oder gefestigt. Regelmäßiges Reflektieren mit unterschiedlichen methodischen Ansätzen trägt zur beruflichen Weiterentwicklung, zum Erfahrungswissen und zur Flexibilität bei. Dazu ist ein entsprechendes beruflich differenziertes Bildungssystem notwendig, das einheitlich verbindlich installiert werden muss.

2.2.1 Anknüpfung an die Ergebnisse meiner Diplomarbeit

Eine inhaltliche Anknüpfung an die und eine Weiterführung der Ergebnisse meiner Diplomarbeit „Qualifikation und Qualität psychiatrischer Pflege“ bietet nicht nur einen gegebenen Einstieg in diese komplexe Thematik, sondern soll zunächst auch hier zur Diskussion bezüglich der Qualifikation und der Kompetenzen in der psychiatrischen Pflege anregen und Denkanstöße zum Weiterdenken geben sowie weitere Bedarfe an Recherchen feststellen (Schädle-Deininger 2001).

Für die Diplomarbeit entwickelte ich einen Fragebogen, der sowohl individuelle Daten als auch den Bildungsstand und die Versorgungsstruktur und deren Vernetzung umfasste. Fort- und Weiterbildungsmöglichkeiten sowie kurze Fallbeispiele zur Einschätzung komplexer Pflegesituationen sollten dazu dienen, ein weitgehend umfassendes Bild der Situation in der psychiatrischen Pflege zu erfassen, um auf dieser Datenbasis und individuellen Einschätzung von Kolleginnen und Kollegen aufzubauen und mögliche Schritte der Weiterentwicklung zu identifizieren und anzustoßen. Den Fragebogen großräumig in Deutschland im Rahmen meiner Dissertation und auch als inhaltlichen Beitrag zu diesem Buch einzusetzen, gelang nicht, da es weder eine Finanzierungsmöglichkeit noch ausreichendes Interesse dafür gab. Deshalb wurde ein anderer Weg gewählt.

Die Aussagen der im Rahmen der Diplomarbeit geführten Gruppendiskussion gab die Anregung, sich mit der beruflichen Qualifikation und Identität auf einer thematisch-inhaltlichen Basis weiter zu befassen und im jetzt fokussierten Zeitfenster den konzeptionellen Kernpunkten wie Inhalte und Identitätsentwicklung psychiatrischer Pflege nachzugehen sowie zentrale Ergebnisse zu sichern. Dabei bin ich vor allem während meiner Lehrtätigkeit immer wieder auf Anregungen und Fragen gestoßen.

Die Gruppendiskussion fand unter Beteiligung unterschiedlicher Qualifikationsgrade statt, wie der nachfolgenden Abbildung 3 zu entnehmen ist. Die Diskussion blieb in der Gruppendiskussion wie von selbst in Gang, so dass nur ein Teil der vorbereiteten Fragen gestellt werden konnten oder umgeändert werden mussten, um den Diskussionsfluss nicht zu unterbrechen. Bemerkenswert ist in diesem Zusammenhang auch die Offenheit aller Beteiligten.

Deutlich wurde im Gespräch, dass die weniger qualifizierten Mitarbeiter und Mitarbeiterinnen mehr unter Druck standen, Antworten spontaner kamen, vor allem beim Inhalt des Fallbeispiels und den damit verbundenen begrenzt beschriebenen Pflegesituationen. Die höher qualifizierten pflegerischen Mitarbeiter waren reflektierter, fundierter und in den Antworten abwägender. Deutlich wurde zudem, dass der Umfang und das Ausmaß der Pflegesituationen zentral sind und deshalb die im jeweiligen Tätigkeitsbereich notwendigen und vorhandenen verschiedenen Qualifikationsgrade in ihrem Tätigkeitsprofil festgehalten, abgebildet und kommuniziert werden müssen, um im Alltagshandeln zum Wohle der Betroffenen eingesetzt zu werden.

Abbildung 3: Zusammensetzung der Diskussionsteilnehmer/-innen

Gruppendiskussion

Fragestellung:
"Wie sehen Kolleginnen und Kollegen in ihrem beruflich-pflegerischen Alltag und Handeln die unterschiedliche Qualifikation und deren Auswirkungen auf die Aufgabenerfüllung auf einer Station und damit die Qualität der pflegerischen Arbeit?"

Ort: Besprechungs- und Aufenthaltsraum des Pflegedienstes (Tee und Kaffee)

Zeit: 2 Stunden, einschließlich Vor- und Nachbereitung
Dienstag, den 10. April 2001, 13.30 bis 15.30 Uhr
Gesprächsdauer: 1 ½ Stunden

Institution: Psychiatrisches Krankenhaus mit Pflichtversorgung, in Hessen, eine von den Krankheitsbildern her gemischte Station, die aufnimmt, wo auch Patienten weiterverlegt werden.
(aus dieser Einrichtung sind Teilnehmer in der Fachweiterbildung, so dass ich den Mitarbeitern bekannt bin)

Rahmen: Nach der Übergabe und Teambesprechung
Teilnehmer aus Früh- und Spätschicht, sowie Zwischendienst von einer Station, hinzu kamen drei Mitarbeiter von einer anderen Station, die aber immer wieder auf der Station ausgeholfen haben oder aushelfen.

Teilnehmer: 5 Frauen und 2 Männer

Teilnehmer/-innen	Alter	Qualifikation	Jahre im Beruf (ohne Ausbildung)
Frau Atosilia	48 Jahre	Krankenpflegehelferin	29 Jahre
Frau Betaisadonna	36 Jahre	Fachkrankenschwester in der Psychiatrie	15 Jahre
Frau Clozapinia	27 Jahre	Fachkrankenschwester in der Psychiatrie	7,5 Jahre
Frau Dogmatilia	31 Jahre	Krankenpflegehelferin	8 Jahre
Herr Effortilius	39 Jahre	Krankenpfleger	16 Jahre
Herr Fraxiparen	29 Jahre	Pflegehelfer	3 Jahre
Frau Glianimona	53 Jahre	Krankenschwester	31 Jahre

Zu Beginn wurde den Beteiligten erklärt wieso und weshalb das Gespräch stattfindet. Es gab keine Nachfragen.

Die Frage der Anonymität wurde erörtert, die Teilnehmer / -innen suchten sich die benutzten Phantasienamen, angelehnt an Medikamentennamen selbst aus, was zur Auflockerung der ganzen Eingangssituation führte und viel Gelächter hervor rief.

In der nachfolgenden Tabelle 1 werden die Moderationsfragen und Aussagen der Beteiligten zusammengefasst. Die Gruppendiskussion wurde auf Tonband aufgenommen und transkribiert.

Tabelle 1: Zusammengefasste Auszüge aus der Gruppendiskussion

Eingangsfeststellung/Thema: „In den letzten Jahren hat sich in der Psychiatrie, in der psychiatrischen Versorgung und somit in der psychiatrischen Pflege sehr viel verändert.“	
Fragen der Moderatorin	**Zusammenfassung der Aussagen**
Zum Beispiel sind die Stationen kleiner geworden, die Aufgaben haben sich verändert und erweitert, wie sehen Sie diesen Wandel?	Beklagt wurden von den Mitarbeitern die schlechten Rahmenbedingungen und die fehlende Patientenorientierung von außen, z. B. bei den Krankenkassen.
Was denken Sie, was sich auch verändert oder verbessert hat?	Die Mitarbeiter betonten die Notwendigkeit von interprofessioneller Zusammenarbeit (Verbesserung, Veränderung) und gaben an, dass Veränderungen stattgefunden haben, vor allem, was die Intimsphäre betrifft.
Was hat sich denn in der Pflege verändert, vor allem auch in den Anforderungen an die pflegerische	Die Mitarbeiter sprachen über Veränderungen im Alltag der Pflege und über ein anderes, qualifizierteres und erweitertes Verständnis in den Aufgaben.
Würden Sie aus Ihrer Sicht sagen, dass heute andere Fähigkeiten oder Kompetenzen vom Pflegepersonal erwartet werden?	Die Mitarbeiter tauschten sich darüber aus, dass mehr Freiräume vorhanden seien, finanzielle Mittel für Aktivitäten zur Verfügung stünden. Mehr Verantwortung wurde eingefordert.
Wenn Sie an Ihr Pflegeteam denken, gibt es Mitarbeiter oder Mitarbeiterinnen mit bestimmten Fähigkeiten oder Kompetenzen oder denen Sie bestimmte Kompetenzen zuschreiben?	Die Mitarbeiter sprachen Aufgabenbereiche nach Fähigkeiten an, die Aufgabenteilung auch nach Qualifikation und Organisation wurde betont, z. B. dass die große vorhandene Motivation durch die qualifizierte Leitung und ihre Fachkompetenz gestärkt würde.
Wenn Sie darüber nachdenken, wo und wie Sie die Fähigkeiten oder Kompetenzen, die Sie brauchen, gelernt haben, z. B. während der Ausbildung oder im Beruf oder durch Fortbildung?	Die Mitarbeiter gaben als Grundlage des Erwerbens von Kompetenzen und Fähigkeiten vor allem die Möglichkeit der Entfaltung an. Die Mitarbeiter empfanden die gegenseitige Unterstützung im Alltag, in dem jeder sein Wissen einbringen könne, als nützlich.
Wenn Sie an den Alltag denken, wo und in welcher Situation hätten Sie da gerne mehr Unterstützung, in dem Sinne, wo stoße ich auch mit meinen Fähigkeiten an meine Grenzen?	Die Notwendigkeit und die hilfreiche Funktion von Supervision wurde betont, auch beispielsweise die unterstützenden kollegialen Gespräche und Teamsitzungen, Besprechungen oder auch Fortbildungen. Forderungen im Alltag und die fehlende Unterstützung durch andere Berufsgruppen wurde angesprochen. Eine gemeinsame Grundhaltung wurde als Voraussetzung in der Arbeit für erforderlich gehalten, sie diene eher als Grundlage als die Qualifikation.

Eingangsfeststellung/Thema: „In den letzten Jahren hat sich in der Psychiatrie, in der psychiatrischen Versorgung und somit in der psychiatrischen Pflege sehr viel verändert.“	
Fragen der Moderatorin	**Zusammenfassung der Aussagen**
Gibt es eine Situation, wo man am liebsten weggehen oder weglaufen möchte, weil sie nicht zu bearbeiten ist?	Die Dringlichkeit, mit dem Patienten zusammenzuarbeiten und gemeinsam zu handeln, wurde als zentrale Aufgabe angesehen, Unverständnis im multiprofessionellen Team sei ein Problem. Dabei wäre es auch wichtig, mit „Rückfällen“ zu leben.
Haben Sie alle bisher keine Möglichkeiten gesehen, den Konflikt des gegenseitigen Verständnisses offen anzusprechen und auch gemeinsame Grundhaltungen zu reflektieren?	Festgestellt wurde, dass nicht jede/r für die Tätigkeit in der Psychiatrie geeignet sei und wie wichtig es sei, Rückmeldungen zu geben und anzunehmen. Das sei oft nicht auf allen beruflichen Ebenen gewünscht.
Gegenwärtig geht es vor allem um die Grundhaltung, darum, wie ernst ich mein Gegenüber nehme und mit welchem Respekt ich sowohl Patienten als auch Mitarbeitern begegne. Was würden Sie sich wünschen, was soll besser werden, vor allem auch im Pflegeteam, das scheint mir im Moment einfacher?	Die Auswirkungen von Unstimmigkeiten auf Patienten seien immens. Der Ton sei häufig von einer bestimmten Person krass, so dass Patienten den Eindruck hatten, sie hätten kein Recht, hier zu sein. Es wurde sich den Aufgaben der Pflege zugewendet, nachdem der Konflikt thematisiert worden war.
Sind aus diesen Erfahrungen oder aus Ihrer Sicht besondere oder andere Fähigkeiten oder Kompetenzen in der Arbeit mit psychisch erkrankten Menschen erforderlich?	Das Erfordernis, die eigenen Grenzen zu erkennen und entsprechend zu handeln, sowie mehr Flexibilität oder auch Prioritätensetzung in der Arbeit, im Alltag wurde thematisiert, aber auch, „sich auf die einzelne Situation einzulassen“.
Also besteht der Wunsch nach mehr Flexibilität und auch mehr Absprachen?	Es gäbe beispielsweise Sachen und Aufgaben, die alle machen können, und andere, wo man Personen auch hinsichtlich ihrer Qualifikation festlegen müsse.
Das heißt, Sie meinen, es gibt Aufgaben, Fähigkeiten und Kompetenzen, die alle Mitarbeiter und Mitarbeiterinnen erfüllen können müssen oder die alle haben sollten (oder Kompetenzen, die nicht alle haben, als Gedanke im Hinterkopf)?	Die Mitarbeiter betonten, dass je nach Ausbildung nicht alles gewusst werden könne, dass jedoch jedem klar sein müsse, dass er/sie auch psychisch erkranken könne. In diesem Zusammenhang wird von den weniger Qualifizierten auf die höher Qualifizierten verwiesen, dass ein Gesamtzusammenhang hergestellt werden müsste.
Nochmals die Frage, was glauben Sie, wo Sie und wie Sie die Fähigkeiten oder Kompetenzen, die Sie im Alltag brauchen, gelernt haben?	Es wurde auf die Gefahr hingewiesen, dass wenn jeder das mache, was er kann, und sein Wissen, seine Kompetenzen nicht erweitert, sich die Arbeit und Zusammenarbeit nicht weiterentwickelt, allerdings werde es häufig auch nicht eingefordert, sich fortzubilden. Es gelte, die Kompetenzen der anderen anzuerkennen.

Eingangsfeststellung/Thema: „In den letzten Jahren hat sich in der Psychiatrie, in der psychiatrischen Versorgung und somit in der psychiatrischen Pflege sehr viel verändert.“	
Fragen der Moderatorin	**Zusammenfassung der Aussagen**
Das heißt, es gibt in jedem Pflegeteam Mitarbeiter und Mitarbeiterinnen mit bestimmten Fähigkeiten und Kompetenzen?	Festgestellt wurde, dass nicht jeder so leicht ersetzbar sei, es gehe in der Psychiatrie ja auch um Beziehungen und einzelne Situationen. Es brauche Mitarbeiter, die den Überblick haben und mehr wissen. Zudem wurde festgestellt, dass sich auf unterschiedlichen Ebenen zeigt, wer mit wem im Alltag arbeitet und wie sich das zu einem Ganzen zusammenfügt.
Hier unterbrach eine Mitarbeiterin wegen einer dringenden Frage, so dass eine kurze Pause anberaumt wurde.	

Nach dieser Unterbrechung wurde ein Fallbeispiel mit einigen kleinen Pflegesituationen zur Auswahl geschildert, wovon eine inhaltlich hinsichtlich möglicher Vorgehensweisen sowie des konkreten pflegerischen Handelns von jedem/r einzelnen Diskussionsteilnehmer*in beschrieben werden sollte.

Deutlich wurde, dass die Unterschiede im Umgang mit der ausgewählten Situation von der Qualifikation der jeweiligen Person abhängen, vor allem wenn es darum geht, die Hintergründe zu ermitteln und zu begreifen. Dabei konnte außerdem beobachtet und nachvollziehbar wahrgenommen werden, dass die qualifizierteren Pflegekräfte differenzierter argumentierten und abwägten. Die weniger qualifizierten Kräfte stellten fest, wie wichtig es sei, Fachkräfte zur Verfügung zu haben, um sich ggf. abzusichern.

Zusammengefasst offenbart sowohl die Gruppendiskussion als auch der Umgang mit den kleinen Pflegesequenzen die Tendenz, dass die verschiedenen Qualifikationen mit deutlichen Unterschieden im Alltagshandeln verbunden sind. Somit lässt sich ein Zusammenhang zwischen formaler und inhaltlicher Qualifikation von pflegerischen Mitarbeitern herstellen. Dies ließ sich jedoch im Rahmen der Diplomarbeit wissenschaftlich nur in Ansätzen und hypothetisch ableiten.

Sechs zentrale Aspekte ließen und lassen sich durch die Aussagen festhalten:

- Eine gemeinsame (Grund-)Haltung muss der gemeinsamen Arbeit zugrunde liegen.
- Nur in der Synopse unterschiedlicher Qualifikationsgrade und damit verbundener Kompetenzen, Fähigkeiten und Fertigkeiten ist eine qualitativ gute und angemessene pflegerische Arbeit zu bewältigen.
- Eine konstruktive multiprofessionelle oder interdisziplinäre Zusammenarbeit ist dazu unerlässlich.
- Kontinuierliche Reflexion und Weiterentwicklung durch Fortbildung und Supervision, Fallbesprechungen usw. müssen zentraler Bestandteil sein.

- Verantwortliches Handeln und Spielräume in der Gestaltung der Arbeit sind wichtige Motivationsfaktoren.
- Die eigenen Möglichkeiten und Grenzen zu erkennen und sich bei Bedarf Rat und/oder Hilfe zu holen, sind Bestandteil konstruktiver, kollegialer und verantwortungsvoller Zusammenarbeit.

Die Diplomarbeit gab mir die Anregung, an Themen wie Qualifikation und Qualität auch in anderen Kontexten weiterzudenken, sei es beispielsweis im Hinblick auf ethische Fragestellungen, Berufsidentität oder notwendige Veränderungen in der pflegerischen Bildung. Durch viele Denkanstöße, beispielsweise durch die Mitarbeit in Gremien und Arbeitsgruppen sowie in Diskussionen mit Kolleginnen und Kollegen ist dann die Idee entstanden, meine Dissertation und auch diese Arbeit mit dem Schwerpunkt der Entwicklung psychiatrischer Pflege von 1960 bis 1990 zu schreiben und dabei einige zentrale Teilaspekte in den Blick zu nehmen.

Ein weiterer Anstoß war das unterschiedliche Material, das ich im Laufe der Jahre vor allem aus Tagungen gesammelt hatte und das zahlreiche inhaltliche Aspekte aufwies.

2.2.2 Verwendete Materialien

Diesen Ausführungen und näher beleuchteten Themenkomplexen liegen ausgewählte Lehrbücher, Dokumentationen von Tagungen, Denkanstöße des Arbeitskreises Pflege in der Deutschen Gesellschaft für Soziale Psychiatrie e. V., eine Befragung der Weiterbildungsstätten für Psychiatrische Pflege und Interviews mit Kolleginnen aus der ehemaligen DDR zugrunde.

2.2.2.1 Ausgewählte Lehrbücher

Schon früh in meiner beruflichen Laufbahn war ich davon fasziniert, dass – im Gegensatz zur Situation in Deutschland – im englischsprachigen Raum umfangreiche Bücher zur Verfügung standen, beispielsweise von Stuart und Sundeen „Principles and Practice of Psychiatric Nursing“, das in der ersten Auflage bereits 1979 erschien, 1987 in der dritten Auflage 1.131 Seiten umfasste und zudem 1988 als Pocket Nurse Guide „Psychiatric Nursing“ mit 363 Seiten aufgelegt wurde.

Einige der im angegebenen Zeitraum in der Regel in der Pflegebildung der damaligen BRD verwendeten Lehrbücher werden deshalb exemplarisch auf ihre Inhalte überprüft, weil sie im Zusammenhang mit der beruflichen Entwicklung in der psychiatrischen Pflege stehen und zum professionellen Selbstverständnis beitragen konnten oder beigetragen haben und zudem weiterhin noch können.

Näher betrachtet werden die folgenden Bücher auch, weil sie im Laufe meiner eigenen pflegerischen Arbeit eine Rolle gespielt und mich in der beruflichen Entwicklung begleitet haben.

Tabelle 2: Übersicht der betrachteten Lehrbücher

Autorinnen	Titel	Jahr	Verlag und Ort
Scholz, L.	Leitfaden für Irrenpfleger (ab 1950: Leitfaden für Geisteskrankenpfleger)	(1899) 1927	Marhold, Halle
Körting, G.	Unterrichtsbuch für die weibliche freiwillige Krankenpflege	(1907) 1913	Mittler und Sohn, Berlin
Hagen, W. et. al.	Krankenpflege-Lehrbuch	(1947) 1951	Springer, Berlin, Göttingen, Heidelberg
Jaspersen, K.	Lehrbuch der Geistes- und Nervenkrankenpflege	(1949) 1965	Verlagshandlung der Anstalt Bethel, Bielefeld
Altschul, A.	Krankenpflege in der Psychiatrie	(1957) 1977	Urban & Schwarzenberg, München, Wien, Baltimore
Barz, H.	Praktische Psychiatrie – Ein Lehrbuch für psychiatrisches Pflegepersonal	(1971) 1977	Hans Huber, Bern, Stuttgart, Wien
Rave-Schwank, M., Winter-von Lersner, C.	Psychiatrische Krankenpflege	(1973) 1990	Gustav Fischer, Stuttgart
Gröblinger, C., Stockmayr, J.	Allgemeine und spezielle psychiatrische Krankenpflege	1983	Urban & Schwarzenberg, München, Wien, Baltimore
Böhm, E.	Krankenpflege – Brücke in den Alltag	1985	Psychiatrie Verlag, Rehburg-Loccum
Abderhalden, C.	Psychiatrische Krankenpflege und Soziotherapie – Überlegungen zum Berufsbild und zur Berufskonzeption der psychiatrischen Krankenpflege	1986	Recom, Basel
Needham, I.	Pflegeplanung in der Psychiatrie	1988	Recom, Basel
Als Ergänzung, nicht in die Auswertung eingegangen: Putzke, M. et al.	Das Handwerk oder die Kunst der Pflege – Festschrift für Carl Thomsen, Oberpfleger am Psychiatrischen Universitätskrankenhaus Hamburg-Eppendorf zu seiner Verabschiedung und für alle Schwestern und Pfleger	1982	Psychiatrie Verlag, Rehburg-Loccum
Die Lehrbücher sind chronologisch nach dem Datum der Erstauflage sortiert. Die Jahreszahlen ohne Klammer belegen die konkret betrachteten Lehrbücher, die in Klammern das Jahr der Erstauflage.			

Berufliche Identität und die qualitativ gute Ausübung eines Berufes hängen wesentlich von den zur Verfügung stehenden spezifischen theoretischen Grundlagen ab, die möglichst von Angehörigen der Berufsgruppe selbst auf der Basis wissenschaftlicher Erkenntnisse geschrieben sein sollten. In diesem Zusammenhang geht es auch immer darum, weiteres Wissen und Erkenntnisse zu generieren, um sich den sich verändernden beruflichen Anforderungen zu stellen. Pflegewissenschaft und Forschung tragen wesentlich dazu bei, das spezifische Wissen zu vermehren, die Wirkung von Pflege zu erkennen und daraus wiederum Grundlagen für die zu vermittelnde Theorie zu schaffen. Theoretische Grundlagen und vermitteltes Wissen sind prägend für Haltungen und berufliches Denken und beeinflussen gemeinsam mit Vorbildern das berufliche Selbstverständnis und die berufliche Identität.

Wenn wir die heutige sehr vielfältige Pflegeliteratur in den unterschiedlichen Verlagen ansehen, können wir feststellen, dass sie ein großes Spektrum aus Theorie, Praxis, Wissenschaft und Pädagogik der Pflege abdeckt, das sich in den letzten knapp 30 Jahren rasant entwickelt und enorm verbreitert hat.

Hier wäre auch künftig zu fragen, inwieweit objektive Kriterien und subjektive Parameter (auch durch Psychiatrie-Erfahrene) in der (psychiatrischen) Pflegeliteratur eine gleichwertige Berücksichtigung, Einordnung und Bewertung finden und in Outcome-Kriterien einfließen. Denn nur dann können wissenschaftliche Erkenntnisse individuell angewendet werden. „Evidence-based Nursing" ist die Nutzung der derzeit besten wissenschaftlich belegten Erfahrung Dritter im individuellen Arbeitsbündnis zwischen einzigartigen Pflegebedürftigen und professionell Pflegenden (Behrens/Langer 2006, S. 27).

In diesem Sinne müsste die Literatur dazu beitragen, pflegerische Entscheidungen in der Begegnung und in der vertrauensvollen Zusammenarbeit mit dem hilfe- und pflegebedürftigen Menschen im Alltag zu treffen und auf dieser Basis gemeinsam Lösungen zu suchen. So können dann beispielsweise Ziele und Lösungsansätze sowie das Experten- und Erfahrungswissen im menschlichen Miteinander und in der Arbeitsbeziehung gleichermaßen zum Tragen kommen, aber auch in viele Zusammenhänge von Forschung und Lehre eingehen. Es würde zudem deutlich, dass in der Pflege je nach Situation quantitativ messbare, aber auch qualitativ beobachtbare Anteile im Vordergrund stehen.

Die Auswertung der untersuchten Lehrbücher findet sich in Kapitel 7.1 ab Seite 161.

2.2.2.2 Fortbildungstagungen

Aus der Tatsache, dass ich spezifisch psychiatrisch-pflegerische Fortbildungen sowohl national als auch international regelmäßig seit der zweiten Hälfte der 1960er Jahre besucht und bereits seit Anfang der 1970er Jahre Fort- und Weiterbildungen organisiert und durchführt habe, ergab sich dieser weitere Ansatzpunkt. In Tabelle 3 sind die Tagungen aufgelistet, die in die Arbeit eingegangen sind. Die Dokumentation einiger dieser Tagungen findet sich im Download-Material.

Tabelle 3: Übersicht der betrachteten Fortbildungstagungen

Tagung	Jahr(e)
Bedburger Fortbildungstage – Landschaftsverband Rheinland	1962; 1966; 1970; 1975; 1982; 1984; 1986
Fortbildungstagungen der Aktion Psychisch Kranke e. V. (APK)	1980; 1888
Viersener Badetage – Landschaftsverband Rheinland	1986; 1987; 1988; 1989; 1990
Berliner Badetag – Berliner Gesellschaft für Soziale Psychiatrie e. V. (BGSP)	1989
Fortbildungstagung des Deutschen Berufsverbandes für Pflegeberufe (DBfK) und des Arbeitskreise Pflege in der Deutschen Gesellschaft für Soziale Psychiatrie e. V. (DGSP)	1985

Die „Bedburger Fortbildungstage“, die bereits 1960 entstanden und sich ab 1962 intensiver mit psychiatrischer Krankenpflege befasst haben, sind das führende Beispiel einer möglichen Entwicklung. Die Ableitungen für psychiatrisch-pflegerische Inhalte sind den dokumentierten Vorträgen der Festschrift zu 25 Jahren Bedburger Fortbildungstage entnommen (Landschaftsverband Rheinland 1987).

Inhaltlich und federführend habe ich in den 1970er und 1980er Jahren für die Aktion Psychisch Kranke e. V. (APK) Pflege-Fortbildungstagungen durchgeführt, die durch das Bundesministerium für Jugend, Familie und Gesundheit Bonn gefördert wurden. Die Tagungen wurden teilweise in vervielfältigten zusammengehefteten Papieren festgehalten, aber auch in zwei Werkstattschriften veröffentlicht (Schädle-Deininger 1981c und 1990).

Der sogenannte „Badetag“ in der Rheinischen Landesklinik Viersen wird mit seinen Themen und Inhalten ebenfalls mit eingehen. Die Viersener Badetage sind um die Jahrtausendwende (2000) dann in Fachtagungen überführt worden, die die Rheinischen Kliniken gemeinsam mit unterschiedlichen Kooperationspartnern veranstaltet haben (Quelle: Programme der Badetage und kopierte Unterlagen).

Die Berliner Gesellschaft für Soziale Psychiatrie (BGSP) hat dieses Format der Tagung übernommen, hier wird als Beispiel der dritte Badetag von 1989 mit eingehen.

Im November 1985 wurde vom Deutschen Berufsverband für Krankenpflege (DBfK) und dem Arbeitskreis Pflege (AK Pflege) in der Deutschen Gesellschaft für Soziale Psychiatrie e. V. (DGSP) in der Rheinischen Landesklinik Langenfeld die Tagung „Perspektiven psychiatrischer Pflege“ durchgeführt und als Broschüre dokumentiert (war nur unmittelbar nach der Tagung beim Freundes- und Förderkreis Fachkrankenhaus Langenberg-Velbert erhältlich).

Gegenstand der Auswertung der Tagungen sind deren inhaltliche Schwerpunkte und die Identitätsentwicklung der Pflege in der Psychiatrie, zudem soll die Analyse dazu beitragen, mit welchen Thematiken diese sich im eingegrenzten Zeitraum bereits fachlich und theoretisch befasst hat. Daraus abzuleitende berufliche Merkmale und Konzeptionen hinsichtlich des Wissens, der beruflichen Inhalte und dem damit verbundenen Handeln sowie der Ansatz einer psychiatrisch-pflegerischen Identität sollen ebenso festgehalten werden wie die sich daraus ergebende professionelle Verantwortung.

Die Auswertung der untersuchten Fortbildungstagungen findet sich in Kapitel 7.2 ab Seite 165.

2.2.2.3 Ansätze und Denkanstöße aus dem AK Pflege der DGSP

Eine wichtige Grundlage für die Durchführung dieser Aufzeichnungen ist meine Arbeit als Sprecherin des Arbeitskreises Psychiatrische Pflege in der Deutschen Gesellschaft für Soziale Psychiatrie e. V., die ein berufsgruppenübergreifender Verband ist, der 1970 gegründet wurde. Auch schon vor dem Bestehen des Arbeitskreises wurde hier der Stellenwert der Pflege im psychiatrischen Kontext diskutiert und der Verband hat entsprechende Arbeitsgruppen auf Tagungen angeboten und pflegerische Themen in Fortbildungen integriert.

Der AK Pflege befasst sich seit seiner Gründung im Jahr 1979 mit der Förderung der beruflichen Eigenständigkeit und will bis heute zur breiten Diskussion über Ziele, Methoden und Qualität psychiatrischer Pflege anregen. Außerdem will er dazu beitragen, dass Inhalte und Begriffe beschrieben, definiert und vereinheitlicht werden. Gleichzeitig ist es das Ziel des Arbeitskreises aufzuzeigen, dass es sich bei psychiatrischer Pflege um eine systematische, überprüfbare und eigenständige Aufgabe handelt, die Nutzer, Angehörigen und Mitarbeitern anderer Berufsgruppen transparent gemacht werden kann. Der Arbeitskreis hat Stellungnahmen zu den verschiedensten (politischen) Themen und Anlässen verfasst, Broschüren erstellt, aber auch zahlreiche Fortbildungsveranstaltungen in unterschiedlichen Kooperationen durchgeführt und teils veröffentlicht.

Die psychiatrisch-pflegerischen Inhalte des Arbeitskreises werden exemplarisch beleuchtet und festgehalten, um daraus weitere Anregungen zur Weiterentwicklung eines beruflichen Selbstverständnisses und die Differenzierung von Pflegetätigkeiten und Bildungsnotwendigkeiten abzuleiten.

Aus den Diskussionen im Arbeitskreis entstanden Flugblätter und später auch Broschüren, zum Beispiel die Flugblätter „Weg mit dem KR-Tarif“ (1983) und „Mögliche Kriterien zur Einschätzung der Pflegequalität auf einer Station“ (1989). Ende der 1980er Jahre hat sich der Arbeitskreis Pflege in der DGSP intensiv mit Pflegetheorien befasst und diese Diskussionen auf Band aufgenommen, die dann für weitere Diskussionen transkribiert wurden. Es kam viel Material zusammen, das dann Ulrike Villinger und ich 1996 in das Buch „Praktische Psychiatrische Pflege – Arbeitshilfen für den Alltag“ einfließen ließen.

Die inhaltlichen Ergebnisse des Arbeitskreises schlagen sich auch in der Broschüre „Pflegequalität in der psychiatrischen Versorgung – soweit sie sich messen läßt“ nieder, in der erstmals Schlüsselqualifikationen veröffentlicht wurden. Diese habe ich später wesentlich erweitert, dem pflegerischen Wissen und den Kompetenzen zugeordnet und für eine mögliche Überprüfung auf der Basis des Sichtbar-Werdens ausführlich festgehalten (Schädle-Deininger/Wegmüller 2017, S. 669–682). Zum 20-jährigen Bestehen des AK Pflege in der DGSP 1999 erschien die Dokumentation „Wegbeschreibungen – DENK-Schrift über psychiatrisch-pflegerisches HANDELN“, die neben den noch vorhandenen Protokollen und Aufzeichnungen eine wesentliche Grundlage für die Auswertung bilden (Schädle-Deininger et al. 2000). Zudem fasst die 2015 veröffentlichte Broschüre „Standortbestimmung Psychiatrischer Pflege in der DGSP“ einen Teil der Entwicklung zusammen, dabei ist festzustellen, dass auch unangenehme Themen nicht außen vor gelassen wurden.

Die Auswertung der Materialien des AK Pflege findet sich in Kapitel 7.3 ab Seite 199.

2.2.2.4 Befragung der Weiterbildungsstätten

Im Laufe der Arbeit ist die Idee entstanden, ergänzend zu den bisher aufgeführten Materialien die Weiterbildungsstätten Fachpflege in der Psychiatrie zu befragen, um hinsichtlich der Annahmen zur beruflichen Identität und zum psychiatrisch-pflegerischen Selbstverständnis weitere Anknüpfungspunkte zu erhalten und daraus zusätzliche künftige Notwendigkeiten für die professionelle (psychiatrische) Pflege abzuleiten.

Deshalb habe ich von Anfang April bis Ende Mai 2018 in jedem Bundesland eine Weiterbildungseinrichtung angeschrieben und die folgenden Fragen gestellt:

1. Seit wann gibt es bei Ihnen die Weiterbildung zur „Fachpflege Psychiatrie“?
2. Seit wann ist sie staatlich geregelt? Oder gelten die Richtlinien der Deutschen Krankenhausgesellschaft?
3. Wenn Sie die Veränderungen während der Zeit des Bestehens der Weiterbildung sowohl inhaltlich als auch von der Organisationsform her betrachten, was hat sich aus Ihrer Sicht faktisch verändert?
4. Wo sehen Sie Stärken und wo Schwächen in den rahmenrechtlichen Vorgaben?
5. Was ist Ihnen im Zusammenhang mit der pflegerischen Fachweiterbildung besonders wichtig?

Die erste einjährige spezifisch psychiatrische Pflegeweiterbildung wurde bereits in den 1950er Jahren an den Universitätskliniken Kiel angeboten, gefolgt von einigen weiteren in den 1960er und 1970er Jahren. In der Psychiatrie-Enquête wurde 1975 die flächendeckende Einrichtung von Weiterbildungseinrichtungen gefordert.

Als Weiterbildungsziel kann grob die eigenständige pflegerische Handlungskompetenz im psychiatrisch-psychosozialen Bereich, die in allen spezifischen Pflegesituationen anzuwenden ist, bezeichnet werden. Inhaltlich zeigt sich dies beispielsweise durch

- die Weiterentwicklung personaler, sozialer und fachlicher Kompetenz auf unterschiedlichen Ebenen (Anleitung, Beratung, Führung usw.) und in verschiedenen Kontexten, z. B. (teil-)stationär, ambulant und komplementär
- die Identität mit der Psychiatrie (psychosozialen Versorgung) und der psychiatrischen Pflege (spezifischer Beitrag zur Gesamtbehandlung und Betreuung)
- die aktive Mitgestaltung von Konzepten der Berufsausübung und den Transfer neuer Erfordernisse und Erkenntnisse in das berufliche Handeln
- das Erkennen präventiver, gesundheitsfördernder und rehabilitativer Erfordernisse und entsprechendes Handeln
- Teamarbeit, Koordination, Kooperation und Zusammenarbeit und deren Gestaltung

Wichtig erscheint im Bildungskontext mit dem jeweiligen (psychiatrisch) pflegerischen Arbeitsfeld, dass Identität und Professionalisierung mit dem notwendigen vernetzten Wissen in Einklang gebracht werden. Differenzierte Handlungsmöglichkeiten und das Interesse am einzelnen Menschen sowie Reflexionsbereitschaft sind wichtige Voraussetzungen im Pflegeprozess.
Die Auswertung der Befragung der Weiterbildungsstätten findet sich in Kapitel 7.4 ab Seite 204.

2.2.2.5 Interviews mit Kolleginnen aus der ehemaligen DDR

Die deutsche Wiedervereinigung wurde nach dem friedlichen Widerstand der Menchen und der Maueröffnung 1989 mit der Unterzeichnung des Einigungsvertrages der beiden deutschen Staaten besiegelt. Der 3. Oktober wird heute als der Tag „Der Deutschen Einheit“ gefeiert, nachdem das Land gut 40 Jahre geteilt war, im Westen in die Bundesrepublik Deutschland (BRD) und im Osten in die Deutsche Demokratische Republik (DDR).

Die Kontakte zur damaligen DDR-Psychiatrie, vor allem zu Professor Dr. Klaus Weise (1929–2019), von 1973 bis 1995 Direktor der Psychiatrischen Klinik und Poliklinik der Universität Leipzig, und zu Professor Dr. Achim Thom (1935–2010), Medizinhistoriker und Philosoph an der Universität Leipzig, die beide an der Reformierung und Modernisierung der Psychiatrie der DDR beteiligt waren, sowie zu den psychiatrisch-pflegerischen Kollegen und Kolleginnen waren zwar beschränkt, es gab jedoch immer wieder Möglichkeiten zu Besuchen. Ich erinnere mich an einen Besuch in Leipzig Anfang 1975, bei dem ich eine Kollegin einen Tag lang bei ihrer Arbeit begleitete und festgestellt habe, dass dieser Tag genauso auch in jeder westdeutschen

Klinik hätte stattfinden können. Mir wurde deutlich, dass auch hier die Unterscheidung in Universitätspsychiatrie und Landeskrankenhauspsychiatrie bedeutend war.

> „Die Entwicklung der Psychiatrie wurde in der Nachkriegsphase zunächst einerseits durch die psychiatrischen Großkrankenhäuser, andererseits durch die Hochschulpsychiatrie geprägt. Während die psychiatrischen Großkrankenhäuser vor allem die Formen der Betreuungspraxis beeinflußten, bestimmten die Hochschuleinrichtungen Theorie und Forschung. An den Hochschulkliniken dominierte eine naturwissenschaftlich-nosologische Betrachtungsweise, die durch ihre Betreuungspraxis gefördert wurde. Universitätskliniken hatten in der Regel keine territorialen Aufnahmeverpflichtungen und nahmen meist nach nosologischen Kriterien ausgewählte Krankheitsgruppen auf. Dadurch blieb, wie bei den abgelegenen Großkrankenhäusern, die psychosoziale Dimension des Kranken außerhalb des Blickfeldes. Dies begünstigte lange Zeit eine krankheits- und institutionszentrierte Betreuungspraxis.“ (Weise/Uhle 1990, S. 440)

Vor allem jedoch durch den Kontakt zu meiner Kollegin Sigrid Stahler-Gey im Zusammenhang mit den Recherchen und dem Verfassen ihrer Diplomarbeit zum Thema „Die spezialisierte Ausbildung für Pflegepersonal in der Psychiatrie/Neurologie/Psychotherapie seit 1945 auf dem gesamtdeutschen Gebiet“, die sie 1995 abschloss, habe ich in vielen Gesprächen und Telefonaten Informationen über die psychiatrische Pflege und die fachlichen Aspekte in der DDR bekommen.

Bereits 1955 wurden im Osten Deutschlands Medizinische Fachschulen gegründet, von denen einige die sogenannten „P-Klassen“ anboten, also ausschließlich Psychiatriepfleger und -schwestern ausbildeten, beispielsweise in den Fachschulen Eisenach, Mühlhausen (Pfafferode) und Arnsdorf bei Dresden. In der Regel starteten jeweils 25 Schüler in einem ein- oder zweijährigen Rhythmus. Gesetzliche Grundlage waren die Rahmenbedingungen des Ministeriums für Gesundheitswesen. Ab den 1960er Jahren fungierten große psychiatrische Kliniken als Außenstellen medizinischer Fachschulen, um berufsbegleitend Krankenpflegehelfer und Krankenpflegehelferinnen auszubilden. Diese sehr gefragten Lehrgänge wurden dann von der Bezirksakademie für Gesundheit übernommen, bis sie um 1990 nicht mehr angeboten wurden und ausliefen.

1990 veranstaltete die Deutsche Gesellschaft für Soziale Psychiatrie mit ihrem Landesverband Berlin in der Zentralklinik für Neurologie und Psychiatrie „Wilhelm Griesinger“ im Osten von Berlin eine zweitägige Tagung mit dem Titel „Psychiatrische Krankenpflege im Ost-West-Vergleich – Expertengespräche zu Fragen und Problemen in der Fort- und Weiterbildung“. Im Einleitungstext des Flyers zu dieser Veranstaltung war zu lesen:

> „Die unterschiedlichen Arbeitsbedingungen und -erfahrungen in psychiatrischen Einrichtungen der (Noch-)DDR und der BRD, die alltäglichen Anstrengungen von Schwestern und Pflegern bei dringend not-

> wendigen oder bereits eingeleiteten Umstrukturierungen in der psychiatrischen Versorgung beider deutscher Staaten, sollen Grundlage für unseren Erfahrungsaustausch sein.“

In diesen zwei Tagen gab es intensive Diskussionen, aber auch die Erkenntnis, dass unterschiedliche Grundlagen und Hintergründe häufig eher zu einer Sprachverwirrung oder dazu führen, aneinander vorbei zu reden. Die unterschiedliche berufliche Sozialisation und Situation sowie die jeweiligen Rahmenbedingungen der Pflege machten die Verständigung schwer. So entstand das Bedürfnis, durch Besuche mehr voneinander zu erfahren.

Schon vor der Wende hatte ich mit einer Kollegin, zu der ich immer wieder Kontakt hatte, die Unterschiede in Ost und West diskutiert. Die zuvor erwähnte Tagung hat mich dann weiter neugierig gemacht, welche Unterschiede und Gemeinsamkeiten vorhanden waren und sind. Aus diesem Grund bot es sich für den gewählten Zeitraum an, auch Kolleginnen aus der ehemaligen DDR in die Untersuchung mit einzubeziehen. Es ergab sich die Möglichkeit, drei Kolleginnen, die in derselben psychiatrischen Einrichtung in Leipzig gearbeitet hatten, jeweils zu den Jahren 1960–1970, 1970–1980 und 1980–1990 in einem teilstrukturierten Interview zu befragen.

Die Auswertung der Befragungen findet sich in Kapitel 7.5 ab Seite 208.

3 Pflegefachlicher Kontext und Begriffsklärung

In allen Fällen, wo das Ähnliche sofort in die Sinne fällt, das Unähnliche aber so leicht nicht zu bemerken ist, entstehen allgemeine Begriffe, ehe wir noch den Vorsatz haben, dergleichen durch Absonderungen zu bilden.

Gotthold Ephraim Lessing

Zentrale Begriffe und Definitionen bilden die Grundlage, um sich den gestellten Fragen anzunähern und die Ergebnisse der Untersuchung einzuordnen. Dies ist auch notwendig, um Pflege zu beschreiben, greifbarer zu machen und somit in einen Kontext zu setzen. Die Klärung von Begriffen sowie Definitionen tragen auch dazu bei, einzugrenzen und zu spezifizieren. Dazu werden die zentralen Punkte in drei grobe Kategorien unterteilt: Definition der (psychiatrischen) Pflege, Pflege als Profession und psychiatrische Grundbegriffe.

3.1 Definition der (psychiatrischen) Pflege

Da die Definitionen von Pflege im beruflichen Kontext außerordentlich zahlreich sind und beinahe jeder Leser aufgrund unterschiedlicher Bildungs- und persönlicher sowie existentieller Erfahrungen eine eigene Vorstellung davon für sich definiert, muss im Rahmen dieser Ausführungen eine gemeinsame Basis gefunden werden. Hier muss auch die bedeutsame Tatsache mit einfließen, dass alle Menschen informell pflegen und/oder gepflegt werden und nur wenige pflegerische Tätigkeiten beruflich oder als Profession ausgeübt werden.

Dazu sollen als zentraler Ausgangspunkt die Formulierungen des International Council of Nursing (ICN = Weltbund der Krankenpflege) und der Berufsordnung des DBfK (= Berufsverband für Pflegeberufe) dienen, die sich auf die Grundlagen und den Ethik-Kodex des ICN stützen (International Council of Nurses 2012).

Einige wesentliche Aspekte des ICN und des DBfK werden im Folgenden aufgegriffen und durch wenige andere Definitionen erweitert, die aus meiner Sicht die Vielschichtigkeit professioneller Pflege verdeutlichen. Den Aspekt der Begriffsklärung zu ergänzen oder zu verbreitern, die Entstehung und Kontexte zu betrachten sowie zu analysieren, wäre sicher eine weitere lohnenswerte Arbeit.

ICN-Definition von Pflege

Der International Council of Nurses (ICN) fasst den Begriff der Pflege recht weit:

> „Nursing encompasses autonomous and collaborative care of individuals of all ages, families, groups and communities, sick or well and in all settings. Nursing includes the promotion of health, prevention of illness, and the care of ill, disabled and dying people. Advocacy, promotion of a safe environment, research, participation in shaping health policy and in patient and health systems management, and education are also key nursing roles.“ (International Council of Nurses 2020).

Berufsordnung des DBfK

Die Berufsordnung des DBfK folgt dem, geht in ihren Ansprüchen aber noch weiter:

> „Pflegerische Grundversorgung, Gesundheitsberatung und Gesundheitserziehung sind elementare Bausteine einer jeden Gesellschaft. Jeder Mensch hat ein Anrecht auf professionelle Pflege und muss vor unsachgemäßer Pflege geschützt werden. Zur Pflege gehört die Achtung vor dem Leben, vor der Würde und den Grundrechten des Menschen. Die Qualität der pflegerischen Versorgung ist abhängig von den Normen und Wertvorstellungen der Gesellschaft, ihrem Menschenbild und den Ressourcen eines Landes. Professionelle Pflege gilt dem Einzelnen, seinen Bezugspersonen, der Familie und der Gemeinschaft. Sie wird unter Einbeziehung und ohne Bewertung von Nationalität, Rasse, Glauben, politische Einstellung, Hautfarbe, Alter, Geschlecht oder dem sozialen Rang ausgeführt. Zur Sicherstellung des gesellschaftlichen Auftrages professioneller Pflege gehört die Förderung von qualitativ hochstehender Pflege im Bereich der Praxis, der Bildung, des Managements und der Pflegewissenschaften. […] Grundlage allen pflegerischen Tuns ist die Achtung vor der Würde und Einzigartigkeit menschlichen Lebens. Pflege dient der Förderung der Gesundheit, Verhütung von Krankheit, Wiederherstellung von Gesundheit, Linderung von Leiden und der Begleitung sterbender Menschen“ (Arbeitskreis Pflege in der DGSP 1994).

Virginia Henderson (1950)

Die US-amerikanische Krankenschwester und Pflegetheoretikerin Virginia Henderson betont:

> „Die einzigartige Funktion der Krankenschwester besteht darin, dem Menschen, ob krank oder gesund, zu helfen, bei Handlungen, die zur Gesundheit oder deren Wiedererlangung beitragen (oder zu einem friedlichen Tod), die er ohne Hilfe ausführen würde, wenn er die notwendige Kraft, den Willen oder das Wissen hätte. Und das ist so zu machen, dass er so schnell wie möglich wieder unabhängig wird.“ (Henderson 1977, S. 10)

Henderson forderte bereits in den 1950er Jahren, dass die Krankenschwester für die Arbeit als Experte und die wissenschaftliche Annäherung zur Verbesserung der Praxis eine Ausbildung benötige, die nur in Colleges und Universitäten zu bekommen sei (Schädle-Deininger/Wegmüller 2017, S. 74). Dieser Aspekt wurde in Deutschland weniger bekannt gemacht und hat darum in den Diskussionen um Pflegetheorien praktisch keine Rolle gespielt.

Hildegard Peplau (1952)
Die amerikanische Pflegetheoretikerin Hildegard Peplau formulierte bereits 1952:

> „Pflege ist ein signifikanter, therapeutischer Prozess. Sie wirkt in Kooperation mit anderen menschlichen Prozessen, die dem Einzelnen in der Gesellschaft Gesundheit ermöglichen. In spezifischen Situationen, in denen ein professionelles Gesundheitsteam gesundheitsbezogene Dienstleistung erbringt, beteiligen sich die Pflegekräfte an der Organisation von Bedingungen, die die natürlich ablaufenden Tendenzen im menschlichen Organismus unterstützen. Die Pflege ist ein edukatives Instrument, eine die Reife fördernde Kraft, die darauf abzielt, ein kreatives, konstruktives und produktives persönliches und gesellschaftliches Leben zu fördern.“ (Peplau et al. 1995, S. 39)

Peplau betont die komplexe Tätigkeit professioneller Pflege und stellt im Wesentlichen gesundungsfördernde Aspekte in den Vordergrund, die auch die Notwendigkeit umfassen, dass sich sowohl der Patient als auch die Pflegekraft weiterentwickeln. Vor diesem Hintergrund komme der Patient-Pflegekraft-Beziehung eine bedeutende Rolle zu. Dieser Ansatz ist in der psychiatrischen Pflege von großer Bedeutung und Grundlage pflegerischen Handelns.

Arbeitskreis Pflege in der DGSP (1985)
Der Arbeitskreis Pflege in der DGSP verdeutlicht, dass die psychiatrische Pflege die Wiederherstellung und den Ausbau von Beziehungen, die Erweiterung der sozialen Kompetenz, vor allem der alltagspraktischen Fähigkeiten, sowie Selbstbestimmung, Autonomie, Eigenverantwortlichkeit und das Erlernen von Bewältigungsstrategien zum Ziel hat:

> „Psychiatrische Pflege setzt am Alltag, der Lebens- und Krankheitsgeschichte, den Folgen der Erkrankung und den Fähigkeiten bzw. Grenzen des Einzelnen an. Sie stützt sich im Wesentlichen auf drei Säulen ihres Handelns: Kontakt- und Beziehungsgestaltung, Gestaltung eines förderlichen Milieus sowie Gesundheitsförderung, Alltags- und Krankheitsbewältigung.“ (Arbeitskreis Pflege in der DGSP 2015, S. 2)

Royal College oft Nursing (RCN)
Das RCN in Großbritannien konstatierte 2003:

> „Nursing is the use of clinical judgment in the provision of care to enable people to improve, maintain or recover health, to cope with health problems, and to achieve the best possible quality of life, whatever their disease or disability, until death.” (Royal Collage of Nursing 2003)

Das RCN betont, es gehe im Wesentlichen darum, die bestmögliche Lebensqualität zu erreichen, das Wohlbefinden auch bis zum Tod zu fördern und Gesundheitsproblemen entgegenzuwirken.

Die verschiedenen Elemente aus den unterschiedlichen Aussagen und Definitionen lassen folgende Schlussfolgerungen zu, die es festzuhalten gilt:

- Professionelle Pflege beruht auf ethischen Grundlagen und umfasst die eigenverantwortliche Versorgung und Betreuung sowohl einzelner Menschen als auch Gruppen unter Berücksichtigung des sozialen Kontextes.
- Professionelle Pflege fördert Selbstständigkeit und Autonomie in Verbindung und im Spannungsfeld von Fürsorge und Bedürfnissen.
- Professionelle und qualitativ hochstehende Pflege benötigt zur Sicherstellung ihres gesellschaftlichen Auftrages alle Ebenen: Praxis, Bildung, Management, Wissenschaft und Forschung.

Bedeutungsvoll und essentiell sind für mich die am einzelnen Menschen und seinem Umfeld orientierten gesundheitsunterstützenden professionell-pflegerischen Aufgaben. Dies umfasst die bewusste Beziehungsgestaltung, Alltags- und Krankheitsbewältigung, das Wahrnehmen von Bedürfnissen, Fürsorge im Kontext von Menschenwürde und ethischem Handeln sowie die Förderung größtmöglicher Autonomie jedes Einzelnen.

3.2 Pflege als Profession

Unter Professionalisierung wird allgemein die Entwicklung eines Berufes mit seinem Tätigkeitsspektrum und eigenständigem berufsspezifischen Handeln auf wissenschaftlicher Basis verstanden.

Die Professionalität der Pflege basiert auf dem sicheren, fachlichen und korrekten Ausüben der pflegerischen Tätigkeiten im alltäglichen Zusammenhang. Pflege als Beruf braucht eine menschliche und ethische Grundlage sowie personale, soziale und fachliche Kompetenzen. In der Ausbildung oder im Studium erworbenes Grundwissen findet in der Praxis Anwendung. Durch ständige Erweiterung dieser Basis gelangen Pflegende zu mehr allgemeinem Fachwissen, das durch berufliche Weiterbildung, derzeit z. B. Fachpflege Psychiatrie oder Bachelor- und Masterstudiengänge, umfassend und fundiert erweitert werden kann. Nur so können Pflegekompetenz, klinisches Wissen und alltägliche Ethik von Pflegeexperten im Alltag der psychosozialen Versorgung wirksam zum Tragen kommen.

Die grundlegenden Aufgaben der Pflege wurden vom Internationalen Pflegeverband (International Council of Nursing – ICN) in den 50er Jahren des letzten Jahrhunderts wie folgt festgelegt: „Gesundheit zu fördern, Krankheit zu verhindern, Gesundheit wiederherzustellen, Leiden zu lindern“ (Deutscher Pflegerat 2020, S. 1). Daraus wird ein (professioneller) Pflegebedarf abgeleitet.

Der Ethik-Kodex des ICN ist die pflegerische Grundlage des beruflichen Handelns und umfasst:

- die grundsätzliche Verantwortlichkeit der Pflegenden für Tätigkeiten, die mit hilfebedürftigen Menschen und ihrem Umfeld zu tun haben
- die Informations- und Rechenschaftspflicht gegenüber den Betroffenen und sonstigen Beteiligten sowie Kostenträgern
- die Begründung und Zielsetzung sowie Absprache mit denjenigen, die Pflege in Anspruch nehmen
- die Verpflichtung zu wirtschaftlichem und ökonomischem Handeln
- in der Einhaltung der Schweigepflicht und der gesellschaftlichen Verantwortung
- die Wahrnehmung präventiver Aufgaben und gesundheitsfördernder Handlungsmöglichkeiten
- das gewissenhafte Delegieren, die Anleitung von Mitarbeitern sowie die Überprüfung des eigenen Wissensstands
- die ständige Fort- und Weiterbildung, um das eigene Wissen auf dem neuesten Stand zu halten

Die Ausübung der Pflege im Alltag ist an bestimmte Verhaltensregeln und ethische Grundsätze gebunden:

> „Professionelles Handeln erfordert vor allem die Bereitschaft, sich in Entwicklungsprozesse zu begeben und von anderen zu lernen, sei es von Betroffenen, Angehörigen, Kollegen oder anderen Berufsgruppen. Kontakte herzustellen, Beziehungen aufzubauen und zu gestalten sowie Nähe zuzulassen und herzustellen, aber auch die gebotene Distanz zu wahren sind Kriterien einer fachlich-kompetenten Pflege.“ (Schädle-Deininger/Wegmüller 2017, S. 24)

Darüber hinaus gehört auch die verpflichtende und selbstverständliche Organisation in einem Berufsverband sowie eine berufliche Selbstverwaltung zur Professionalisierung. Die notwendigen Entwicklungen beispielsweise hinsichtlich der Pflegekammern kommen in Deutschland nur mühsam in Gang, die Widerstände innerhalb der Berufsangehörigen sind dabei gravierende Hindernisse.

Die nachfolgend definierten Begriffe erheben nicht den Anspruch auf Vollständigkeit. Die Erklärungen sollen vielmehr dazu beitragen, die inhaltlichen Aspekte dieser Arbeit zu präzisieren, um zu einer differenzierten Identitätsbildung beitragen zu können. Es geht auch darum, die Begriffe im Hinblick auf die gestellten Fragen und die Zielsetzung immer wieder in einen Gesamtkontext zu bringen. Dazu ist es notwendig, einige oft recht vage Begrifflichkeiten näher zu beleuchten.

Professionelle Pflege
Die Berufstätigkeit beruht auf einer spezifischen Ausbildung, die einen größeren Zeitraum umfasst und auf fundiertes theoretisches und wissenschaftlich begründetes Wissen zurückgreift. Die Ausübung ist am öffentlichen Wohl und der Allgemeinheit ausgerichtet und erlaubt weitgehende Gestaltungs- und Entscheidungsfreiheit. Professionelles Handeln erwächst vor allem aus einem umfassenden Fallverstehen, das die Bedürfnisse des einzelnen hilfebedürftigen Menschen, seiner Bezugspersonen sowie seines sozialen Umfeldes einbezieht und auf wissenschaftlichen und theoretischen pflegefachlichen Grundlagen fußt. Professionelles Handeln zeigt sich in der Bereitschaft, Beziehungen aufzubauen, sich in Entwicklungsprozesse zu begeben und vor allem in der Bereitschaft zu lernen. Patientenorientierte Pflege gestaltet Pflegesituationen und Arbeitsabläufe so, dass die einzelne auf professionelle Pflege angewiesene Person in ihrem sozialen Kontext davon profitieren kann, in ihrer Weiterentwicklung angeregt und unterstützt wird und gleichzeitig ihre Autonomie wahren kann.

Pflegeexperte
Das Anforderungsprofil von Pflegeexpertinnen umfasst spezielle Kompetenzen:

> „Die PflegeexpertInnen besitzen in einem besonderen Maß die Fähigkeit, Menschen mit Gesundheitsproblemen zu verstehen und deren Erleben in den Pflegeprozess aufzunehmen. Sie handeln theorie- und forschungsgestützt, geleitet durch den Schatz ihrer Erfahrung. [...] Die Pflegeexpertin pflegt beispielhaft und beeinflusst dadurch die Pflege nachhaltig.“ (Morosoli Beato 2005, S. 19).

Pflegeexpertinnen arbeiten nur zu 50 % ihrer Arbeitszeit in der direkten Pflege mit, z. B. um Pflegende mit wenig Erfahrungen im spezifischen Arbeitsbereich in der Praxis zu begleiten, bei der Umsetzung von Standards oder Projekten zu unterstützen oder neue Kolleginnen einzuarbeiten. Darüber hinaus helfen sie der Stationsleitung bei Neuerungen, wirken tatkräftig bei der Pflegeplanung mit und können in komplexen Betreuungssituationen fachkompetent anleiten und handeln. Ferner entfällt zeitlich die Hälfte der Tätigkeit auf Büroarbeit wie beispielsweise Recherchen, Aktualisierung von Standards, Vor- und Nachbereitung aktueller Projekte, Unterrichtsvorbereitung, Intranet-Betreuung oder auch Beratungsgespräche mit externen Interessenten. (Aichinger 2005, S. 30)

Advanced Nursing Practice (ANP)
Als ANPs werden professionell Pflegende mit einem Hochschulabschluss (Master) bezeichnet, die praxiserfahren in einem spezialisierten Fachgebiet tätig sind und

> „deren pflegerische Angebote auf neuen wissenschaftlichen Erkenntnissen sowie Erfahrungswissen gründen und systematisch ausgewertet

> werden und die vor allem die Entscheidungsfindung sowie die Präferenz der gepflegten Menschen nicht außeracht lassen.“ (Siffert 2008, S. 5)

ANPs arbeiten in der direkten Patientenversorgung, bedarfsorientiert sowie in stations- und abteilungsübergreifenden Prozessen und Aufgaben. ANPs beraten beispielsweise Kolleginnen und Angehörige, arbeiten in Projekten, Bildungs- und Forschungszusammenhängen.

Professionelle psychiatrische Pflege

Die Pflegeprofessorin Ruth Schröck betont, dass psychiatrische Pflege den Alltag und das Umfeld von psychisch erkrankten Menschen in den Blick nimmt:

> „Der Ausgangspunkt für eine Definition der Krankenpflege muss dieser sein: Was für eine Hilfe braucht dieser Mensch jetzt, in dieser Woche, in absehbarer Zeit, um mit seinen alltäglichen Bedürfnissen physischer, psychischer und sozialer Art fertig zu werden? Was ist es, was er normalerweise in seiner Gesellschaft und in seiner Kultur selbst tun könnte, um alle diese Bedürfnisse zu befriedigen?“ (Schädle-Deininger 2013, S. 89)

Psychiatrische Pflege ebnet dem Betroffenen mit anderen Helfern gemeinsam den Weg zur Bewältigung seiner Erkrankung und vermittelt ihm das Rüstzeug, sein Leben so weit wie irgend möglich selbstständig in die Hand zu nehmen.

Zusammengefasst ist professionelle psychiatrische Pflege eng verbunden mit einem fundierten theoretischen und praktischen Grundwissen und dessen Umsetzung in die Praxis, gemeinsam mit Betroffenen, anderen Berufsgruppen und Einrichtungen sowie dem sozialen Umfeld. Wichtig erscheint in diesem Zusammenhang, dass professionelle Mitarbeiterinnen in der psychiatrischen Pflege eine Identität entwickeln, die sie mit ihrem Wissen und der Psychiatrie bzw. der psychosozialen Versorgung in Einklang bringen, und bereit sind, ihr Handeln zu reflektieren. Veränderungen, Flexibilität und das grundsätzliche Interesse an Menschen sowie der Mut, immer wieder Neues auszuprobieren, sind gute und wichtige Voraussetzungen für die tägliche Arbeit und einen konstruktiven fortlaufenden Prozess.

Primary Nursing

Diese Organisationsform der Bezugspflege geht auf Marie Manthey aus den USA in den 1960er Jahren zurück. Primary Nursing (PN) basiert auf der Philosophie einer fallbezogenen, patientenorientierten Planung und Durchführung von Pflege. Dabei ist die Subjektorientierung und die aktive Mitwirkung, das bedeutet die Mitbestimmung sowie der Mitentscheid des Betroffenen, Basis der Zusammenarbeit. Merkmal ist eine abgestufte Zuständigkeit für die pflegerische Hilfe und das berufliche Handeln. Die PN ist die verantwortliche Pflegefachkraft oder Primärpflegefachkraft, die Associate

Nurse die Begleitpflegekraft (ggf. Vertretung), die der PN zugeordnet ist, ebenso wie die Assistant Nurse, die Tätigkeiten in Absprache mit der PN übernimmt.

> „Primary Nursing ist die Durchführung von umfassender, kontinuierlicher, koordinierter und individualisierter Pflege durch die Primary Nurse, die über Autonomie, Rechenschaftspflicht und Autorität verfügt, als verantwortliche Pflegeperson für ihre Patienten zu handeln." (Ersser/Tutton 2000, S. 5)

Theorie-Praxis-Verknüpfung

Trotz aller Theorie bedarf es der Übersetzungsleistung ins Handeln und dann wiederum einer Reflexion des Tuns. Wenn wir davon ausgehen, es bestehe zwischen Theorie und Praxis kein Gegensatz, sondern es gebe kein zielgerichtetes Handeln ohne Theorie, wird sich die Überzeugung durchsetzen, dass diese Ursachen-Wirkungs-Zusammenhänge zentrale Bedeutung für unser professionelles und qualifiziertes Handeln haben und die individuelle Situation des Einzelnen vernachlässigt wird, wenn diese Wechselwirkung nicht vorhanden ist. Jedes gezielte Handeln beruht auf der Annahme von Verkettungen sowie unterschiedlichen Folgen, das bedeutet, dass wir nur gezielt handeln können, wenn wir eine Theorie haben, jedoch die theoretischen Ansätze auch nicht ohne die Praxis auf ihre Wirkung überprüft werden können. An dieser Stelle muss festgehalten werden, dass

- professionelle (psychiatrische) Pflege differenziert zu betrachten ist und sich breitgefächert strukturiert und vielfältig darstellt;
- theoretisch-pflegerische Ansätze aus der existenziellen Erfahrung im Zusammenhang von Krankheit und Gesundheit und dem dazu relevanten Wissen entstehen sollen und müssen. „Pflegen" und „Gepflegt-sein" muss erkennbar reflektiert werden, damit sich Pflegeforschung mit praxisrelevanten Fragen, pflegespezifischen Phänomenen sowie Fragen, die im Alltag erforderlich und bedeutend sind, beschäftigt;
- die Praxis von zentraler Bedeutung für Theorien der Pflege und inhaltliche Ansätze ist, um Veränderungen in der Praxis anzustoßen, Neues zu entwickeln und fachliches Wissen auf dem neuesten wissenschaftlichen Stand in der Praxis zu implementieren.

Diese Aspekte sind auch für die weitere Bearbeitung der Fragestellungen von Bedeutung, um berufliche Merkmale und Konzeptionen der psychiatrischen Pflege zu identifizieren. Die Definitionen von Pflege und die pflegerischen Begriffsklärungen führen zu zentralen Kennzeichen professioneller (psychiatrischer) Pflege, nämlich zu beruflicher Identität, zu umfassendem (Pflege-)Wissen und zu verantwortlichem Handeln als Qualitätsmerkmale des professionellen Tuns.

3.3 Psychiatrische Grundbegriffe

Pflege muss umfassend in dem Kontext, in dem sie stattfindet, betrachtet werden. Hier werden einige wesentliche Gesichtspunkte benannt und kurz ausgeführt, um die Verkettung aufzuzeigen. Psychiatrische Pflege findet nicht im luftleeren Raum statt, sondern ist eng verknüpft mit der zugrunde liegenden Auffassung von Psychiatrie, dem vorherrschenden Gesundheits- und Krankheitsverständnis sowie den jeweils vorhandenen Versorgungsstrukturen. Es wurde in dem festgelegten Zeitraum nicht in allen Kontexten deutlich gemacht, dass psychiatrische Pflege ein zentraler Bestandteil psychosozialer Versorgung ist und überall vertreten sein muss, sodass sich psychiatrische Pflege in einzelnen Regionen, Institutionen und Einrichtungen unterschiedlich entwickelt und manifestiert hat, deshalb auch in den sich entwickelnden und jetzt vorhandenen Versorgungstrukturen nicht überall vertreten und selbstverständlicher Bestandteil war und ist.

Die antipsychiatrische, sozialpsychiatrische und gemeindepsychiatrische Bewegung und deren Inhalte haben den Teil der Pflegenden in der Psychiatrie beeinflusst, die aufgeschlossen für die Reformen dieser Zeit waren und/oder dann, wenn sie sich in diesen Kontexten bewegt haben oder auf unterschiedliche Weise – manchmal auch nur punktuell – damit in Kontakt gekommen sind. Diese Kontakte treffen vor allem auf psychiatrisch Pflegende zu, die im universitären Bereich gearbeitet haben, nur ein geringer Teil pflegerischer Mitarbeiter in den sogenannten Landeskrankenhäusern war diesbezüglich aufgeschlossen und bereit, sich auseinanderzusetzen, oder hatte die Möglichkeit dazu.

Psychiatrische Versorgung

> „Das psychiatrische Hilfesystem basiert auf einem komplexen Zusammenspiel ambulanter, teilstationärer, stationärer und komplementärer Angebote. Viele verschiedene Berufsgruppen arbeiten Hand in Hand: Psychiater, Psychotherapeuten, Pflegefachleute, Sozialarbeiter und Spezialtherapeuten. Die meisten Menschen mit psychischen Erkrankungen werden ambulant behandelt, dabei ist vielfach der Hausarzt erster Ansprechpartner für die Betroffenen. Die Wartezeiten auf einen Psychotherapieplatz bei einem Facharzt, ärztlichen oder psychologischen Psychotherapeuten können Wochen bis Monate betragen. Dabei gibt es deutliche Unterschiede zwischen den Bundesländern und zwischen ländlichen und städtischen Regionen.“ (Deutsche Gesellschaft für Psychiatrie und Psychotherapie, Psychosomatik und Nervenheilkunde 2018).

Vor diesem Hintergrund muss sich psychiatrische Pflege in alle Bereiche der psychosozialen Versorgung mit ihrem spezifischen Wissen und Hintergrund einbringen und einmischen. Das heißt u. a., dass pflegerische Anliegen kontinuierlich psychiatrie-, gesundheits-, sozial- und gesellschaftspolitisch engagiert vertreten werden müssen, aber auch der originäre berufliche Beitrag transparent und in allen Zusammenhängen deutlich gemacht und fachlich vertreten werden muss.

Psychiatrisch-psychosoziale Versorgung umfasst Hilfen und Angebote für bestehende psychische, gesundheitliche und soziale Probleme eines bestimmten Versorgungsgebiets. Wo, wie und wann psychiatrische Hilfsangebote stattzufinden haben, bestimmt das alltägliche Handeln.

Psychiatrie

Die Psychiatrie (aus dem Griechischen: Behandlung der Seele) ist ein Fachgebiet, das sich mit Theorie, Vorsorge, Diagnostik, Therapie, Rehabilitation und Nachsorge von emotionalen, verhaltensbezogenen und mentalen Erkrankungen in ihrer Gesamtheit des Denkens, Wollens und Fühlens befasst und sich mit dem einzelnen Hilfebedürftigen beschäftigt und auseinandersetzt. Dabei wird psychische Erkrankung verstanden als Störung der Wahrnehmung, des Verhaltens und der Erlebnisverarbeitung sowie der sozialen Beziehungen und teils auch von Körperfunktionen.

Pflegephänomene wie Angst, Verlust und andere theoretische Grundlagen der Pflege sind Basis des pflegerischen Handelns. Die fachliche Nutzung medizinischer Erkenntnisse ergänzen, vervollständigen und erweitern die pflegerische Sicht auf den Betroffenen, um zu einem umfassenden Krankheits- und Gesundheitsverständnis im psychiatrischen Kontext zu gelangen und entsprechend handeln zu können.

Sozialpsychiatrie

Die Sozialpsychiatrie beschäftigt sich mit den sozialen Ursachen und Folgen psychischer Störungen, sie nimmt die gesellschaftlichen und familiären Entstehungsbedingungen und Behandlungsmöglichkeiten psychischer Erkrankungen sowie die zwischenmenschlichen Beziehungen, Arbeits- und Wohnbedingungen in den Blick. Damit wird auch eine Haltung beschrieben, welche die politischen Dimensionen und den erkrankten Menschen in seinem Umfeld mit einbezieht.

> „Das Interesse der Sozialpsychiatrie gilt der Bedeutung sozialer Faktoren für den Verlauf, die Ausprägung und die Genese psychischer Störungen sowie die Wechselbeziehungen zwischen dem psychisch Kranken und seiner Umwelt. Entgegen einem weitverbreiteten Mißverständnis ist Sozialpsychiatrie nicht an bestimmte Vorstellungen von der Entstehung psychischer Krankheiten gebunden. Hirnorganisch bedingte Erkrankungen und psychogene Störungen sind ebenso Angelpunkte sozialer Prozesse wie die Schizophrenie oder der Alkoholismus.“ (Finzen 1973)

Dementsprechend gälte die Feststellung, dass psychische Erkrankung immer auch ein sozialer Prozess sei, unabhängig von ihrer Art, ihrer Ursache und ihrer Beeinflussbarkeit durch somatische, psychologische oder soziale Methoden, denn die Begriffe Krankheit und Gesundheit selber seien soziale Begriffe (Finzen 1973).

Die Anfänge der nachkriegsdeutschen Sozialpsychiatrie wurden von Klaus Dörner und Ursula Plog in einem Bericht über ihre Reise durch die sozialpsychiatrischen Einrichtungen im Jahr 1968 festgehalten, die sie anlässlich der Bestrebungen der praktischen Organisation und theoretischen Konzeptualisierung eines Neubaus sowie einer Tagesklink an der Psychiatrischen Universitätsklinik Hamburg durchführten (Dörner/Plog 1999, S. 16).

Da Sozialpsychiatrie eher eine Haltung und Wahrnehmung des Settings bedeutet, kommen diese Auffassungen der psychiatrischen Pflege im Sinne der Patientenorientierung sehr entgegen. Die Zuständigkeit der Pflege für einzelne Personen, die Familie und Gruppen sowie der Bezug zum Gemeinwesen verstärken unter anderem das Bewusstsein, dass das Befassen mit den Folgen der Erkrankung eine spezifische beruflich-pflegerische Aufgabe darstellt.

Gemeindepsychiatrie

Die Betonung der kommunalen Verantwortung mit der Versorgungsverpflichtung aller an der Betreuung, Begleitung und Unterstützung beteiligten Institutionen und Akteure durch die Steuerung und Bereitstellung von Hilfen zeichnen die Gemeindepsychiatrie aus:

> „Der Begriff ‚Gemeindepsychiatrie' bezeichnet ambulante und lebensweltorientierte Angebote für psychisch erkrankte Menschen und ihre Familie, die die sozialen Ursachen psychischer Erkrankungen in den Fokus nehmen. Neben medizinischen Gründen werden auch die zwischenmenschlichen Beziehungen und die Lebenswelt des Erkrankten als Einflussfaktoren für die seelische Gesundheit betrachtet. Gleichzeitig wird eine wirksame Einbindung in soziale Bezüge – etwa in der Familie, im Wohnquartier und in der Arbeitswelt – als positiv und genesungsfördernd gefördert." (Psychiatrienetz 2017).

Dies bedeutet auch, dass die lebensweltorientierte und umfassende (ganzheitliche) Wahrnehmung zentrale Aspekte für die Begleitung, Hilfe und Betreuung sind.

Pflege hat traditionell einen Bezug zur Gemeindeorientierung. Die Unterstützung in familiären und lebensweltorientierten Zusammenhängen muss wieder mehr in den Mittelpunkt gestellt und zudem an die Tradition der „Gemeindepflege" im umfassenden Verständnis angeknüpft werden. Recovery und gesundheitsfördernde Ansätze im Sinne einer Unterstützung von Gesunden, des Genesens und Wohlbefindens sind aus der professionellen Pflege nicht wegzudenken und müssen im Alltagshandeln bewusst und verankert sein.

Antipsychiatrie

Mit Antipsychiatrie wird eine politische und soziale Bewegung bezeichnet, die eine Ablehnung gegenüber der Psychiatrie und ihren Angeboten sowie Einrichtungen entwickelt hat. Sie umfasst verschiedene Gruppen mit unterschiedlichen Hintergründen.

Ihre Kritikpunkte bezogen sich auf die Klassifizierung psychischer Erkrankungen und die Zustände in psychiatrischen Einrichtungen ganz allgemein. Die Psychiatrie und die Medizin sowie überhaupt das Vorhandensein psychischer Erkrankungen wurden in diesem Kontext grundlegend in Frage gestellt. Gleichzeitig wurden u. a. durch die Antipsychiatrie die Diskussionen hinsichtlich der Unmündigkeit von Betroffenen und des Krankheits- und Gesundheitsverständnisse sowie der herrschenden Strukturen und Bedingungen angeregt und zugespitzt.

> „Antipsychiatrie und Sozialpsychiatrie sind wie Feuer und Wasser. Sie haben nur bei oberflächlicher Betrachtung eine gemeinsame Basis. Ideologisch und politisch sind sie Feinde. In den Anfängen der Sozialpsychiatrie mag es zum guten Ton gehört haben, mit der Antipsychiatrie zu kokettieren. Aber die machte nur geringe Unterschiede zwischen sozialer und sonstiger Psychiatrie. Sie wollte beide aushebeln. Und die Vermengung sozialpsychiatrischer und antipsychiatrischer Ideen hat Skeptiker und Gegner der sozialpsychiatrischen Bewegung – und derer gab es viele – immer wieder mit reichhaltigen Argumenten versorgt." (Finzen 1998, S. 41)

Gerade diese Vermengung machte es – so glaube ich im Nachhinein – manchen pflegerischen Mitarbeitern schwer sich zu engagieren, vor allem dann, wenn aus unterschiedlichen Gründen kein oder kaum ein Zugang zu umfassenden Informationen oder entsprechender Literatur möglich war.

Zusammenfassung

Psychiatrische Pflege muss psychiatrische Versorgung kritisch begleiten, um Mittler zu sein und die Interessen von Betroffenen sowie Angehörigen zu vertreten und gemeinsam zu arbeiten. Dazu gehört, dass sie ihre Auffassungen und theoretischen Grundlagen regelmäßig überprüft, entsprechende Pflegeforschung anstößt und ideologische Ansätze aufmerksam und genau auf ihre theoretische und praktische Tauglichkeit, aber auch ethisch hinterfragt.

Zusammenfassend muss festgestellt werden, dass Menschen mit einer psychiatrischen Erkrankung vielfältiger Hilfen bedürfen. Vor diesem Hintergrund hängen Qualität und Qualifikation in der psychiatrischen Pflege eng zusammen und müssen im Kontext einer umfassenden und bedürfnisgerechten bzw. -orientierten Versorgung betrachtet werden. Die pflegerischen Hilfsangebote müssen individuell zugeschnittene Angebote, Unterstützung und pflegerische Begleitung sowie Betreuung bieten. Kooperation, Koordination und Zusammenarbeit sowie Kommunikation sind Basis einer multiprofessionellen psychiatrischen Versorgung. Eine regelmäßige gemeinsame Überprüfung, inwieweit Versorgungskonzepte und Angebote noch dem Bedarf von Betroffenen und sozialem Umfeld entsprechen, ist unter Einbeziehung aller Beteiligten (Profis, Betroffene und Angehörige) unerlässlich.

Wenn Betroffene die notwendigen Hilfen zur Unterstützung ihrer individuellen Selbstständigkeit und Autonomie erhalten sollen, muss psychiatrische Pflege in allen Versorgungsbereichen selbstverständlich verankert sein, um bei den Betroffenen die größtmögliche Unabhängigkeit herzustellen. Personengesteuerte und personenorientierte pflegerische Arbeit impliziert ein subjekt-, beziehungs- und bedürfnisorientiertes psychiatrisch-pflegerisches Handeln sowohl im (teil-)stationären als auch im ambulanten und komplementären Bereich.

Um gute Versorgung zu praktizieren, ist es unabdingbar, Psychiatrie-Erfahrene und Angehörige sowie Bürger an der Planung zu beteiligen, um deren Qualität beurteilen sowie Veränderungen anstoßen zu können.

4 Geschichtlicher Zusammenhang und weitere Aspekte

Alles, was entsteht, tut dies im Kontext zahlloser Ursachen und Bedingungen.

Dalai Lama

Um sich den Fragestellungen und Inhalten weiter zu nähern, bedarf es einiger grundlegender Ausführungen, die im Zusammenhang mit fachlichen Inhalten und der Identitätsentwicklung psychiatrischer Pflege stehen.

Nachfolgend werden einige zentrale Aspekte aufgegriffen, die aus meiner Sicht bedeutsame Einflüsse auf die Entwicklung der psychiatrischen Pflege hatten bzw. haben und die berufliche Sozialisation, Identität und das pflegerische Selbstverständnis wesentlich beeinflussen und prägen. Es geht in diesem Zusammenhang auch darum, sich bewusst zu sein, dass vieles nur im Kontext der jeweiligen Zeit und dem jeweils vorhandenen Wissen beurteilt werden kann und, wenn es im Nachhinein betrachtet wird, mit anderen Erfahrungen und Kenntnissen zu anderen Ergebnissen führen kann bzw. auch führen muss.

4.1 Pflege und Nationalsozialismus

Zu den wesentlichen Grundlagen der pflegerischen Identität in der Psychiatrie in Deutschland gehört es, sich mit den Nachwirkungen der Zeit des Nationalsozialismus bewusst auseinanderzusetzen. Dieser Aspekt wurde Jahrzehnte lang vernachlässigt und ist nur ganz mühsam ab Mitte der 1970er Jahre nach und nach in Gang und an die Öffentlichkeit gekommen.

Unsere Berufsgruppe war gemeinsam mit Ärzten und Ärztinnen in unterschiedlicher Weise an der Ermordung psychisch kranker und behinderter Menschen beteiligt. Deshalb kommen wir an der Auseinandersetzung mit dieser dunklen Zeit des pflegerischen Berufes nicht vorbei.

Der Arbeitskreis Pflege in der DGSP befasst sich seit seiner Gründung 1979, also seit gut 40 Jahren, immer wieder mit der Geschichte des Berufes. Der Arbeitskreis ist der Überzeugung, dass Pflege in der Psychiatrie nur im Bewusstsein der historischen Hintergründe des Berufs ausgeübt werden kann und diese Auseinandersetzung mit zu einer Grundhaltung und einer beruflichen Identität führt. Den Berufsgruppen im Sozial- und Gesundheitswesen und insbesondere der Berufsgruppe Pflege muss es ein Anliegen sein, sich mit ihrer Rolle in der Zeit des Nationalsozialismus auseinanderzusetzen, mit der Geschichte zu lernen, wachsam zu sein und diese Haltung an die nachfolgenden Generationen weiterzugeben (Arbeitskreis Pflege in der DGSP 2015, S. 3).

Einen weiteren bemerkenswerten Anstoß zur Auseinandersetzung mit der Thematik gab die 13. Mannheimer-Kreis-Tagung vom 24. bis 27. Mai 1979 im Psychiatrischen Krankenhaus in Rickling (Schleswig-Holstein) zum Thema „Leben in der Psychiatrie“. Eine der Arbeitsgruppen auf dieser Tagung befasste sich inhaltlich mit dem Holocaust und dem Euthanasie-Erlass, und aus den Ergebnissen entstand die Gedenkschrift „Zur Erinnerung an den 40. Jahrestag des Beginns des Vernichtungskrieges nach außen und innen – Holocaust und die Psychiatrie – oder der Versuch, das Schweigen in der Bundesrepublik zu brechen“ (Dörner et al. 1980, S. 206 ff.). Diese Denkschrift wurde in allen Organen der DGSP diskutiert, so auch im Arbeitskreis Pflege. Einige von uns Pflegenden waren aus ihren Einrichtungen schon sensibilisiert, da in manchen psychiatrischen Krankenhäusern bereits damit begonnen wurde, diese Zeit im eigenen Haus näher zu beleuchten. Vor allem aber war es für uns eine Verpflichtung darüber nachzudenken, welche frühen Anzeichen es für sich anbahnende Ausgrenzung geben könnte, auch was die Sprache betrifft.

Für die Pflege hat Hilde Steppe ein unübersehbares Zeichen mit dem Buch „Krankenpflege im Nationalsozialismus“ gesetzt, zunächst 1984 unter dem Titel „Geschichte der Krankenpflege – Versuch einer kritischen Aufarbeitung“ erschienen. In der vollständig überarbeiteten Ausgabe von 1996 ist zu lesen:

> „So findet sich in der Geschichte der Pflege im Nationalsozialismus sowohl blinder Gehorsam und Anpassung als auch Mut und Verweigerung und das Schwierigste für die ‚Nachgeborenen‘ ist wahrscheinlich, mit dieser ganzen Realität angemessen umzugehen.
> Was die Aufarbeitung dieses Zeitraums pflegerischer Wirklichkeit betrifft, ist der Pflegeberuf nicht schlechter oder besser als andere Berufe gewesen – die ‚Unfähigkeit zu trauern‘ hat es auch hier gegeben, die Verdrängung von Schuld, die Ablehnung von Verantwortung und vereinzelt den Versuch, sich der eigenen Geschichte offen zu stellen. Da es auch nach 1945 sofort wieder viele wichtige und drängende Aufgaben für die Pflege gab – z. B. die Betreuung von ‚displaced persons‘, die Notversorgung in den zerstörten Krankenhäusern, die Betreuung verletzter und obdachloser Menschen, verführte diese fast zwangsläufige Kontinuität dazu, einfach weiterzuarbeiten und nicht zu reflektieren. Darüberhinaus waren viele der Besten verfolgt oder ermordet worden, waren emigriert und kehrten nicht zurück, sondern blieben in den Ländern, die sie aufgenommen hatten. Die Bedeutung dieses Verlusts für die Weiterentwicklung der Pflege in Deutschland ist noch nie untersucht worden; es kann jedoch vermutet werden, daß auch hier eine erhebliche Deintellektualisierung wie in anderen Berufen stattgefunden hat.“ (Steppe 1996, Seite 9)

Hilde Steppe geht davon aus, dass diese Folgen für die deutsche und auch für die österreichische Pflege zu einem Rückstand in der internationalen Weiterentwicklung der Pflege hinsichtlich der Professionalisierung geführt haben.

Die Auseinandersetzung mit diesen dunklen Seiten des pflegerischen Berufs muss in das sich immer wieder zu erarbeitende Berufs- und Selbstverständnis eingehen. Nur so können sich Pflegende sensibilisieren und erkennen, wenn sich Humanität ins Gegenteil verkehrt und wie einem solchen Prozess verantwortlich entgegengewirkt werden kann. Jene Zeit hat gezeigt, wie sich ein Beruf durch Anpassung und Gehorsam abhängig macht und sich nicht mehr mit Irrtümern und (eigenen) Grenzen auseinandersetzen kann.

Es gibt eine Vielfalt von sozialen und gesellschaftspolitischen Fragen, die einer kritischen Reflexion bedürfen, beispielsweise Fragen der Ethik im Umgang mit Leid und Sterben, mit dem Nicht-Gebraucht-Werden als alterspflegebedürftige Person, als Langzeitarbeitsloser oder als chronisch erkrankter Mensch. Solche und ähnliche existenzbedrohende, aber auch existenzsichernde Anliegen sind zu Tagesthemen unserer Zeit geworden. Ob es sich um die Diskussion im Hinblick auf Sterbe- und Suizidhilfe handelt oder was wem in welchem Alter an Gesundheitssorge zusteht, muss permanent kritisch diskutiert, hinterfragt und vor dem Hintergrund verantwortlichen Handelns ethisch betrachtet werden. Viele heutige sozial-, gesundheits- und psychiatriepolitische Debatten erinnern an die Lebenswert-lebensunwert-Diskussion oder Kosten-Nutzen-Rechnungen.

Hier gilt es wachsam zu sein, gerade in der Pflege, um beruflich-ethische Grundsätze nicht aufzugeben, alle Menschen gleichwertig zu behandeln, im Leben wie im Sterben, und sich dabei der eigenen Macht und gebotenen Grenzen bewusst zu sein.

Die berufliche Orientierung muss sich an humanistisch-ethischen Prinzipien messen lassen und dies als Ausgangsbasis festhalten. Nur in diesen gesamten Zusammenhängen kann den fachlichen Inhalten und der damit verbundenen Identitätsentwicklung nachgegangen werden. Dazu gehört es auch, Ursachen und Notwendigkeiten psychiatrischer Veränderungen zu identifizieren, in denen sich die psychiatrische Pflege mit ihrem Aufgabenbereich und Handlungsfeld bewegt. Professionelle Pflege kann nur dann umfassend und selbstbewusst stattfinden, wenn die Pflege in Deutschland sich internationalen Entwicklungen und Bildungsstandards anschließt und spezifische Notwendigkeiten von Wissenschaft und Forschung, auch hinsichtlich der Vergangenheit, erkennt und ganz selbstverständlich zu ihrer Aufgabe macht.

4.2 Eckpfeiler der Psychiatrie-Entwicklung seit 1960

4.2.1 Die Anfänge in der BRD

In Folge des Umbruchs der 1968er Jahre wurde auch die Institution Psychiatrie in Frage gestellt. Institutionskritische Impulse der Studentenbewegung formulierten humanitäre Ansprüche. Sie unterstützten die massive Kritik der Fachleute, welche die „unmenschlichen, menschenunwürdigen Zustände" der Psychiatrie angeprangert haben, wodurch die Psychiatrie-Enquête im Bundestag angestoßen wurde (Deutscher Bundestag 1975a).

Das Interesse einer breiteren Öffentlichkeit an der Versorgung und am Schicksal psychisch Kranker nahm zu diesem Zeitpunkt zu. Politiker und Presse fanden die Zustände in der bundesrepublikanischen Psychiatrie ähnlich beachtenswert wie im Vereinigten Königreich (UK) und den USA. Im Vereinigten Königreich kam es Mitte der 1950er Jahre und in den USA Anfang der 1960er Jahre zur Einsetzung von Untersuchungskommissionen, die schließlich zur Verkündigung von großen Reformwerken führten – in UK zum *Mental Health Act* (1959) und in den USA zur berühmten *Kennedy-Botschaft* (1963).

Das veränderte Interesse in der Bundesrepublik kann im Wesentlichen auf ein kleines Buch von Fischer (1969) zurückgeführt werden, das bereits in der Einleitung erwähnt wurde. Frank Fischer hatte seine Beobachtungen und Erfahrungen als Pflegehelfer in psychiatrischen Krankenhäusern aufgeschrieben und die unwürdigen Zustände angeprangert. Einige der in der Psychiatrie Tätigen empfanden sich dadurch als die allein Schuldigen oder Angeklagten und wehrten sich. Bald jedoch wurde von einer geringen Zahl von Mitarbeitenden die Chance erkannt, endlich an die Öffentlichkeit gehen zu können und dort möglicherweise Gehör hinsichtlich der teils katastrophalen Bedingungen zu finden. Das war der Beginn von hektischen Aktivitäten im Kampf und in der Auseinandersetzung um die Verbesserung der psychiatrischen Krankenversorgung und der Situation von psychisch erkrankten Menschen.

Im April 1970 fand erstmalig ein Kongress in der Psychiatrischen Klinik der Universität Hamburg unter Beteiligung aller Berufsgruppen statt, die in der sozialpsychiatrischen Praxis tätig waren. Er wurde von der pharmazeutischen Firma Thomae finanziert und hatte die Frage zum Leitthema: „Rückkehr der psychisch Kranken in die Gesellschaft?"

> „Die Veranstaltung hatte mehrere Absichten. Einmal sollte durch sie die bisher noch schwache Diskussion der Sozialpsychiatrie in der BRD gefördert werden. Zum anderen sollten diejenigen, die in der BRD zumeist noch isoliert voneinander sozialpsychiatrische Praxis betreiben, miteinander ins Gespräch kommen. Drittens sollte deutlich werden, daß ein sozialpsychiatrischer Kongreß, der ohne Beteiligung von Krankenschwestern, Sozialarbeitern und Arbeitstherapeuten erfolgt, d. h. im ge-

> wohnten und vertrauten akademischen Rahmen bleibt, diesen Namen nicht verdient, denn Sozialpsychiatrie muß diesen Rahmen sprengen, oder sie ist Ideologie. Viertens schließlich verfolgten die Veranstalter ein lokales Ziel: mit Hilfe der Publizität dieses Kongresses sollte die Etablierung sozialpsychiatrischer Einrichtungen in Hamburg – was bis dahin gegen die diversen Widerstände nicht möglich gewesen war – durchgesetzt werden." (Dörner 1972, S. 7)

Der Kongress verlief anders als zu dieser Zeit üblich. Er war unordentlich, zeitweise turbulent, die Redezeiten wurden überschritten und es wurde viel diskutiert. Er wurde in der Presse als Einbruch der Antipsychiatrie in Deutschland als sehr bedenklich dargestellt. Durch die Haltung der überwiegend jüngeren Kongressteilnehmenden, die ihr eigenes Tun in der Praxis kritisierten, lud sich die Stimmung zunehmend auf. Als der Hausherr türknallend den Kongress verließ, blieb bei einem Teil der Anwesenden tiefe Betroffenheit zurück. Professor Bürger-Prinz war nahezu der einzige deutsche Psychiater, der soziologische Erfahrungen zur Kenntnis nahm und sich persönlich engagierte.

Festgestellt wurde bei diesem Kongress, dass die Sozialpsychiaterinnen und Sozialpsychiater, die es sich bisher auf traditionellen Kongressen leicht gemacht hatten, indem sie es bei der nicht sehr schwierigen Kritik der traditionellen Psychiatrie beließen, bei dieser Tagung sowohl gezwungen als auch in der Lage waren, durch offenere Kritik an ihrer eigenen Praxis die Entwicklung der Sozialpsychiatrie zu überdenken und mögliche Schritte festzuhalten, Veränderungen schneller voranzutreiben.

Im Klappentext des kleinen Buches, das aufgrund des Kongresses entstanden war, ist zu lesen:

> „Die Krise des Gesundheitswesens der Bundesrepublik wird nirgends deutlicher als in der Psychiatrie. Daß Chancengleichheit in der Gesundheitsversorgung nicht existiert, zeigt sich in der Behandlung psychischen Leidens am deutlichsten. […] Hier wird Stellung genommen gegen das diskriminierende diagnostische Etikettieren psychischen Leidens nach Art körperlicher Erkrankungen, gegen die überflüssige Anwendung von Zwang und gegen ein hierarchisch organisiertes therapeutisches Arrangement, das den Interessen der Patienten nicht entspricht und die Angehörigen der unteren sozialen Schichten benachteiligt. Ausgehend von den Bedürfnissen der psychisch Leidenden und unter Berücksichtigung der in anderen Gesellschaften bereits vorliegenden Erfahrungen werden Wege aufgezeigt, die aus diesem Dilemma herausführen. Sie betreffen sowohl die Theoriebildung und die empirischen Forschungsansätze als auch die neuen Organisationsformen, mit denen sich die traditionellen psychiatrischen Institutionen verändern lassen, und das andersartige therapeutische Vorgehen, das auf den Prinzipien der Kooperation und der therapeutischen Gemeinschaft aufbaut. Dabei wird unmißverständlich betont, daß die wirkliche Durchsetzung dieser Prinzipien tiefgreifende

> Veränderungen des Gesundheitswesens der Bundesrepublik und damit der Gesellschaftsordnung überhaupt erfordert.“ (Dörner/Plog 1972).

Nach dem Kongress beschloss die jüngere in der Psychiatrie arbeitende Generation, sich regelmäßig auszutauschen. Daraus entstand der „Mannheimer Kreis“ und die nachfolgend beschriebenen Verbände. Die sich in diesem Kontext entwickelnden Tagungen fanden an unterschiedlichen Orten statt, um dort auf lokaler Ebene sozialpsychiatrische Aktivitäten zu befördern. Das erste Treffen mit ca. 50 Teilnehmenden fand im Mai 1970 in der Mannheimer Gemeindepsychiatrie statt, daher der Name „Mannheimer Kreis“. Die zweite Veranstaltung im November 1970 in der Sozialpsychiatrischen Klinik in Hannover besuchten mehr als 100 Personen, die dritte im April 1971 im Klinikum Steglitz in Berlin mehr als 200 und die vierte im Oktober 1971 in der Universitäts-Nervenklinik Tübingen ca. 300 Vertreterinnen unterschiedlicher Berufsgruppen.

Kurze Zeit später zeigten die bisherigen Bemühungen, Missstände zu benennen, erste Erfolge auch in ärztlichen Verbänden. So befasste sich z. B. 1970 der Deutsche Ärztetag erstmalig in seiner Geschichte mit der psychiatrischen Versorgung. Die Deutsche Gesellschaft für Psychiatrie und Nervenheilkunde (DGPN), die sich bis dahin als rein ärztliche Fachgesellschaft verstanden hatte, wurde sozialpolitisch aktiv und brachte sich in unterschiedlichen Zusammenhängen in Diskussionen ein.

4.2.2 Die Entwicklung in der DDR: Rodewischer und Brandenburger Thesen

Ein Blick in das geteilte Deutschland zeigt, dass auch in der Deutschen Demokratischen Republik (DDR) wichtige Impulse für eine Psychiatriereform gesetzt wurden. Auf einem „Internationalen Symposium zur psychiatrischen Rehabilitation“ vom 23. bis 25. Mai 1963 in Rodewisch im Vogtland entstanden die „Rodewischer Thesen“, die Empfehlungen hinsichtlich der Eingliederung von akut und chronisch psychisch Erkrankten in das gesellschaftliche Leben aussprachen.

> „Je klarer über die klinisch-medizinische Führung des Kranken hinaus seine soziale Wiedereingliederung als ärztliche Aufgabe erkannt und bejaht wird, desto konsequenter müssen klinisch-medikamentöse Therapie und sozial wirksame Heil- und Betreuungsmethoden integriert werden in einer komplexen rehabilitationsgezielten Therapie. Moderne medikamentöse Behandlungsverfahren und aktive Soziotherapie, beide unter optimalen Heilbedingungen, bilden eine untrennbare Einheit im Denken und Handeln der Ärzte und des Pflegepersonals.“ (Sächsisches Krankenhaus für Psychiatrie und Neurologie Rodewisch 1963)

Des Weiteren betonten sie, dass „optimale Therapie [...] nur unter optimalen Bedingungen optimal zur Wirkung“ kommt, weswegen die psychiatrischen Krankenhäuser und Kliniken ihre allgemeinen Bedingungen, unter denen sie therapieren, überprüfen müssten.

Ein weiterer bemerkenswerter Meilenstein in der DDR-Psychiatrie waren darüber hinaus die Brandenburger Thesen (Schirmer et al. 1974), die sich mit der Therapeutischen Gemeinschaft befassten und folgende grundsätzliche Aussagen festhielten:

- Der Mensch entwickelt und bewährt sich in der Gemeinschaft
- Insbesondere psychisch gestörte oder erkrankte Menschen reagieren auf ungünstige soziale Einflüsse mit zusätzlichen psychischen Störungen
- Die aus der geschichtlichen Entwicklung ableitbare Struktur unserer psychiatrischen Krankenhäuser ist geeignet, zusätzliche Störungen hervorzurufen oder bestehende zu verstärken
- Die Therapeutische Gemeinschaft zeigt einen gangbaren Weg zur Umwandlung der psychiatrischen Krankenhäuser in echte therapeutische Institutionen
- Die Behandlung und Wiedereingliederung der psychisch Kranken kann nur so gut sein, wie es die Gesellschaftsordnung ist, in der sie leben
- Das Prinzip der Therapeutischen Gemeinschaft ist kein Schema
- Keine Therapeutische Gemeinschaft ohne offene Tür
- Die Therapeutische Gemeinschaft hilft, das Vorurteil gegenüber psychisch Kranken zu überwinden
- Unser Bekenntnis zur Therapeutischen Gemeinschaft schließt das Bekenntnis zum organischen Substrat auch der „endogenen" Psychosen ein

Diese Thesen gingen davon aus, dass der Mensch als Resultat des Zusammenwirkens von organischen, psychischen und sozialen Einflüssen zu betrachten ist und soziale Störfaktoren zu erheblichen zeitweiligen oder bleibenden psychischen Veränderungen führen können. Die Betreuung psychisch Erkrankter habe diese Gesichtspunkte in der Vergangenheit zu wenig berücksichtigt und anstelle des Gemeinschaftsprinzips eine weitgehend hierarchisch gegliederte Struktur in allen Bereichen etabliert, wobei die gemeinsame Gestaltung des Lebens im Krankenhaus in den Hintergrund trat. Die Therapeutische Gemeinschaft zeichne sich dem gegenüber durch eine wertneutrale und humanistische Einstellung zum Geisteskranken aus, die als Abbild der umgebenden Gesellschaft wirke und eigenverantwortliche Mitbestimmung, optimale Selbstverwaltung und Selbstkontrolle ermögliche. (Schirmer et al. 1974)

4.2.3 Entstehung der Verbände in der BRD ab 1970

Zeitnah mit dem Beginn der Reformen entstanden neue Gruppierungen, die sich für eine humane Versorgung psychisch kranker Menschen einsetzten. Der Mannheimer Kreis konstituierte sich als Vereinigung der jüngeren sozialpsychiatrisch orientierten Mitarbeiter aller Berufsgruppen in der Psychiatrie und wurde nach seiner ersten Tagung (1970) zu einer „Psychiatriebewegung". Schon im Herbst desselben Jahres gründete sich aus diesem Kreis die Deutsche Gesellschaft für Soziale Psychiatrie (DGSP) e. V. in Hannover, nach und nach entstanden in den Bundesländern Landesverbände. Im Januar 1971 fanden sich Politiker und professionell in der Psychiatrie Tätige zusammen und riefen die Aktion Psychisch Kranke (APK) e. V. ins Leben, um eine Verbesserung des Schicksals von psychisch erkrankten Menschen in der Bundesrepublik zu erreichen und politisch durchzusetzen. Der APK übertrug ein Jahr später die Bundesregierung die Durchführung der Psychiatrie-Enquête. Es ist den Beteiligten gelungen, die Enquête trotz vieler Querelen und unterschiedlicher Meinungen zu Ende zu führen sowie vielfältige Veränderungen anzuregen und zu beeinflussen. Der heutige Dachverband Gemeindepsychiatrie e. V. wurde 1976 von Vertretern bürgerschaftlicher Hilfsvereine als Dachverband Psychosozialer Hilfsvereinigungen in der BRD e. V. gegründet. 1985 folgte die Gründung des Bundesverbandes der Angehörigen psychisch erkrankter Menschen e. V. (BApK) und 1991 der Bundesverband Psychiatrie-Erfahrener e. V. (BPE).

Für die psychiatrische Pflege ist zu erwähnen, dass 1977 die Bundesvereinigung Leitender Krankenpflegepersonen in der Psychiatrie e. V. (BFLK) gegründet wurde, die auch auf Landesebene organisiert ist und regelmäßig Tagungen veranstaltet. Diese Veranstaltungen werden in dieser Arbeit nicht herangezogen, es würde sich jedoch im Hinblick auf die Entwicklung psychiatrischer Pflege lohnen, sie ebenfalls auszuwerten. Da sich diese Arbeit auf den beruflichen Alltag psychiatrisch Pflegender mit Betroffenen bezieht, finden die Schwerpunkte der BFLK so gut wie keinen Eingang, denn deren Zielsetzungen betreffen Pflegepersonen, die sich in Führungspositionen befinden.

Die bisher in diesem Kapitel betrachteten Gesichtspunkte beeinflussen die Entwicklung von Identität und Selbstbewusstsein psychiatrischer Pflege eher peripher, sind jedoch in der Zusammenschau von Teilaspekten mit zu bedenken und wenn notwendig im Verlauf der Arbeit aufzugreifen. Die nachfolgenden Entwicklungen hatten bzw. haben unmittelbar Einfluss auf die Weiterentwicklung der psychiatrischen Pflege und ihre Identität sowie auf die psychiatrisch-psychosoziale Versorgung. Die Psychiatrie-Enquête, das Modellprogramm Psychiatrie und die Personalverordnung Psychiatrie (PsychPV) haben auch Chancen für die Pflege eröffnet.

Inhaltlich wurden diese Grundlagen von professionell Pflegenden zu wenig in ihren Begründungen und Argumentationen herangezogen oder in unterschiedlichen Kontexten eingefordert, beispielsweise hinsichtlich der Aufgaben psychiatrischer Pflege oder auch bezogen auf Prävention sowie den konkreten Personalbedarf im stationären Bereich. Nachfolgend werden ausgewählte Inhalte und einige Hintergründe punktuell ausgeführt.

4.2.4 Die Psychiatrie-Enquête

Mit einer Neuordnung der psychiatrischen Versorgung sollte erreicht werden, dass das Auftreten psychischer Erkrankungen und Behinderungen so frühzeitig erkannt und beeinflusst wird, dass eine schwerwiegende Beeinträchtigung möglichst abgewendet und/oder rechtzeitig behandelt werden kann. Die Notwendigkeit einer stationären Behandlung sollte demzufolge durch teilstationäre und ambulante Maßnahmen verringert und damit die Ausgliederung aus dem gewohnten Lebensumfeld vermieden werden. Anforderungen an eine stationäre Behandlung müssen sowohl personell als auch baulich und organisatorisch so gestaltet sein, dass eine umfassende Behandlung möglich ist und die Krankheit beeinflusst werden kann.

Im Sommer 1971 beauftragte der Deutsche Bundestag die Einberufung einer Sachverständigenkommission zur Erarbeitung eines Berichtes über die Lage der Psychiatrie in der Bundesrepublik. Noch im gleichen Jahr nahm die Kommission unter Vorsitz von Caspar Kulenkampff (1921–2002) die Arbeit auf und legte zwei Jahre später (1973) den ersten Zwischenbericht vor. Nach umfangreicher, im Detail begründeter Arbeit stellten die Experten im Abschlussbericht der Psychiatrie-Enquête 1975 fest, die Entwicklung der psychiatrischen Versorgung in der Bundesrepublik Deutschland nach dem zweiten Weltkrieg habe „fast in allen psychiatrischen Krankenhäusern zu elenden und menschenunwürdigen Lebensbedingungen“ (Deutscher Bundestag 1975a, S. 62) geführt.

> „Die Überalterung der Bausubstanz, katastrophale Überfüllung in diesen Bereichen, Unterbringung in Schlafsälen, unzumutbare sanitäre Verhältnisse und allgemeine Lebensbedingungen, vor allem für chronisch psychisch Kranke, kennzeichnen einen gegenwärtigen Zustand, dessen Beseitigung nicht einfach auf unabsehbare Zeit verschoben werden kann.“ (Finzen 1985, S. 32).

Daraus schlussfolgerte die Kommission, eine Verbesserung der psychiatrischen Betreuung sei durch Gemeindeintegration, die Versorgungsverpflichtung für alle Einrichtungen und das Recht des Patienten auf Aufklärung sowie Öffentlichkeitsarbeit als konsequenter Bestandteil der professionellen Arbeit zu erreichen. Kontinuität, Kooperation, Koordination, Kommunikation und Zusammenarbeit sowie eine umfassende Versorgung müssten zudem Grundlage jeglicher Konzeption in der psychiatrischen Arbeit sein. Die Psychiatrie-Enquête führte zu folgenden Forderungen (Deutscher Bundestag 1975a, S. 18 ff.):

- den Auf- und Ausbau einer gemeindenahen, bedarfsgerechten und umfassenden psychiatrischen Versorgung aller psychisch Kranken und Behinderten
- die Kooperation und Koordination aller Gesundheits- und Sozialdienste und der psychiatrisch Tätigen

- die Gleichstellung von psychisch Kranken mit somatisch Kranken

Tatsache ist jedoch, dass die Psychiatrie-Enquête erst im Oktober 1979 im Bundestag diskutiert wurde. 1980 beschloss die Bundesregierung dann das Modellprogramm Psychiatrie, mit dem der Wechsel von einer verwahrenden zu einer therapeutischen und rehabilitativen Psychiatrie entwickelt und erprobt werden sollte.

4.2.5 Das Modellprogramm Psychiatrie und die Empfehlungen der Expertenkommission

Von 1980 bis 1985 wurden das Modellprogramm zur Förderung der Veränderung von Versorgungsstrukturen und der sogenannte kleine Modellverbund zur Förderung von Einzelprojekten von der Bundesregierung finanziert, die der Weiterentwicklung der Psychiatrie dienen sollten. Die unionsregierten Bundesländer stiegen aus diesem Förderprogramm aus und hatten – mit Ausnahme des Saarlandes – ihre eigenen Projekte. Baden-Württemberg hat z. B. ein eigenes Modellprogramm Psychiatrie aufgelegt, welches das Subsidiaritätsprinzip und die Beibehaltung der Trennung zwischen psychiatrischer Akutversorgung und verwahrender Fürsorge in den Mittelpunkt stellte. Bayern ging vor das Bundesverfassungsgericht zur Klärung der Eingriffsrechte des Bundes in die grundgesetzlich verankerte Föderalstruktur. So beteiligten sich schlussendlich 14 Modellregionen an dem Programm: Berlin-Kreuzberg, Berlin-Steglitz, Bremen, Hamburg-Eilbek, Kassel, Kreis Marburg-Biedenkopf, Darmstadt, Duisburg, Essen, Kreis Herford, Kreis Lippe, Oberbergischer Kreis, Wipperfürth, Saar-Pfalz-Kreis.

Für die Ablehnung der Modellförderung durch einzelne Bundesländer waren die unterschiedlichen Auffassungen über die Richtung der Veränderungen der psychiatrischen Versorgung verantwortlich. Somit hat das Modellprogramm Psychiatrie seinen Kern, die psychiatrische Versorgung der Bundesrepublik neu zu ordnen, verfehlt. Die in der Folge fehlende und versäumte politische Entschiedenheit dieser Reformpolitik wirkt bis heute nach. Es gibt immer noch keine selbstverständliche Versorgungsverpflichtung im ambulanten und komplementären Bereich und auch die Finanzierungen sind nicht an eine Versorgungskonstanz gekoppelt. Die Vielfalt der Kostenträger und die fehlende Koordination – und manchmal auch Kooperation – in den Kostenübernahmen/Mischfinanzierungen sind Hindernisse für schnelle Hilfen. Die noch immer weitgehende Orientierung am Krankenhaus verhindert ein Denken, dass das Krankenhaus „komplementär" zur Versorgung in der Gemeinde, vor Ort und in der Familie zu sehen ist.

Das Modellprogramm Psychiatrie habe keinen grundsätzlichen Neuanfang aufgrund eigener Erkenntnisse und Erfahrungen oder auch aus dem Ausland in die Wege geleitet, stellte Ernst von Kardorff fest. Diese im Rückblick aus der analytischen Distanz gewonnene Einsicht lege die Interpretation nahe, dass eine Politik der Modellförderung nicht den Beginn eines Reformprozesses anzeige, sondern vielmehr als Ersatz für eine nicht ernsthaft gewollte oder unter den gegebenen Voraussetzungen und politischen Kräfteverhältnissen nicht durchsetzbare Reform anzusehen sei. Im Bewusstsein reformorientierter Politiker und Planer sei jedoch zu Beginn der 1970er Jahre eine Modellerprobung als rationale und realistische Strategie zur Durchführung gesellschaftlicher Reformen erschienen. (Kardorff 1985).

Gleichwohl gab und gibt es viele Ansätze, die eine Veränderung bewirkten, z. B. durch die Verankerung von Fortbildung im Modellprogramm Psychiatrie und durch Begleitforschung in den 14 Modellregionen. Eine Expertenkommission begleitete das Modellprogramm beratend, analysierte die Ergebnisse und legte 1988 ihren Bericht mit Empfehlungen vor (Bundesminister für Jugend, Familie, Frauen und Gesundheit 1988), die die Forderungen der Psychiatrie-Enquête weiter fortschrieben, allerdings zwei Bereiche der Psychiatrie nicht betrachteten: zum einen die Versorgung geistig behinderter Menschen und zum anderen Menschen im Maßregelvollzug, also die Forensische Psychiatrie. Als Problemfelder benannten die Experten die mangelnde Versorgung alter psychisch erkrankter Menschen und psychiatrische Hilfen bei Kindern und Jugendlichen. Zudem bezeichneten sie den Umgang und die Unterstützung von schwerst und chronisch psychisch Erkrankten als den Prüfstein einer guten gemeindenahen Versorgung.

Psychiatrische Pflege hat vor diesem Hintergrund eine zentrale Bedeutung, vor allem, wenn es um die längerfristige Betreuung und Begleitung psychisch erkrankter Menschen im Alltag geht, aber auch, wenn spezifisch-pflegerische Grundlagen präventiv und gesundheitsfördernd eingesetzt werden. Die Empfehlungen der Expertenkommission knüpften an die bereits identifizierten Aussagen zur psychiatrischen Pflege an, sich am einzelnen betroffenen Menschen und seinem Umfeld auszurichten, aktiv an der Alltags- und Krankheitsbewältigung mitzuwirken, mit Respekt und Akzeptanz Beziehungen zu gestalten und aufrecht zu erhalten sowie auf Hilfe-/Pflegebedarf flexibel und fachkompetent im Einvernehmen mit dem Betroffenen und seinem Umfeld zu reagieren.

Die Empfehlungen basierten auf der Grundlage des WHO-Konzepts und der Klassifikation der ICIDH (International Classification of Impairment, Disability and Handicap – eine mögliche Einstufung nach Störungen), später umgewandelt in die ICF = International Classification of Functioning, Disability and Health.

Die Bundesarbeitsgemeinschaft für Rehabilitation (BAR) hat diese für ihre Arbeit übernommen und auf dieser Basis personenzentrierte Hilfen entwickelt. Sie befassen sich mit dem äußeren Erscheinungsbild (impairment) der zu Grunde liegenden Erkrankung, z. B. Störung der Affektivität, der Wahrnehmung, des Antriebs, der Merkfähigkeit, der Konzentration. Der zweite Punkt ist die Fähigkeitsstörung, funktionale Einschränkung (disability) als Folge der Schädigung auf der personalen und der Verhaltensebene, wie z. B. die Einschränkung der Fähigkeiten in der Alltagsbewältigung, den beruflichen Anforderungen oder der sozialen Rollenerfüllung. Der dritte Aspekt umfasst die soziale Beeinträchtigung (handicap), die möglicherweise die Folge der ersten beiden Ebenen ist, z. B. durch Stigmatisierung und Diskriminierung, Verlust des Arbeitsplatzes und des Wohnraumes, soziale Isolation. Dieses Konzept der Krankheitsfolgen ermöglicht differenzierte Betrachtungsweisen auf die einzelnen Störungsbereiche, wobei die einzelnen Ebenen sicher nicht scharf voneinander zu trennen sind. Entsprechend flexible Hilfen lassen sich jedoch daraus ableiten.

Es ergaben sich folgende Anhaltspunkte, welche die Mitglieder der Kommission in ihrer Arbeit festgehalten haben:

- *Nicht jede Beeinträchtigung löst einen Hilfebedarf aus.* Es ist notwendige Maxime, an den Bedürfnissen des Betroffenen anzuknüpfen und sein Mitwirken und seine Autonomie zu fördern.
- *Die Ausrichtung und Förderung von (noch vorhandenen) Fähigkeiten, Interessen und Neigungen* bestimmt das Handeln mit dem Ziel einer besseren Befindlichkeit des Betroffenen und dem Verbleib in seinem gewohnten Bezugsrahmen.
- *Die Problemlösungsorientierung* auf der Grundlage eines ganzheitlichen (umfassenden) Krankheitsverständnisses (bio-psycho-soziale Konzeptbildung) dient als Basis.
- *Die Kontinuierliche Begleitung* durch eine „haltende", realitätsbezugsvermittelnde, koordinierende Bezugsperson ist selbstverständlicher Bestandteil.
- *Persönliches Engagement und Reflexionsfähigkeit sowie psychiatrischer Sachverstand*, hoher Standard der professionellen Helfer (durch Fortbildung, Fachwissen und Qualitätsmanagement) sind Maßstab.

Die Kommission würdigte dreizehn Jahre nach Abschluss der Psychiatrie-Enquête und drei Jahre nach Beendigung des Modellprogramms Psychiatrie kritisch die Ergebnisse und entwickelte Maßnahmen zur Weiterentwicklung der psychiatrischen Versorgung. Ausgeklammert wurden, weil sie nicht Teil des Modellprogramms waren, psychisch Kranke und Behinderte im Maßregel- und Strafvollzug, die Versorgung geistig Behinderter und Epilepsiekranker, obwohl der Bedarf hierfür gesehen wurde. Aufgrund des Ausmaßes und der Komplexität der zu lösenden Probleme sah die Kommission eine gemeinsame Verantwortung von Bund und Ländern, denn der Bund sei „für die wesentlichen Leistungsgesetze verantwortlich" und könne nach dem Grundgesetz (Art. 72) auch über die Länderkompetenz hinweg für das Gesundheitswesen tätig werden, wenn „die Gesetzgebung einzelner nicht wirksam" ist und „die Wahrung der Einheitlichkeit der Lebensverhältnisse über das Gebiet eines Landes hinaus dies erfordert." (Deutscher Bundestag 1990, S. 30)

Gleichzeitig warnte die Kommission vor dem Irrglauben, Therapie, Rehabilitation und Versorgungsmanagement könnten so perfektioniert werden, dass seelisches Leiden generell zu beseitigen wäre, und betonte, Gesunde müssten die Bereitschaft aufbringen, seelisches Leiden zu akzeptieren und zu ertragen und so gerade das Leben von chronisch psychisch kranken Menschen erträglicher zu machen. Die gesundheitliche, soziale und materielle Lage von chronisch psychisch Kranken, so stellte die Kommission fest, ist katastrophal. Nahezu 90 % sind aus dem Erwerbsleben ausgegrenzt, leben an der Armutsgrenze von Kleinstrenten und Sozialhilfe. Die Chancen am gesellschaftlich-kulturellen Leben teilzunehmen, ist für langfristig psychisch erkrankte Menschen praktisch unmöglich. Weiter stellte die Kommission fest, dass es an fachlich kompetenten Mitarbeitern fehlt, die entsprechende Hilfen für diesen Personenkreis in den Bereichen Behandlung, Pflege und Rehabilitation sowie Hilfen im Bereich Wohnen, Arbeit und Freizeit anbieten.

Da die Empfehlungen nach wie vor wichtige Grundlage und politisches Programm der psychiatrisch-psychosozialen Versorgung sind und direkte Auswirkungen auf die psychiatrische Pflege haben, werden nachfolgend einige empfohlene Schwerpunkte und zentrale Aussagen der Zusammenfassung der Empfehlungen der Expertenkommission aus der Stellungnahme der Bundesregierung aufgeführt:

> „(1) Aufbauend auf ihre generelle Berechtigung und Verpflichtung zur allgemeinen Daseinsvorsorge für alle Bürger sollen *die kommunalen Gebietskörperschaften (kreisfreie Städte und Landkreise)* stärker als bisher *die politische Verantwortung* dafür übernehmen, daß auch ihre psychisch kranken und behinderten Bürger in ihrer Gemeinde leben können und dort angemessene Hilfen finden. Besondere Aufmerksamkeit ist dabei der Eingliederung der stark benachteiligten Gruppe der chronisch psychisch kranken Mitbürger in der Gemeinde zu widmen. [...]
>
> (2) Die Planung für diesen Verantwortungsbereich, das heißt die Psychiatrieplanung, wird somit integrierter Bestandteil der Sozial- und Gesundheitsplanung der Kommunen. Planung, Aufbau und Koordination der gemeindepsychiatrischen Versorgung können dabei nur im partnerschaftlichen Zusammenwirken der kommunalen Gebietskörperschaften mit den Trägern der freien Wohlfahrtspflege und den Kostenträgern sowie mit schon bestehenden Einrichtungen und Diensten verwirklicht werden. Angehörigenorganisationen sollen an der Planung beteiligt werden, um eine Ausrichtung der Hilfen auf die Bedürfnisse der betroffenen Familien, ihrer Nachbarn und Freunde zu gewährleisten.
>
> (3) Planung, Aufbau und Betrieb der gemeindepsychiatrischen Angebote müssen so erfolgen, daß sie die sogenannten *nicht-professionellen Kräfte und Selbsthilfepotentiale* in der Gemeinde (insbesondere Familie, Freunde, Nachbarn, Kollegen, Selbsthilfegruppen, Laienhelfer etc.) beteiligen, ihr Entstehen fördern und ihr Mitwirken stützen [...]. Seit Beginn der Reform wird die Entwicklung der Gemeindepsychiatrie auch von wachsenden Engagement aus der Bürgerschaft getragen. [...]

(4) Die Verpflichtung der Kommunen, durch Schaffung eigener Gremien und Planungsverfahren den Entscheidungsprozeß in der Region im Einvernehmen mit allen Zuständigen zu steuern, bedeutet nicht, daß Städte und Kreise auch für das Erbringen und die Finanzierung der Leistungen im Einzelfall sowie die Trägerschaft und Finanzierung der verschiedenen Dienste und Einrichtungen zuständig sind. Es kann davon ausgegangen werden, daß sich eine Politik der Konsensbildung aller Beteiligten für das Gemeinwesen lohnt. [...] Darüber hinaus ist beim politischen Entscheidungsprozeß der Verteilung kommunaler Mittel verstärkt darauf zu achten, dass benachteiligte Gruppen, insbesondere auch die psychisch Kranken und Behinderten und ihre Familien, adäquat im Sinne eines gerechten Leistungsausgleichs gelebter Solidarität in der Gemeinde berücksichtigt werden.

(5) Entsprechend der Zielsetzung der Verkleinerung der Einzugsbereiche der psychiatrischen Großkrankenhäuser war die Enquête von sogenannten Standardversorgungsgebieten mit in der Regel 250 000 Einwohnern ausgegangen. Die Standardversorgungsgebiete waren dabei nur selten deckungsgleich mit den Grenzen kommunaler Gebietskörperschaften. Auf diesem Planungshintergrund lassen sich gemeindeintegrierte Hilfssysteme nicht entwickeln. Es wird daher eher vorgeschlagen, bei der Planung künftig von den Gebieten der kreisfreien Städte und Landkreise auszugehen. Diese werden als *Planungseinheiten* bezeichnet. Größere Gebietskörperschaften sind gehalten, innerhalb der Planungseinheiten überschaubare *Versorgungsregionen* abzugrenzen. Diese Versorgungsregionen sollten für die allgemeinpsychiatrische Versorgung 100 000 bis 150 000 Einwohner nicht überschreiten. In der kinder- und jugendpsychiatrischen Versorgung sowie bei bestimmten Angeboten – z. B. für psychisch kranke alte Menschen sowie in der beruflichen Rehabilitation – können größere Versorgungsregionen erforderlich sein. [...]

(6) Die Kommunen und ihre Partner in der freien Wohlfahrtspflege sollen sich bei der Realisierung des gemeindepsychiatrischen Versorgungssystems auf die Angebote des außerstationären Bereichs und deren Verknüpfungen mit dem klinisch-stationären Bereich konzentrieren: Dabei sind vor allem durch verbindliche Versorgungsvereinbarungen zwischen allen Beteiligten die ambulanten, komplementären und rehabilitativen Hilfen so zu entwickeln, daß vor allem benachteiligte Gruppen nicht weiter durch die Lücken fallen. Die klinisch-stationäre Versorgung ist auf die Fälle und Situationen zu beschränken, in denen dies medizinisch indiziert ist und bei denen das Stütz- und Hilfesystem von Familie und Gemeinde tatsächlich überfordert ist. [...]

(7) Angebotsspektrum und Leistungsfähigkeit der Dienste und Einrichtungen in der Gemeinde sind so zu bemessen, daß sie dem Bedürfnis der chronisch psychisch Kranken und Behinderten mit komplexen Problemlagen entsprechen. Die Grundversorgung dieser Gruppen hat Vorrang vor der differenzierteren Versorgung anderer Gruppen. Diese bislang

> vernachlässigten Patientengruppen bekommen somit Priorität in der nächsten Stufe der Reform. Die Tragfähigkeit der gemeindepsychiatrischen Versorgungseinrichtungen für diese Patientengruppen wird gleichzeitig zum Prüfstein für die Qualität der Angebote. Der gängige Selektionsmechanismus, nach dem zunächst die weniger Hilfsbedürftigen die verfügbaren Dienste in Anspruch nehmen und deren Kapazität für dringende Notlagen blockieren, wird umgekehrt.
>
> (8) Bei der Bedarfserhebung, Bedarfsdeckung und Koordination sollen sich die Kommunen und die anderen Verantwortlichen nicht mehr von einer institutionellen Sichtweise leiten lassen, weil dies den – vielfach auch zu aufwendigen – Mechanismus der Addition unverbundener Leistungserbringer begünstigt. Deshalb empfiehlt die Expertenkommission, *Leistungen und Maßnahmen in der Region institutionsübergreifend zu definieren,* und zwar nach folgenden *Funktionsbereichen* geordnet:
>
> - Behandlung/Pflege/Rehabilitation
> - Hilfen im Bereich Wohnen
> - Hilfen im Bereich Arbeit
> - Hilfen zur sozialen Teilhabe und Verwirklichung materieller Rechte."
>
> (9) Es ist unstrittig, daß ein erheblicher Teil der Langzeitkranken, die jetzt noch in psychiatrischen Krankenhäusern und anstaltsähnlichen Einrichtungen leben müssen, nach entsprechenden Rehabilitationsbemühungen wieder in die Gemeinden zurückgeführt werden können." (Deutscher Bundestag 1990, S. 32 ff.)

Wenn die oben genannten Funktionsbereiche ernst genommen werden, bedeutet dies, dass einerseits eine fachliche Zusammenschau der Probleme stattfinden muss und andererseits die Gesundheit und das Grundbedürfnis nach Wohnen, Arbeit und sinnvoller Beschäftigung sowie Teilhabe am Leben in der Gesellschaft im Zentrum des beruflichen Handelns stehen müssen, gleich wo dieses Handeln stattfindet. Das heißt, dass auch die psychiatrische Pflege ihre Dienstleistung in diesem Kontext erbringen muss. Die Expertenkommission führt aus:

> „Psychiatrische Pflege muss insofern von der somatischen Pflege unterschieden werden, als sie nicht allein bedeutet, bei den Alltagsverrichtungen unmittelbar helfend in den Handlungsablauf einzugreifen oder ärztlich verordnete abgrenzbare Einzelleistungen wie Medikamentenvergabe oder Verbandswechsel durchzuführen. Sie muß vielmehr bedeuten, dem psychisch Kranken Hilfe zu geben, daß er die Regeln der Sorge des Menschen für sich selbst und des mitmenschlichen Umgangs als Elemente des eigenen Handlungsrepertoires wahrnimmt und umsetzt. Recht verstandene psychiatrische Pflege beschränkt sich daher nicht auf den Bereich der stationären Versorgung, sondern muß auch ein entscheidender Bestandteil der ambulanten Versorgung sein." (Bundesminister für Jugend, Familie, Frauen und Gesundheit 1988, S. 156)

Psychiatrische Pflege kann auf der Basis des Modellprogramms Psychiatrie ihre Inhalte in allen Zusammenhängen der Versorgung psychisch erkrankter Menschen durch ihre traditionellen Wurzeln in der Gemeindekrankenpflege selbstbewusst und ganz selbstverständlich verorten. Die ICF trägt dazu bei, dass psychiatrische Pflege integraler Bestandteil in der Versorgung ist, denn die Hervorhebung von Alltagsfähigkeiten setzt an den theoretischen Grundfesten der Pflege an, explizit an Grundbedürfnissen, Selbstpflege und Alltagsbewältigung.

4.2.6 Die Personalverordnung Psychiatrie (PsychPV)

In Folge der Psychiatrie-Enquête, des Modellprogramms Psychiatrie und der Empfehlungen der Expertenkommission entstand die 1990 verabschiedete Psychiatrie-Personalverordnung (PsychPV), die 1991 in Kraft trat. In der Präambel sind folgende Grundaussagen zusammengefasst:

> „Die Wertschätzung einer Gesellschaft für ihre psychisch kranken Mitbürger ist u. a. ablesbar an der Ausstattung – auch mit Personal – psychiatrischer Institutionen. Die Verordnung dient vor allem dem Ziel, in der Psychiatrie eine Therapie zu ermöglichen, welche die Patienten befähigt, außerhalb stationärer Einrichtungen ihr Leben weitgehend selbst zu gestalten, sie also wieder in die Gesellschaft einzugliedern. Diesem Ziel entsprechend will die Verordnung nicht nur die personellen Voraussetzungen schaffen, sondern auch strukturelle Impulse geben. Ihr liegt ein patientenorientierter, nicht ein institutionszentrierter Ansatz zu Grunde. Die Verordnung orientiert sich am Ziel der wohnortnahen psychiatrischen Versorgung für alle psychisch Kranken, wie in der Psychiatrie-Enquête (1975) und in den Empfehlungen der Expertenkommission (1988) formuliert. Klinisch (teil-)stationäre Psychiatrie soll integraler Bestandteil eines gemeindepsychiatrischen Versorgungsnetzes sein, das auch für chronisch und schwer Kranke zuständig bleibt. Wer infolge der Schwere und des chronischen Verlaufs seiner Erkrankung von Ausgliederung aus seiner vertrauten Umgebung bedroht ist, bedarf in besonderem Maße wohnortnaher Behandlung, damit er nicht durch wohnortferne Behandlung weiter entwurzelt wird. Die Verordnung gilt uneingeschränkt für Psychiatrische Krankenhäuser und Abteilungen mit Versorgungsverpflichtung. Das bedeutet Aufnahmepflicht für alle Patienten aus einem überschaubaren Einzugsbereich, die freiwillig in die Behandlung kommen oder untergebracht werden, ob nach Landesgesetzen oder Bundesgesetzbuch. Die Versorgungsverpflichtung gilt für die stationäre Einrichtung, für Patienten bleibt das Recht auf freie Krankenhauswahl unberührt.“ (Kunze/Kaltenbach 1996, ohne Seitenzahl)

Die PsychPV hat vor allem in den Psychiatrischen Landeskrankenhäusern, die nach der Verordnung ihre Budgetverhandlungen ausrichteten, in den 1990er Jahren dazu geführt, dass der Personalschlüssel wesentlich erhöht wurde und Konzepte konsequenter umgesetzt werden konnten.

Außerdem wurden für alle Berufsgruppen Tätigkeitsmerkmale aufgelistet, beschrieben und mit Minutenwerten hinterlegt, auch für die Psychiatrische Pflege, was die Arbeit der Pflege sichtbarer gemacht hat. Leider hat die Berufsgruppe Pflege mit diesem Instrument in den nachfolgenden Jahren viel zu wenig in unterschiedlichen Kontexten argumentiert, es auch kaum als Chance wahrgenommen, um z. B. deren Inhalte in den festgelegten Tätigkeiten wie Hausbesuche und Entlassungsvorbereitung usw. einzufordern.

4.2.7 Die Entwicklung in den 1990er Jahren

In den 1990er Jahren entstand ein Verständnis, dass psychiatrische Versorgung, gemeindenahe Psychiatrie oder Gemeindepsychiatrie bzw. kommunale Psychiatrie das Angebot unmittelbarer, angemessener und einheitlicher Hilfen verantwortlich zu erbringen habe und eine Antwort auf bestehende psychische, gesundheitliche und soziale Probleme eines bestimmten Versorgungsgebietes sei.

Als Grundlage wurde immer mehr die Ansicht vertreten, dass Menschen mit einer psychischen Erkrankung vielfältiger Hilfe durch verschiedene Berufsgruppen bedürfen. Die Hilfsangebote müssten die Aufgabe erfüllen, jedem Bedürftigen die für ihn zugeschnittenen Angebote und Unterstützungen anzubieten. Kooperation, Koordination, Kommunikation und Kontinuität zählten deshalb zunehmend zu den zentralen Mitteln der psychiatrischen Versorgungslandschaft. Durch das multiprofessionelle Angebot der Institutionen und die Zusammenarbeit entstand eine umfassende Sichtweise. Mehrfachbetreuungen sollten so verhindert werden. Die regelmäßige Überprüfung der einzelnen Hilfsangebote und Konzepte auf ihre Wirksamkeit und Tauglichkeit durch Psychiatrie-Erfahrene, Angehörige und Professionelle und eine entsprechende Anpassung der Angebote nahm zunehmend mehr Raum ein. Die beiden nachfolgenden exemplarischen Beispiele verdeutlichen die zentralen Aspekte.

Die Hamburger Erklärung anlässlich des XIV. Weltkongresses für Soziale Psychiatrie vom 05. bis 10. Juni 1994 unter dem Motto „Abschied von Babylon – Verständigung über Grenzen in der Psychiatrie" enthielt viele Aspekte, die die Veranstalter (Professionellen-Verbände, Angehörigen- und Psychiatrie-Erfahrene) in vier Punkten zusammenfassten. Auf dem Kongress waren alle in der Psychiatrie tätigen Berufsgruppen aus allen Kontinenten der Welt vertreten und setzten mit dieser am Ende verabschiedeten Erklärung einen Meilenstein für ein umfassendes Verständnis in der psychiatrischen Versorgung:

„• *Größenwahn und Sprachverwirrung in der Psychiatrie – aus der Geschichte lernen:* Die Geschichte der Psychiatrie ist bis heute nicht frei von babylonischer Last. Alles für machbar zu halten und das Machbare ohne ethische Bedenken auszuführen, gipfelte letztlich in dem Begriff vom ‚unwerten Leben' und den Euthanasie- und Sterilisationsprogrammen der Nazi-Zeit. Eine ungeheure Distanz zwischen Behandlern und Behandelten ist die Voraussetzung für alle Formen von Verbrechen und Mißbrauch der Psychiatrie. In allen Ländern diesen Mißbrauch zu verhindern und für die Anerkennung der Opfer und ihrer Familien einzutreten, sehen wir als eine wesentliche Aufgabe von Sozialpsychiatrie an.

- *Respekt und gegenseitige Wahrnehmung – die ‚empirische' Basis der Psychiatrie:* Es hat lange gedauert, bis die Fachleute als Lernende auf Erfahrene und Angehörige zugehen konnten. Psychiatrie kann sich aber nur dann als empirische d. h. als Erfahrungswissenschaft bezeichnen, wenn sie die Erfahrungen von seelisch leidenden Menschen und ihrer Angehörigen gleichberechtigt einbezieht. Wir wollen deshalb zu einer gemeinsamen Sprache finden, die von Patienten, Angehörigen und Therapeuten verstanden wird. Mit diesem Kongreß hat die Psychiatrie den mühsamen Weg der dialogischen Wissenschaft und Praxis gerade erst begonnen. Wir wollen diesen Prozeß auch jenseits des Kongresses fördern. Darin sehen wir eine wesentliche Aufgabe der Sozialpsychiatrie.

- *Personenbezogene Hilfen – Prinzip der Gemeindepsychiatrie: Psychiatrische Hilfen müssen auf die Bedürfnisse des einzelnen Menschen und sein Lebensumfeld bezogen sein:* Entmündigende Strukturen sind zu beseitigen. Die Sicherung der materiellen und sozialen Existenz, Wohnraum, Arbeit und gesellschaftliche Anerkennung sind Grundrechte und die Basis für jede weitere Entwicklung und Entwicklungsförderung. Das Erleben bzw. Miterleben psychischer Störungen muß in den Mittelpunkt der Behandlung rücken. Therapeutische Angebote sind auch jenseits von medikamentöser/neuroleptischer Behandlung zu entwickeln. Diese Aufgabe bringt Sozialpsychiatrie und Psychotherapie in einen neuen Zusammenhang. Auch chronisch psychisch kranken Menschen ein Leben in Gemeinschaft zu ermöglichen, ist ein Maßstab für Kultur. Das erfordert einen grundlegenden Strukturwandel in der psychiatrischen Versorgung zu vorwiegend ambulanter Versorgung in kommunaler Verantwortung.

- *Vielfalt und Toleranz – die gesellschaftliche und kulturelle Dimension:* Wir brauchen in der Psychiatrie eine gesellschaftlich verankerte Ethik des wechselseitigen Respekts, der Achtung von Verschiedenheit und der solidarischen Hilfe, Menschen mit außergewöhnlichen Bewußtseinszuständen, mit psychischen Störungen und/oder seelischen Behinderungen haben ein unteilbares Lebensrecht. Allen modernen Varianten der Euthanasie und der Behindertenfeindlichkeit, in egal welcher politischen Färbung, treten wir entschieden entgegen. Wollen wir psychisch kranke Menschen besser verstehen und integrieren, können wir von unterschiedlichen kulturellen Erfahrungen lernen. ‚Abschied von Babylon' heißt für uns nicht, Vielfalt zu vereinheitlichen, sondern zu verteidigen. Wir wollen fremde Erfahrungen achten und Fremdenfeindlichkeit bekämpfen – im eigenen Fach und in der Gesellschaft." (Bock et al. 1995, S. 569–570.)

Das zweite Beispiel: Auch in den 25 Grundsätzen der 1991 verabschiedeten Resolution der Generalversammlung der Vereinten Nationen über den „Schutz von psychisch Kranken und die Verbesserung der psychiatrischen Versorgung" (siehe Tabelle 4) werden wesentliche Grundlagen einer psychiatrischen Versorgung festgelegt (Generalversammlung der Vereinten Nationen 1991).

Wenn diese Grundsätze betrachtet werden, kann man sich die Frage stellen, was in den knapp 30 Jahren seit der Verabschiedung der Resolution verwirklicht wurde und welche Forderungen wir dringend umzusetzen haben. Diese Auffassungen greifen zentrale Aspekte der psychiatrischen Pflege auf.

Tabelle 4: Auszüge aus der Resolution der Vereinten Nationen zur Versorgung psychisch Kranker

Grundsatz	Inhalt
1: Grundfreiheiten und Grundrechte	Jeder hat das Recht auf die bestmögliche psychiatrische Versorgung, die Bestandteil des Systems zur gesundheitlichen und sozialen Versorgung sein soll. Jeder psychisch Kranke bzw. jeder, der als psychisch Kranker betreut wird, ist menschlich und mit Achtung vor der angeborenen Würde des Menschen zu behandeln. Niemand darf wegen einer psychischen Krankheit diskriminiert werden. Der Begriff „Diskriminierung" bezeichnet jede Unterscheidung, Ausschließung oder Bevorzugung, die bewirkt, dass der Genuss gleicher Rechte verhindert oder eingeschränkt wird.
3: Leben in der Gemeinschaft	Jeder psychisch Kranke hat das Recht, nach Möglichkeit in der Gemeinschaft zu leben und zu arbeiten.
7: Die Rolle von Gemeinschaft und Kultur	Jeder Patient hat das Recht, nach Möglichkeit in der Gemeinschaft, in der er lebt, behandelt und gepflegt zu werden. Findet die Behandlung in einer psychiatrischen Klinik statt, so hat ein Patient das Recht, wann immer dies möglich ist, in der Nähe seines Wohnsitzes bzw. des Wohnsitzes seiner Verwandten oder Freunde behandelt zu werden und so bald wie möglich in die Gemeinschaft zurückzukehren.
8: Versorgungsnormen	Jeder Patient hat das Recht auf eine seinen gesundheitlichen Bedürfnissen angemessene medizinische und soziale Versorgung sowie auf eine Versorgung und Behandlung nach den gleichen Normen wie andere Kranke.
9: Behandlung	Die Behandlung eines jeden Patienten muss auf die Erhaltung und Stärkung der persönlichen Selbstständigkeit gerichtet sein.
14: Ausstattung der psychiatrischen Klinik	Eine psychiatrische Klinik muss über eine gleichwertige Ausstattung verfügen wie andere Gesundheitseinrichtungen.

Um die angesprochenen Grundsätze zu verwirklichen und in das tägliche Handeln zu integrieren, ist eine ständige Reflexion über den Bedarf an Unterstützung und Hilfe für die Betroffenen und ihr Umfeld sowie das Einbeziehen der aktuellen gesundheits-, sozial- und psychiatriepolitischen Gegebenheiten und deren Überprüfung erforderlich.

Bereits 1979 stellte Ursula Plog auf der DGSP-Jahrestagung fest:

> „Wenn alle in der Psychiatrie Tätigen zu Therapeuten werden, wo bleibt dann das Normale, das Alltägliche; wenn alle zu Spezialisten werden, wer tut das Allgemeine? Und damit steht im Zusammenhang herausfordernd die Frage: Wie kann man das Allgemeine aus der Beliebigkeit holen und so in das psychiatrische Tun einbinden, daß Begegnungen möglich werden. Dabei sollten es Begegnungen sein, die glaubwürdig und gleichzeitig sind und von daher Bedeutung erhalten für die Genesung des Patienten und für die Erfüllung des psychiatrisch Tätigen!“ (Plog 1980, S. 6).

Wenn wir beides bedenken, sind pflegerische Konzepte und konkrete Angebote fachlich begründet regelmäßig zu reflektieren und anzupassen. Spezifische psychiatrisch-pflegerische Hilfsangebote dienen im Wesentlichen dazu, allgemeine Notwendigkeiten im Alltag zu unterstützen und (Grund-)Bedürfnisse zu befriedigen.

Ein kurzer Blick in die Europäische Psychiatrie-Reform

Vom 28. bis 30. Mai 1990 fand in Offenbach ein „Europäisches Symposium zur Entwicklung der Psychiatrie“ gemeinsam mit der Hessischen Landeszentrale für Politische Bildung Wiesbaden und der Psychiatrischen Klinik der Städtischen Kliniken Offenbach unter Beteiligung von sieben europäischen Ländern statt (Bauer et al. 1991).

In den Vorträgen sind viele aussagekräftige Statistiken enthalten, die hier jedoch bewusst vernachlässigt werden, denn im Fokus sollen die Aspekte und der grobe Stand der Psychiatrie-Reform in den auf diesem Symposium vertretenen Ländern stehen. Die nachfolgende Tabelle 5 führt die wichtigsten Schwerpunkte komprimiert auf.

Tabelle 5: Übersicht der Schwerpunkte des Europäischen Symposiums zur Entwicklung der Psychiatrie 1990

Land	Aussagen zur Psychiatrie-Reform	Bemerkungen
Ungarn	Das Entwicklungsprogramm der ungarischen psychiatrischen Versorgung wurde 1969 (13 Jahre nach der ungarischen Revolution) verabschiedet und sah vor, bis 1985 die Rückstände aufzuholen. Es entstanden neue Formen der Versorgung. Das Programm bewirkte, dass bis 1985 die Zahl der psychiatrischen Betten anstieg und nach den Prinzipien der sektorisierten Versorgung ein Netz der erwachsenen- und kinderpsychiatrischen sowie der Alkoholfürsorgestellen ausgebaut wurde.	Eine innere Spezialisierung des stationären Bereiches fand bis auf die Trennung der Alkoholabteilung nicht statt. Aufgrund des Personalmangels war der Aufgabenkreis eingeschränkter als vorgesehen.
Sowjetunion	Die Sowjetunion steht noch am Anfang der Psychiatriereform, die Bürger suchen nicht Hilfe bei Fachleuten der Psychiatrie. Zwei Aspekte sind besonders wichtig und müssen bei einer Reform prinzipiell neu und anders gestaltet werden: Grundsätze der absoluten Freiwilligkeit und die Frage der Registrierung. Neue Formen sind trotz allem entstanden: die schrittweise Einführung psychotherapeutischer Verfahren, psychosoziale Beratungsstellen in Betrieben, es gibt psychotherapeutische Fortbildungsangebote und es ist ein reger internationaler Austausch entstanden.	Es besteht das grundlegende Problem bei der Beziehung zwischen Gesellschaft und Psychiatrie. Die Aufnahme und Umsetzung des Dialogs von Patienten und Fachleuten wird als Kernproblem dargestellt
Österreich	Die Auswirkungen der Psychiatriereform in den einzelnen Regionen Österreichs sind sehr unterschiedlich, trotz gravierender Veränderungen in allen Bereichen. Bisher ist die gesetzliche Situation in Österreich nicht so, dass eine Gleichstellung von psychisch und körperlich Kranken erreicht wurde und es wird wohl auch noch Zeit benötigen, bis dieser Ausgleich erreicht werden kann. Die österreichische Selbsthilfevereinigung für Angehörige „Hilfe für psychisch Kranke“ (HPE) ist verbreitet und aktiv.	Das Image psychiatrischer Einrichtungen hat sich wesentlich verbessert und es wird auch von Seiten der Politiker ermöglicht, sich öffentlich für diesen Bereich einzusetzen.

Land	Aussagen zur Psychiatrie-Reform	Bemerkungen
Niederlande	Im Jahr 1974 erschien der Regierungsentwurf zur Neuordnung der gesamten medizinischen und psychosozialen Versorgung, die eine Vereinheitlichung und Regionalisierung der klinischen und ambulanten Dienste zum Ziel hatte. Die psychiatrische und psychosoziale Versorgung sollte verbessert und integrative Versorgungssysteme flächendeckend umgesetzt werden. Daraus sind Leitlinien entstanden, die u. a. enthalten, dass das Versorgungssystem einer strengen Qualitätskontrolle unterworfen wird (durch wissenschaftliche Evaluation und die „Hausinspektion Geistige Volksgesundheit" beim Gesundheitsministerium). Darüber hinaus wird eine integrierte auf Zusammenarbeit beruhende Gesamtversorgung mit anderen Disziplinen zugrunde gelegt.	Die Niederlande gehören wie Schweden noch immer zu den elaboriertesten Wohlfahrtsstaaten der Welt.* Die niederländische Psychiatrie-Reform ist pragmatisch sachlich beeinflusst und politisch durchgesetzt.
Italien	Das italienische Parlament verabschiedete im Mai 1978 das Gesetz Nr. 180, das Teil der Gesetzgebung zur Reformierung des Gesundheitswesens in Italien ist. Es beinhaltetet u. a., dass keine Neuaufnahmen in psychiatrische Krankhäuser nach Mai 1978 stattfinden dürfen und stationäre Einheiten bis zu 15 Betten an Allgemeinkrankenhäuser eingerichtet werden sollen, gemeindepsychiatrische Dienste aufgebaut und die Kontinuität der Behandlung gewährleistet werden. Eine überwiegend ambulante Versorgung ist bei entsprechenden Strukturen möglich, das heißt es kommt auf die Art und Weise der Bereitstellung von Dienstleistungen an. Dafür ist Engagement notwendig, sowohl vom multidisziplinären Team der Einrichtungen als auch von Planern, Verwaltungspersonal und Politikern. Zentrale Bedeutung kommt der Beziehungsgestaltung zum Klienten zu.	Auflösung der psychiatrischen Krankenhäuser mit der Maxime, dass Krankenhauspsychiatrie die Versorgung in der Gemeinde ergänzt (nicht umgekehrt). Das multidisziplinäre Team leistet häusliche, ambulante und stationäre Versorgung und ermöglicht einen leichten Zugang zu Hilfen.
Großbritannien**	Zunächst wird auf die frühe Literatur aus Großbritannien hingewiesen, wie „Goffmans Asylum" von 1961, oder die frühe Ablehnung psychiatrischer Großkrankenhäuser aufgrund von Überfüllung und inhumaner Bedingungen als Eckpfeiler der Versorgung in den 1950er und frühen 1960er Jahren. Seit mehr als 40 Jahren ist im UK ein Prozess im Gange, der alternative außerstationäre Versorgungsmöglichkeiten geschaffen hat. Daraus können einige Ergebnisse abgeleitet werden, wie z. B. dass das Aktivitätsniveau und die soziale Kompetenz der Patienten verbessert werden konnte, die Bewohner mehr Kontakte zur Gemeinde und eine größere Lebenszufriedenheit haben, individuelle Betreuung und intensivere Beziehungsgestaltung fördernd wirken.	In unserer schnelllebigen Kultur gibt es nur wenige Menschen, die bereit sind, die notwendige Zeit und Energie aufzubringen, neue Versorgungsmöglichkeiten aufzubauen – und es gibt noch weniger Leitungskräfte, die bereit sind, die Erfolge abzuwarten.

Land	Aussagen zur Psychiatrie-Reform	Bemerkungen
Bundesrepublik Deutschland (und ehemalige DDR)	In der DDR bewegte in den letzten Monaten das Problem des Missbrauchs der Psychiatrie mehr als die Geschichte der Reformpsychiatrie, denn dabei geht es nicht um Missstände im Hinblick auf das Niveau der psychiatrischen Versorgung im Zusammenhang mit defizitären personellen und institutionellen Bedingungen, sondern um ethisch und moralisch nicht verantwortbare Eingriffe und den Missbrauch von Macht in ganz unterschiedlichem Ausmaß. In der DDR gab es eine Entwicklung der Versorgungspraxis, die sich in den Rodewischer Thesen widerspiegelt, die 1963 auf einem Symposium der sozialistischen Länder über psychiatrische Rehabilitation verabschiedet wurden (der Wortlaut befindet sich im Download-Material). In der Bundesrepublik Deutschland ist die Diskussion erst spät in Gang gekommen, erst 1967/68 mit der Studentenbewegung und der von ihr thematisierten Randgruppenproblematik. Am 05. März 1970 wurde dann federführend durch den CDU-Abgeordneten Walter Picard*** der Antrag eingebracht, der zur Psychiatrie-Enquête führte (diese Aspekte sind an anderer Stelle näher ausgeführt). Durch eine qualitativ verbesserte psychiatrische Versorgung unter dem organisatorischen Dach des gemeindepsychiatrischen Verbundes können die nicht professionellen „natürlichen" Hilfen von den Betroffenen am ehesten entwickelt und ausgebaut werden und auch die Angehörigenarbeit kann mehr in die Gemeinde verlagert werden, wodurch eine „Abnabelung vom stationären Bereich" ermöglicht und mehr Eigenständigkeit gefördert wird. Eine Gemeindeintegration gilt auch für eine „Reaktivierung" der Laien- und Bürgerhilfe.	Der erste bedeutsame Entwicklungsschub der Reform der psychiatrischen Versorgung in der DDR ist von den Großkrankenhäusern ausgegangen und musste gegen den Widerstand der Fachgesellschaft und der Hochschulpsychiatrie durchgesetzt werden. Durch die Integration der Psychiatrie in das kommunale System der Daseinsvorsorge wird sie zu einem Teil des politischen Gemeindelebens. Daher muss der Begriff der „Gemeindenähe" überdacht werden, denn die Versorgung findet in der Gemeinde, also in der Kommune statt.

* Die Niederlande besitzen ein differenziert ausgebildetes und hoch entwickeltes Gesundheitssystem, das vom Sozialstaat politisch getragen wird.
** Die Dokumentation spricht von Großbritannien, gemeint ist jedoch das Vereinigte Königreich (UK).
*** Walter Picard (1923–2000) war Pädagoge und CDU-Politiker, Initiator der Psychiatrie-Enquête und Mitbegründer der Aktion Psychisch Kranke e. V. (APK).

Die Ausführungen in diesem Tagungsband zeigen auf, dass der Weg der psychiatrischen Versorgung in die Gemeinde (Kommune) ein Weg in die Öffentlichkeit ist, der individuell gestaltet und mit allen Beteiligten gelebt werden muss.

Im europäischen Zusammenhang muss auch an die „Pándy-Studie“, veröffentlicht im Jahr 1908, erinnert werden, auch wenn sie im Zusammenhang dieser Arbeit nicht weiterverwendet werden kann (Pándy 1908).

Der ungarische Psychiater Kálmán Pándy (1868–1844), Primararzt der Staatsirrenanstalt Lipótmezó in Budapest, galt als Humanist und Anhänger des No-Restraint, also der Ablehnung von Zwangsmaßnahmen, dieses Behandlungskonzept ist mit den Namen John Conolly (1794–1866), Abraham Joly (1748–1812) und Philippe Pinel (1745–1826) eng verbunden. Pándy wollte mit der deutschen Übersetzung seiner 1905 entstandenen Studie die Ergebnisse „einem weiteren Leserkreis zugänglich“ machen,

> „um dadurch das schwere Schicksal der Geisteskranken auch in anderen Ländern zu erleichtern und die langsamen Fortschritte des Irrenwesens befördern zu helfen.“ (Pándy 1908, Vorwort ohne Seitenzahl)

Pándys knapp 600 Seiten umfassendes Buch beschreibt in unterschiedlicher Ausführlichkeit die Situation in den 21 Ländern Dänemark, Schweden, Norwegen, Schottland, Irland, England, Holland, Belgien, Frankreich, Deutschland, Österreich, Ungarn, Schweiz, Spanien, Portugal, Italien, Griechenland, Rumänien, Türkei, Russland und Finnland.

Diese Studie ist in der Pflege wenig bekannt, doch es würde sich sicher lohnen, die Ergebnisse der Dissertation von Dorothe Falkenstein noch weitergehend vor allem auch im europäischen Kontext zu untersuchen. Falkenstein legte den Schwerpunkt auf pflegehistorische Perspektiven und die Rahmenbedingungen der Irrenpflege und hat sich in diesem Zusammenhang mit dieser Studie befasst (Falkenstein 2000).

4.3 Die psychiatrische Pflege von 1960 bis 1990

Wenn Entwicklungen rückblickend betrachtet werden, kommt man leicht in Gefahr, Strukturen, Rahmenbedingungen und Arbeitsweisen zu vergleichen, die nicht gleichzusetzen oder zu vergleichen sind. Die Erkenntnisse, die theoretischen Standpunkte sowie die institutionellen und individuellen Gegebenheiten sind vor 40 bis 50 Jahren andere gewesen als heute. Manche Dinge konnten nicht so umfassend wie zwischenzeitlich möglich wahrgenommen, begründet und auch in ihren Folgen eingeschätzt werden. Sowohl Inhalte und Erkenntnisse haben sich weiterentwickelt oder sind erweitert bzw. vertieft worden. Aber auch der technische Fortschritt ist in diesem Zusammenhang nicht zu vernachlässigen (z. B. Internet, Medien oder auch die Verfügbarkeit, Vervielfältigung und Zugänglichkeit von Materialien).

Ob die Reformen dieses Zeitraumes mit oder ohne die Pflege stattgefunden haben, soll diese Arbeit erhellen und so weit wie möglich aufzeigen. Vor allem soll auch Berücksichtigung finden, wie gespalten die Psychiatrie war, nämlich wie bereits erwähnt in Landeskrankenhaus und Universitätspsychiatrie, und wie sich dies auch auf die psychiatrische Pflege ausgewirkt hat. Dabei spielt sicher eine nicht unerhebliche Rolle, inwieweit die pflegerischen Mitarbeiterinnen sich allzu schnell an der Arbeit anderer Berufsgruppen orientiert, die originären Aufgaben und Ziele der Pflege vernachlässigt, wenn nicht gar aufgegeben und nicht weiterentwickelt haben. Gleichzeitig ist in den 1970er Jahren vielerorts eine gute Teamarbeit mit den unterschiedlichen Berufsgruppen entstanden und oft wurden auch gemeinsam politische Ziele verfolgt und verwirklicht. Es zeigte sich zudem an der einen oder anderen Stelle, dass ein Teil der Pflegenden sehr wohl entscheidend an den Reformen mitgewirkt und an alltäglichen Aktivitäten und Bedürfnissen angesetzt sowie dies am eigenen Arbeitsplatz und in unterschiedlichen Gremien vertreten hat.

Unser Einsatz, den wir mitgestalten konnten, galt dem Ziel, dass Veränderungen unmittelbar bei den Betroffenen ankommen sollten. Dabei blieben bei vielen der engagierten – auch den akademischen – Mitstreiterinnen Karriere und intensiveres wissenschaftliches Arbeiten auf der Strecke. Das zeigt sich an den spärlichen Forschungen über sozialpsychiatrische Ansätze in den Jahren der Reformbemühungen. Unsere Zielsetzungen gingen häufig mit einem erheblichen Einsatz von Freizeit und finanziellen Einbußen einher. Mir ist bewusst, dass meine Möglichkeit, die Psychiatrie-Reformen in Kliniken und Einrichtungen zu erleben und mitzugestalten, nicht selbstverständlich war. Ein Teil einer Bewegung zu sein, mit tragenden Personen der Reform zu arbeiten und durch Engagement und Einsatz zu einer Entwicklung mit beitragen zu können, hat mein psychiatrisch-berufliches Leben nachhaltig geprägt.

Auch wenn sicher auch Kritik an unserem Vorgehen und unseren Aktivitäten geübt werden kann, muss festgestellt werden, dass die Draufsicht im Nachhinein den Blick verändert. Sichtweisen, die sich für den einen aus seinem unmittelbaren Erleben in der Arbeit ergeben, sind für jemanden, der außenstehend und zeitlich distanziert ist, eher verschieden und in der Wahrnehmung sowie in der Einschätzung der Situationen anders.

Dies wird in dem Buch „40 Jahre Psychiatrie-Enquête – Blick zurück nach vorn“ deutlich, das eine Bilanz zieht. Verschiedene Autorinnen betrachten die Erfolge und die „blinden Stellen“ der Reformpsychiatrie und versuchen eine Analyse und Anregungen zur Weiterentwicklung (Armbruster et. al. 2015). Diese Veröffentlichung regt dazu an, subjektives Erleben mit etwas Distanz zu reflektieren, Fragen zu stellen, aber auch der Geschichte in ihrem persönlichen Erleben und im individuellen Kontext den Platz zu geben, der angemessen die erbrachte Arbeit respektiert.

4.3.1 Der sich wandelnde pflegerische Alltag in der „Reformzeit“

Die geschlossene Frauenstation einer Universitäts-Nervenklinik aus Sicht einer Krankenschwester, festgehalten 1968/1970: Die Station war mit 18 Betten in der Größe für diese Jahre eher klein, Drei- und Vierbettzimmer, dazu zwei Wachsaaleinheiten mit je vier Plätzen. Natürlich waren wir zeitweise auch überbelegt. Die Station war zwar durch den Baumbestand ums Haus etwas dunkel, der Flur hatte keine Fenster, jedoch einen direkten Zugang zu einem eingezäunten Garten, der sehr rege genutzt wurde. Auf der Station herrschte zu der Zeit Rauchverbot. In regelmäßigen Abständen ging eine ebenfalls rauchende Pflegekraft mit den Patientinnen bei Wind und Wetter in den Garten.

Aufgabe der psychiatrischen Pflege war es unserer Auffassung nach, die Bedürfnisse von psychisch erkrankten Menschen wahrzunehmen, tragende Kontakte und Beziehungen herzustellen sowie tagesstrukturierend tätig zu sein. Pflegerisch wichtig war uns, dass wir eine Umgebung schafften, die zur Gesundung unserer Patientinnen beitrug. Der Tagesraum wurde wohnlich eingerichtet, in den Zimmern, außer im Wachsaal, montierten wir die Metallgerüste an den Betten ab und schraubten an die Bettroste schwarze Metallfüße, besorgten Überwurfdecken, hängten Bilder auf, auch solche, die während der von uns angebotenen „Beschäftigungstherapie" gemalt wurden. Diese Beschäftigungen wie z. B. malen, spielen, mit Ton und Holz arbeiten, den geschlossenen Garten gestalten, würde man heute als „Ergotherapie" bezeichnen. Mit der geschlossenen Männerstation machten wir gemeinsame Feste in unserem „Frauengarten", besuchten in der Regel sonntags Ausstellungen, die kein Geld kosteten, machten Spaziergänge beispielsweise in den Botanischen Garten und nahmen Getränke mit. Wir installierten eine Pflegebesprechung, an der ein Vertreter der Ärzte teilnahm, und im Gegenzug ging eine Pflegekraft zur Ärztekonferenz. Gruppenangebote auf der Station wurden, wie bereits zuvor erwähnt, von Studentinnen der Sozialpsychiatrischen Arbeitskreise der Tübinger Hochschulgemeinden mitgestaltet, so dass wir ein breiteres Spektrum schaffen konnten. Die Angebote wurden flexibel gehandhabt. Beispielsweise befasste sich der Lese- und Literaturkreis sowohl mit der Tageszeitung als auch mit Gedichten und je nach Interesse der Patientinnen mit deren Lieblingslektüre oder Kurzgeschichten, die Teilnehmenden tauschten sich darüber aus. Andere Interessen wurden als Gruppenangebot installiert, manchmal auch nur kurzfristig. Wir boten einen Stenographie- und Schreibmaschinenkurs an, wie man eine Bewerbung schreibt und machten außerdem „Trockenübungen" im Sinne von Situations- oder Rollenspielen für Bewerbungssituationen.

Zur Wiedereingliederung ging eine Person aus der Pflege beispielsweise die ersten Tage eines Arbeitsversuches mit einem Postboten Briefe austragen, Gespräche mit den Angehörigen, anderen Bezugspersonen und dem sozialen Umfeld wurden angeboten und wir gingen mit Patienten nach Hause, wenn es darum ging, die Entlassung vorzubereiten, und vieles andere mehr.

In dieser Zeit wurden (private) Heime gegründet, von meinem damaligen Arbeitsplatz Tübingen aus gesehen zumeist im Schwarzwald. Viele Patienten aus dem für uns zuständigen Psychiatrischen Landeskrankenhaus kamen in diese Heime. Im Zuge der Sozialpsychiatrischen Weiterbildung kamen meine Kollegin Hannelore und ich durch unsere praktischen Einsätze mit einem größeren Heim in Berührung und wir stellten fest, dass die meisten der chronisch psychisch erkrankten Bewohner (die zwischen 50 und 60 Jahre alt waren) medikamentös schlecht eingestellt und die Pflegepersonen überfordert waren. Asmus Finzen, damals unser Assistenzarzt, und ich wurden über den Träger tätig, da die Mitarbeiter um Unterstützung baten. Wir fuhren einmal in der Woche nach unserer Arbeit in die Nähe von Nagold. Unser Hauptschwerpunkt war eine adäquate Medikamentenreduktion bzw. Medikamenten(neu)einstellung, Mitarbeiter- und Fallbesprechungen sowie kleinere Fortbildungen, vor allem für die pflegerischen Mitarbeiterinnen. Oft war es aufgrund der Bewohnerzahl nicht möglich, alle Bewohner bei einem Besuch zu sehen, auch nicht in kleineren Gruppen. Diese Arbeit hat mir gezeigt, wie in kleinen Schritten Dinge zu verändern sind, und dass es auch darum gehen muss, den „Fortschrittsrhythmus“ des Einzelnen und einer Einrichtung zu respektieren, jedoch immer wieder Anregungen zu Veränderungen zu geben und am Ball zu bleiben.

Es war eine Zeit des Aufbruchs und der Gestaltungsmöglichkeiten, des individuellen Wahrnehmens der Bedürfnisse und des Bedarfs von Betroffenen, aber auch der berufsgruppenspezifischen und -übergreifenden Entwicklungen und Erfahrungen und des gemeinsamen Besuchs von Tagungen und Fortbildungen, um Anregungen zu bekommen, sich auszutauschen und kleine Veränderungen im Alltag zu implementieren. Während ich dies schreibe, bin ich mir bewusst, dass dies nicht überall so oder gar selbstverständlich war.

Zu diesem Aufbruch gehörte beispielsweise, dass der Unterricht der Weiterbildung größtenteils im Frei absolviert wurde. Wir uns mit Nachnamen und nicht mehr mit „Schwester XY“ anreden ließen. Wir in „Zivilkleidung“ und nicht in Tracht oder Dienstkleidung arbeiteten, zunächst nur am Wochenende und dann grundsätzlich täglich. Wir teilten unter uns pflegerischen Mitarbeiterinnen mit einer Vertretungsregelung die Zimmer auf, um für eine begrenzte Zahl von Patientinnen zuständig zu sein, und entwickelten daraus im Grunde genommen, was heute unter „Bezugspflege“ zu verstehen ist. Nach der Entlassung wurden einzelne Patienten als „Tagesgäste“ in die Aktivitäten integriert, um einen Übergang zu schaffen.

4.3.2 Tagesklinik Tübingen

Mit den Sozialpolitischen Arbeitskreisen der Tübinger Hochschulgemeinden konnten Asmus Finzen und ich dann 1970 Vorarbeiten zur Realisierung einer Tagesklinik machen, bei denen uns ab 1971 meine Kollegin Hannelore unterstützte. Eine um 1900 als Professorenvilla erbaute und in den 1950er Jahren von einer Burschenschaft (den Straßburger Germanen) übernommene Jugendstilvilla sollte der Ort sein.

Die Räume waren ideal, die Lage warf kurz einige Bedenken und auch Unbehaglichkeit auf, denn das Haus lag unmittelbar am Neckar (mit funktionsfähigem Stocherkahn) und links daneben ein Eingang zu einem Eisenbahntunnel.

Sehr überraschend kam im Dezember 1971 die Zusage, dass die Tagesklinik an den Start gehen kann. Die im Haus tätige Hausmeisterfamilie wurde mit übernommen. Das Universitäts-Bauamt übernahm die Renovierung. Wir beiden Krankenschwestern, zu dieser Zeit noch in der Sozialpsychiatrischen Zusatzausbildung, sollten das Haus einrichten, ohne dass Geld zur Verfügung stand. Wir erforschten in mühsamer und abenteuerlicher Kleinarbeit Keller und Dachböden der Tübinger Kliniken, suchten alte Möbel zusammen, schmirgelten diese ab und malten sie neu an. Der Sperrmüll war in dieser Zeit auch eine helfende Fundgrube. Währenddessen durchforstete Asmus Finzen die Poliklinik und die Stationen nach Patientinnen für unsere Tagesklinik. Am 10. Januar 1972 eröffneten wir offiziell mit drei Patienten, die wir in unsere Aktivitäten des Einrichtens mit einbezogen, und so war es für alle Beteiligten von Anfang an „unsere Tagesklinik“.

> „Tagesklinik ist für viele Betroffene eine Alternative. Psychiatrische Tagesbehandlung, wie wir sie beschreiben werden, bewirkt gewiß keine Wunder; aber Tagesbehandlung ist nicht die Begrenzung auf 40 Stunden an fünf Wochentagen. Tagesbehandlung ist Weiterleben in der vertrauten Umwelt; ist Erhaltung der Bindungen zu Angehörigen und Bekannten; ist Auseinandersetzung mit Konflikten und Problemen dort, wo sie sich abspielen. Tagesbehandlung verlangt eine therapeutische Haltung, die auf Selbstbestimmung des Patienten im Rahmen seiner Behinderung ausgerichtet ist und ihm zugleich den Schutz vor den Ansprüchen der Gesellschaft gewährleistet, den er zum Leben braucht. Deshalb sind wir davon überzeugt, daß Tagesbehandlung ein erster Schritt zur Erneuerung der psychiatrischen Krankenversorgung sein kann, ein Schritt auf dem Wege zu einer alternativen sozialen Psychiatrie, wie wir sie fordern.“ (Finzen 1977, S. 17)

1972 begannen wir an der Tübinger Universitäts-Nervenklinik mit einer der wenigen funktionierenden psychiatrischen Tageskliniken. Inzwischen hat die tagesklinische Behandlung ihren ganz selbstverständlichen Platz in der psychiatrischen Versorgung.

Als sich nach dreijährigem erfolgreichem Arbeiten abzeichnete, dass vier von uns die Klinik verlassen würden, wurde Bilanz gezogen. Wir gingen an einem heißen Augustwochenende in Klausur, nahmen unsere Diskussionen auf Tonband auf und trugen Dokumente, Protokolle und Aufzeichnungen zusammen. Dabei schwebte uns ein Buch für alle vor, für Fachleute, Betroffene und potenziell Betroffene. Wir wollten kein theoretisch-geschlossenes widerspruchfreies Rezeptbuch, sondern die Probleme des therapeutischen Alltags einer Einrichtung darstellen, die unter günstigen Bedingungen ihre Arbeit gestalten konnte und Rechenschaft ablegen und darstellen wollte, in welcher Weise diese gemeinsame Arbeit alle Beteiligten prägte. Daraus entstand das Buch „Die Tagesklinik – Psychiatrie als Lebensschule" (Finzen 1977).

4.3.3 Niedersächsisches Landeskrankenhaus Wunstorf

Die vier Personen, die die Tagesklinik verlassen haben, machten sich auf nach Wunstorf bei Hannover in ein großes Landeskrankenhaus mit einem Einzugsgebiet, das von der Stadtgrenze Bremens bis nach Celle reichte und rund 1,7 Millionen Einwohner umfasste: die Landkreise Celle, Neustadt am Rübenberge, Schaumburg, Nienburg, Hannover und einen Teil der Stadt Hannover. Zu dieser Zeit Anfang/Mitte der 1970er Jahre wurde den Mitarbeitenden in der Universitätspsychiatrie auf Tagungen der DGSP, in Gremien und Diskussionen immer wieder deutlich gemacht, dass die „eigentliche Psychiatrie" in den Landeskrankenhäusern stattfindet würde und wenn etwas zu verändern sei, dann hauptsächlich dort.

Das motivierte uns, 1975 gemeinsam den Schritt zu wagen, als Asmus Finzen eine Chefarztstelle im Niedersächsischen Landeskrankenhaus Wunstorf antreten und Mitarbeiterinnen mitbringen konnte. 1984 veröffentlichten die beiden Soziologen Christa und Thomas Fengler nach 19-monatiger Beobachtung des Alltags dieses Krankenhauses ihre Analyse unter dem Titel „Alltag in der Anstalt". Asmus Finzen konstatierte:

> „Als ich das Manuskript in die Hand bekam, war meine erste Reaktion: Das Buch von Fengler & Fengler ist ‚der deutsche Goffman', jeder, der in meiner Anstalt arbeitet, in einer Schule, in einer Fabrik oder einem anderen großen Betrieb, wird seinen eigenen Alltag nach der Lektüre des Buches besser verstehen. Das Problem der Loyalität zwischen leitenden Mitarbeitern und nachgeordnetem Personal ist kein Problem der Psychiatrie." (Fengler/Fengler 1984, Klappentext)

Klaus Dörner schreibt im Vorwort dieses Buches, das Buch sei eine Offenbarung, weil es nämlich erstmals offenbare, wie der Alltag in einer Anstalt, also in einem psychiatrischen Großkrankenhaus wirklich aussieht, er kenne nichts Vergleichbares.

Wichtig erscheint aus meiner psychiatrisch-pflegerischen Sicht, dass durch die personellen Veränderungen mit unterschiedlichen Berufsgruppen, die aus anderen Arbeitszusammenhängen kamen, automatisch die Diskussionen um pflegerische Tätigkeiten und Einstellungen angeschoben wurden.

Die ungleiche Wahrnehmung von sogenanntem therapeutischem Personal und dem Pflegepersonal wird im Buch öfter beschrieben und zeigt die unterschiedliche Arbeitsorientierung im Alltag auf.

> „So haben wir beispielsweise den tieferen Grund für die Auseinandersetzung über ‚Medikamente für dissoziale Patienten' in der Aufgabenteilung zwischen den beiden Personalgruppen gesehen. Ähnlich war es bei der Fragestellung der ‚Gleichbehandlung' von Patienten. Was jeweils als Befolgung oder Verletzung dieses Prinzips angesehen wird, richtet sich

> nach den praktischen Interessen und Arbeitsrelevanzen der beiden Gruppen. Während die Arbeit von Pflegern und Schwestern eher auf das Kollektiv der Patienten gerichtet ist, darauf, einen geordneten Ablauf des Stationsbetriebs zu gewährleisten, ist der Bezugspunkt therapeutischer Arbeit eher der einzelne Patient; sein psychischer Zustand soll verändert werden. So sollte aus der Sicht des therapeutischen Personals die Beschäftigung von Patienten im ‚Industriekeller', im ‚Hoftrupp', im ‚Parktrupp', bei der Stationsreinigung oder im gesamten Bereich der Essensversorgung primär aus therapeutischen Gesichtspunkten geschehen: zur Aktivierung, zur Übung von Ausdauer und Konzentration etc. Daß darüber hinaus das gesamte Krankenhaussystem nur durch die Mitarbeit von Patienten funktionsfähig ist, ist auch dem therapeutischen Personal kein Geheimnis." (Fengler/Fengler 1984, S. 323)

Dennoch habe die Wiederherstellung und Wiedereingliederung des einzelnen Patienten Vorrang. In einem Konflikt mit dem Pflegepersonal, in dem es um die nachlassende Sauberkeit auf der Station ging, formulierte das ein Arzt einmal so: „Ich muß Patienten außerhalb des Krankenhauses zu einer Arbeit bringen, wenn ich glaube, daß es gut für sie ist. Auch wenn die Sauberkeit der Station darunter leidet."
Das Umdenken und Infragestellen dieser herkömmlichen Denkweise der Pflegenden wurde durch eine kleine Gruppe der Berufsgruppe selbst eingeleitet. Sie gründeten den Förderverein „Sozialpsychiatrischer Freundeskreis Wunstorf", der zu Veränderungen beitragen sollte. Auch die nun in unterschiedlichen Formen regelmäßig angebotene Fort- und Weiterbildung wurde von Pflegenden und anderen Mitarbeitenden wahrgenommen und besucht.

Zunächst bot ich in Zusammenarbeit und mit Unterstützung anderer Berufsgruppen regelmäßig für den Pflegebereich Fortbildungen an. Von 1977 bis 1979 haben Peter Bastiaan und ich im Landeskrankenhaus Wunstorf die erste Sozialpsychiatrische Zusatzausbildung der DGSP durchgeführt (dokumentiert in Bastiaan/Schädle-Deininger 1978 und 1980). Zeitnah wurde dann durch mich die Fachweiterbildung Psychiatrische Pflege installiert, die sich im Verbund mit anderen Niedersächsischen Landeskrankhäusern etablierte.

Die Verknüpfung von stationär und ambulant gelang durch eine Ermächtigungsambulanz, die wie eine Institutsambulanz geführt wurde, da die Einnahmen in die Arbeit investiert wurden. Auch hier musste Überzeugungsarbeit geleistet werden. Im Herbst 1975 wurde mir der Aufbau einer ambulanten Sprechstunde (Vor- und Nachsorge) übertragen. Weil der Auftrag hierfür vom Landessozialamt kam, musste das zügig geschehen. Wir orientierten den Aufbau der Ambulanz von vorneherein an der damaligen Arbeitsweise der Sozialpsychiatrischen Dienste in Niedersachsen.

Auf einer Pflegetagung im Jahr 1980 berichtete ich über die Entwicklung unserer ambulanten Arbeit.

> „Zunächst stand uns ein Raum neben der Pforte zur Verfügung, ich organisierte dort Sprechstunden, die zunächst hauptsächlich stundenweise von einem Arzt und von einer Ärztin mitgetragen wurden. Ich nahm Kontakt zu den Aufnahmestationen auf, organisierte ein Treffen der zu entlassenden Patientinnen, vor allem zu den ‚Depot-Patienten', versuchte, in Form von Kommunikationsspielen, Kennenlern-Spielen und Kaffeetrinken sie zu einer Gruppe zusammenzufassen. Ein weiterer wichtiger Punkt war zu Anfang, Kontakte zu knüpfen, z. B. zum diakonischen Werk, zu den Gemeindeschwestern, zu den Sozialarbeitern der Stadt Wunstorf, in unterschiedlichen Kontexten Hausbesuche zu machen, die Stationen mit ihren Besonderheiten intensiver kennenzulernen, um gerade Langzeitpatienten den Weg von ‚drinnen nach draußen' zu erleichtern. [...]
> Die Arbeit wuchs sehr schnell an, im Augenblick [1979/1980] werden 450 Patienten pro Quartal ‚versorgt' und regelmäßig betreut. Dies ist bei dem derzeitigen Personalstand sicher mehr als die maximale Auslastung." (Schädle-Deininger 1981a, S. 76)

In den Schlussbemerkungen des Referates hielt ich Folgendes fest:

- Um dem präventiven Aspekt der Krankenpflege gerecht zu werden, ist es meines Erachtens unumgänglich, einen Einsatz in der Gemeinde während der Grundausbildung zu fordern.
- Zur Vervollständigung eines Teams in der ambulanten psychiatrischen Versorgung gehört ein Mitarbeiter aus dem Pflegebereich.
- In der Weiterbildung zur Fachkrankenpflege müssen Praktika außerhalb der stationären Versorgung in unterschiedlichen Settings abgeleistet werden.
- In Fortbildungsveranstaltungen sollten mehr Tätigkeiten in den verschiedenen Arbeitsbereichen, mögliches Angehen von Problemen und Erfahrungen mit bestimmten Konzepten der psychiatrischen Pflege berichtet, festgehalten und mit anderen ausgetauscht werden.

Bei der gleichen Fortbildungstagung in Wunstorf befassten wir uns unter dem Titel „Krankenpflege und Forschung" mit Pflegeforschung, was innerhalb des Krankenhauses vor allem im Pflegebereich auf großes Unverständnis stieß. Hier herrschte die Auffassung vor, die Pflege brauche für ihre handwerkliche Tätigkeit keine Wissenschaft und Forschung, sondern Personen, die ganz selbstverständlich zupacken können. Professorin Dr. Ruth Schröck aus Edinburgh (Schottland) führte in ihrem Vortrag unter anderem diese Punkte aus:

> „Die Krankenpflege als traditionsgebundene Tätigkeit am kranken Menschen, die sich nur auf Überlieferung und Nachahmung stützt, wird zunehmend in Frage gestellt. Selbst ein oberflächlicher Beobachter einer typischen Krankenhaussituation kann nicht umhinkommen, sich zu fragen, ob die Tätigkeiten des Pflegepersonals effektiv, notwendig zielgerichtet und ökonomisch vertretbar sind.

> Patienten sind nicht mehr ausschließlich passive Empfänger von Diensten, die von anderen als ‚gut für den Kranken' bewertet werden.
> Die Gründe für den Erwartungswandel, der in den letzten Jahrzehnten einen immer dringenderen Ausdruck gefunden hat, sind komplex und können hier nicht zufriedenstellend analysiert und belegt werden." (Schröck 1981, S. 91)

Sie verwies darauf, dass die Zeit der billigen, stets in großer Anzahl verfügbaren Krankenpflegekräfte, die mit einem Minimum von Ausbildung und Bezahlung zufrieden waren, den Anordnungen des Arztes blind Folge zu leisten, vorbei sei. Es sei auch ökonomisch nicht länger vertretbar, ineffektive, unnötige und ziellose Tätigkeiten auszuüben, in der Hoffnung, dass einige dieser Tätigkeiten durch Zufall für den einen oder anderen Patienten therapeutisch wertvoll sein könnten. Darum sei Pflegeforschung essentiell notwendig. Ruth Schröck stellte in diesem Vortrag kurz zwanzig ausgewählte Pflegeforschungen aus Großbritannien zusammengefasst vor und betonte, dass es vor allem darum gehe, das Wissen und Können der psychiatrischen Pflegekräfte zu unterstützen und zu belegen. Forschung in der psychiatrischen Pflege müsse praxisbezogen von und für Schwestern und Pfleger Wege weisen, die die kompetente, effektive, notwendige, zielgerichtete und ökonomisch vertretbare Pflege des psychisch kranken Menschen garantierten. (Schröck 1981, S. 91–109)

Für die Teilnehmerinnen, die sich mit der Thematik näher auseinandersetzen wollten und die davon überzeugt waren, dass es auch in Deutschland an der Zeit war, zu forschungsbasiertem Wissen und zu vermehrtem, in der Praxis anwendbarem spezifischem Pflegewissen zu kommen, war es zu diesem Zeitpunkt ein Rätsel, wie das hierzulande zu initiieren wäre. Ansätze von Pflegeforschung und Pflegewissenschaft führten weiterhin ein Schattendasein sowohl auf Tagungen als auch im Alltag der psychiatrischen Pflege. In den Einrichtungen, in denen Forschung und Lehre hätten aufgegriffen werden und Platz finden können, nämlich den Universitätskliniken, wurden diese Gedanken nicht aufgenommen, auch nicht von psychiatrisch Pflegenden eingefordert. Letztendlich war dieser Ansatz zu diesem Zeitpunkt nicht denkbar, da die Forschung in der Regel von der Medizin beherrscht wurde und ein medizinisches Denken vorherrschte. Die wenigen Vertreter der Pflege, die es wagten, diese Tatsache in Frage zu stellen, stießen auf unüberwindbare Widerstände und auf Unverständnis, auch in der eigenen Berufsgruppe.

4.4 Die Psychiatrie-Enquête und die Pflege

Zunächst muss festgestellt werden, dass sich unter den engeren Mitgliedern der Sachverständigenkommission zur „Erarbeitung einer Enquête über die Lage der Psychiatrie in der Bundesrepublik Deutschland" keine Person aus der Pflege, jedoch eine Person aus der Sozialarbeit befunden hat. Allerdings waren in den Unterarbeitsgruppen und im weiteren Umfeld der Enquête Mitarbeiterinnen aus der Pflege im Einzelnen mehr oder weniger intensiv beteiligt. Festzustellen ist jedoch in diesem Kontext auch, dass pflegerisch-psychiatrische Inhalte und theoretische Ansätze von der Berufsgruppe selbst weniger in die Ergebnisse der Enquête eingeflossen sind. Eine Erklärung wäre vielleicht, dass im Zuge der 68er-Bewegung die Reformwilligen in der Pflege zu diesem Zeitpunkt eher auf Teamarbeit und gemeinsam getragene Veränderungen setzten und mit der 1970 gegründeten Deutschen Gesellschaft für Soziale Psychiatrie e. V. (DGSP) der erste Verband entstanden war, der berufsgruppenübergreifend für Reformen in der Psychiatrie einstand.

Daher haben sich psychiatrisch Pflegende, welche die Zu- und Umstände an ihrem Arbeitsplatz im Sinne der Enquête als unwürdig empfanden, weniger in Verbänden engagiert, sondern traten in der Regel vor Ort für eine humanere psychiatrische Versorgung ein. Im Vordergrund stand, dass nur gemeinsam mit anderen Berufsgruppen Veränderungen der psychiatrischen Versorgung bewerkstelligt werden konnten und es im Alltag auch darum ging, andere, oft ungewöhnliche Wege zu gehen, Neues auszuprobieren und sich nicht von den oft unflexiblen Rahmenbedingungen entmutigen und von den Zielen abbringen zu lassen. Es gab eine beachtliche multiprofessionelle Gruppe, die in Arbeitsgruppen auf Tagungen ihre Erfahrungen austauschte und sich von neuen theoretischen Ansätzen und Grundlagen hat inspirieren lassen, auch wenn der Alltag in der Umsetzung oft dornig war.

Aussagen der Enquête zur Pflege(weiter-)Bildung

Die pflegerischen Mitarbeiterinnen waren sehr unterschiedlich für die Arbeit in der Psychiatrie qualifiziert, auch wenn sie an einer Krankenpflegeschule eines psychiatrischen Landeskrankenhauses ausgebildet wurden.

Die Enquête-Sachverständigenkommission empfahl die Weiterbildung zur Fachpflege in der Psychiatrie. Um die berufsbegleitenden Weiterbildungsmöglichkeiten zur/zum Fachkrankenschwester/Fachkrankenpfleger für Psychiatrie möglichst bald wirkungsvoll realisieren zu können, wurden für den Bereich der Psychiatrie, Psychotherapie und Psychosomatik folgende Empfehlungen ausgesprochen (Finzen/Schädle-Deininger 1976, S. 95 f.):

- Klinische psychiatrische Versorgungseinrichtungen sollten sich regional zum Zweck der Organisation und Durchführung von Weiterbildungslehrgängen zusammenschließen. In jedem Bundesland sollte bis 1980 mindestens eine Weiterbildungsstätte errichtet werden.
- Die Weiterbildung muss so organisiert werden, dass durch den theoretischen und praktischen Unterricht (in Blockform) die praktische Tätigkeit (ganztägige praktische Weiterbildung unter Anleitung) nicht über das notwendige Maß hinaus beeinträchtigt wird.

- Über alle bestehenden und geplanten Möglichkeiten der Weiterbildung zur/zum Fachkrankenschwester/Fachkrankenpfleger für Psychiatrie sollte in allen Zeitschriften der Krankenpflege fortlaufend informiert werden.
- Die Länder sollten Regelungen für die staatliche Anerkennung der Weiterbildung zur/zum Fachkrankenschwester/Fachkrankenpfleger nach den Richtlinien der DKG vom 11. Dezember 1973 treffen.
- Die zweite berufliche Qualifizierung durch eine erfolgreiche Weiterbildung zur/zum Fachkrankenschwester/Fachkrankenpfleger für Psychiatrie muss berufliche Aufstiegsmöglichkeiten eröffnen, die auch mit finanzieller Besserstellung verknüpft sein sollten. Im 24. Tarifänderungs-Vertrag zum BAT sind solche Höhergruppierungsmöglichkeiten bereits festgelegt worden. Krankenschwestern bzw. Krankenpflegern in Beamtenstellungen müsste nach Absolvierung der Weiterbildung zur Fachkrankenschwester bzw. zum Fachkrankenpfleger für Psychiatrie eine den Tarifverbesserungen im Rahmen des BAT vergleichbare Zulage zum Gehalt gegeben werden.

Weitere Einblicke in die Situation der (psychiatrischen) Pflege

Im Referat „Die Entwicklung der Psychiatrie in den letzten 15 Jahren aus der Sicht der psychiatrischen Krankenpflege“ auf der Mannheimer-Kreis-Tagung in Remscheid 1983 stellte ich zusammen mit Wolfgang Münster fest:

> „Damals gab es eine breite Bewegung in der Psychiatrie, die hoch motiviert war, für das gesundheitspolitische Ziel – Verbesserung der Behandlung und Lebensbedingungen von psychisch Kranken – einzutreten. Diese Entwicklung wurde durch die Mitarbeiter der Landeskrankenhäuser mitgetragen.
> Politiker und Öffentlichkeit waren betroffen.
> Damals konnte man noch mit Sozialdemokraten reden. Ihr Reformwille war unmittelbar spürbar.
> Viele setzten sich für die Demokratisierung ihres eigenen Arbeitsplatzes ein und verbesserten auf diese Weise die Bedingungen für Patienten.
> Damals konnten Patienten in den Arbeitsbereich zurückintegriert werden, Rehabilitation war realistisch und wurde nicht nur zum Schlagwort.
> Damals wussten wir noch nicht, dass durch Sozialpsychiatrie Chronifizierung nicht zu verhindern ist.
> Im Gegensatz zu früher, ist heute die Nähe zum Patienten möglich, aber schwer auszuhalten. Wir spürten damals weniger die Last, die vom Patienten ausging, als vielmehr die, die uns durch den institutionellen Rahmen aufgebürdet wurde.
> Damals war die Reform, was die Behandlung betrifft, auf den Akutbereich beschränkt. Im chronischen Bereich ging es mehr um atmosphärische Veränderungen.

> Die ökonomischen Bedingungen waren besser. Es standen Mittel zur Verfügung. Es ging voran. Heute müssen positive Veränderungen verteidigt werden.
> Ein wesentlicher Unterschied ist sicher die Arbeitslosigkeit, unter der die Patienten, aber auch viele Angehörige sozialer Berufe leiden." (Münster/Schädle-Deininger 2000, S. 166 f.)

Auch in diesem Kontext ist es wichtig zu berücksichtigen, dass sich die heutige Situation von der damaligen deutlich unterscheidet, es aber trotzdem einige Anknüpfungspunkte gibt.

Ein weiterer Aspekt

Im Dezember 1986 fand ein Werkstattgespräch der Arbeitsgemeinschaft der Sozialdemokratinnen und Sozialdemokraten im Gesundheitswesen unter dem Titel „Pflegeberufe – Stiefkinder der Politik?" statt. Dort wurden Zahlen, Fakten und der derzeitige Stand der Pflege in der Aus-, Fort- und Weiterbildung sowie die Arbeitsbedingungen diskutiert. Bereits bei der Veranstaltung wurde auf die notwendige Durchlässigkeit zum tertiären Bildungsbereich hingewiesen. Gleichzeitig wurde eine einheitliche Grundausbildung für alle Fachberufe des Gesundheitswesens und ein Konzept der „horizontalen Durchlässigkeit" gefordert (SPD ASG 1986).

In Folge beschäftigte sich die Arbeitsgemeinschaft „Fachberufe des Gesundheitswesens" in einer Kommission zuerst mit den Berufen der Krankenpflege, um der Krise der Krankenpflege in der Bundesrepublik zu begegnen. Anfang 1990 legte die AG einen Bericht vor, in dem sie konstatierte, dass die dargelegte Sicht der Dinge und die aufgezeigten Lösungsansätze und Vorschläge nicht auf einheitliche Zustimmung stoßen werden. Dies sei auch nicht Sinn und Zweck einer solchen Arbeit, Ziel sei es vielmehr, die in Gang gekommene Diskussion über die Probleme der Berufe der Krankenpflege in Gang zu halten und zu deren Intensivierung beizutragen (SPD ASG 1990).

Einige der zentralen Aspekte sollen stichpunktartig im Hinblick auf die Inhalte und die Weiterentwicklung und Identitätsförderung des Berufes festgehalten werden:

- *Krise der Krankenpflege:* geringe Anziehungskraft des Berufs, gestiegener Bedarf und Belastung, Personalbesetzung im internationalen Vergleich, ungünstige Arbeitsbedingungen und unangemessene Vergütung, Fehlen beruflicher Perspektiven und Flucht aus dem Beruf sowie bestrittene Eigenständigkeit der Pflege gegenüber dem Ärztlichen Dienst
- *Überbrückungsmaßnahmen zur Abwendung der Krise:* Rückführung „Ausgeschiedener" in den Beruf, Weiterbildung von Krankenpflegehelferinnen und Krankenpflegehelfern

- *Dauerhafte Sicherung eines hohen Standards der Krankenpflege:* durch Eigenständigkeit der Krankenpflege, Pflegeprozess, Pflegequalität und Pflegeorganisation einschließlich Pflegestandards und Dokumentation
- *Ambulante Pflege*: Erfordernisse auch der demographischen Entwicklung konkret einbeziehen, Notwendigkeit elastischer Überbrückung, künftige Aufgaben von Sozialstationen und Anforderungen an die ambulante Pflege und an die Pflegekräfte entwickeln und festlegen
- *Aus-, Weiter- und Fortbildung*: Aus- und Weiterbildung als staatliche Aufgabe und einheitliche Grundausbildung für alle Fachberufe des Gesundheitswesens einfordern und implementieren, es werden unterschiedliche Bildungsdurchlässigkeitswege für die Krankenpflege aufgelistet
- *Personalbedarfsbemessung in der Krankenpflege*: eine untaugliche Bezugsgröße ist die Bettenzahl, gefordert wird eine Entwicklung geeigneter Richtmaße und Kriterien für die Zahl einsatzbereiter Pflegekräfte sowie eine Schätzung des gesamten Mehrbedarfs
- *Vergütungsstruktur*: Richtmarken für eine Neuordnung der Vergütung im Pflegedienst einschließlich Leitungsfunktionen und Lehrtätigkeit
- *Finanzierung*: Feststellung der Mehrkosten und wie diese möglicherweise gedeckt werden können

Festzuhalten ist, dass eine beträchtliche Zahl der angeschnittenen Fakten auch heute noch „Dauerbrenner" in den Diskussionen um die Situation der Pflege und nach wie vor relevant ist. Deutlich wird zudem, dass in der Differenzierung der Tätigkeit Pflege, der Pflegebildung, also den Inhalten und der Identitätsentwicklung professioneller Pflege, weitergedacht werden muss, um die professionelle pflegerische Bildung und Differenzierung voranzubringen. Bereits 1989 stellte Maria Mischo-Kelling fest:

> „Der relativ niedrige Stand von Bildung und Ausbildung in der Krankenpflege ist eine unmittelbare Folge der Abkoppelung der Pflegeausbildung vom allgemeinen Bildungssystem. Die Krankenpflegeschulen in der Bundesrepublik sind grundsätzlich an Krankenhäuser angeschlossen und werden von ihnen betrieben. Die Krankenpflegeausbildung gehört somit weder der schulischen noch der dualen Ausbildung an, der tertiäre Bereich, die Universität, ist ihr bisher verschlossen. Der Pflege als klassischer Frauenberuf wird – nicht nur von einer männlich dominierten Medizin – die berufliche Identität verweigert, so wie sich die männlich dominierte Wissenschaft der Pflege verweigert." (zitiert nach Schädle-Deininger 2000, S. 29)

Hervorzuheben ist auch nach mehr als 30 Jahren, dass professionelle Pflege eine komplexe Tätigkeit ist und, wenn sie umfassend durchgeführt werden soll, einen Bildungs- und Handlungsrahmen benötigt, der die notwendige Basis schafft und eigene theoretische Grundlagen durch Wissenschaft und Forschung ermöglicht.

Gleichzeitig verdichtet sich der Eindruck, dass die Probleme der Pflege insgesamt und die des Pflegeberufes im Spezifischen sich nicht wesentlich verändert haben und bisher kein gravierender Fortschritt erzielt wurde, vor allem was die Pflegebildung im Allgemeinen angeht.

4.5 Die Weiterbildung in der psychiatrischen Krankenpflege bis 1990

Die zunehmende Notwendigkeit einer ständig aktualisierenden Fort- und Weiterbildung, die durch Veränderungen und Entwicklungen in der Pflege sowohl in der Somatik als auch in der Psychiatrie sichtbar wurde, ist seit den 1960er Jahren unterschiedlich aufgegriffen und verfolgt worden. Für die Psychiatrie wurden – wie bereits erwähnt – schon in der Psychiatrie-Enquête klare Aussagen gemacht.

Um in diesem Kontext die Wechselbeziehung zwischen psychiatrischer Pflege, Weiterbildungsangeboten (Sozialpsychiatrische Zusatzausbildung, Weiterbildung Fachpflege in der Psychiatrie, Fortbildungs-Aktivitäten der Aktion Psychisch Kranke e. V.) und den Reformbestrebungen in der Psychiatrie zu verdeutlichen, ist es notwendig, diese verschiedenen Aspekte miteinander in Beziehung zu setzen. Zum einen gilt es hervorzuheben, was alles an Entwicklungen möglich war, und zum anderen, dass starre Rahmenbedingungen und hierarchische Strukturen sich häufiger behindernd ausgewirkt haben. War aber ein für Neuerungen notwendiges liberales und reformwilliges Umfeld vorhanden, um die Anstöße und Veränderungen sowie Neues aufzunehmen, ist es gelungen, innovative Ansätze im Alltag zu leben und zu integrieren. Dabei waren die persönlichen Erfahrungen und Entwicklungen ebenso bedeutsam wie die alltäglichen Chancen und der Freiraum, Dinge umzusetzen, aber auch sich über den Nutzen auszutauschen und Weiterentwicklungen zu diskutieren.

4.5.1 Psychiatrisch-pflegerische Bildung

Beleuchtet man die Landschaft von Fort- und Weiterbildungsangeboten in der psychiatrischen Pflege im Zeitraum von Ende 1960 bis Ende 1980, stellt man fest, dass es wenig Angebote für pflegerische Mitarbeiterinnen gab, wenn nicht die Möglichkeit bestand, an ärztlichen Fortbildungsveranstaltungen teilzunehmen, die häufig im Rahmen der Facharztweiterbildung stattfanden.

In den 1970er Jahren zeigte Dr. Rainer Kukla (*1944, später Gesundheitsdezernent im Landschaftsverband Rheinland) nachfolgende Aspekte zur Situation von Pflegenden in der Psychiatrie auf, die unter anderem auf einer Befragung von Pflegepersonen in einem rheinischen Landeskrankenhaus beruhen:

> „Es zeigt sich, daß die Personalprobleme vor allem in der Rollenstruktur des Pflegepersonals und in den Strukturen und Funktionen der psychiat-

> rischen Einrichtungen begründet sind. Das Personal – von Seiten einer psychodynamisch und interaktionistisch orientierten Psychiatrie als wichtigster therapeutischer Akteur gesehen – wird innerhalb der traditionell kustodial-orientierten Anstalt in der Freisetzung therapeutischer Aktivitäten blockiert. Die Orientierungsausrichtung der Krankenschwester im Verlauf ihrer Sozialisation in die Berufsrolle läuft auf eine Anpassung in die gegebenen Strukturen hinaus, ohne daß die in diesem Prozeß auftretenden Fiktionen innovative Impulse auslösen, die die verhärteten Strukturen der Institution verändern könnten. Verhaltensunsicherheit gegenüber den Patienten, Ausprägung einer kustodialen Rolle, mangelnde Berufszufriedenheit, Unzufriedenheit mit der Arbeitsorganisation und eine hohe Fluktuation sind die Folge.“ (Kukla 1973, S. 5)

Die Recherchen der Psychiatrie-Enquête ergaben, dass eine Psychiatrie-Reform nur möglich ist, wenn Pflegepersonen ein berufliches Selbstverständnis entwickeln, jedoch nur 42 % der in der Psychiatrie tätigen Pflegemitarbeiter examiniert waren. Da sich zudem herausstellte, dass für den pflegerischen Umgang im psychiatrischen Bereich das wichtigste stationsbezogene Fortbildungselement die Fallbesprechung ist, entstand die bereits genannte Forderung, in jedem Bundesland eine Weiterbildungsstätte für psychiatrische Pflege einzurichten (Deutscher Bundestag 1975a, S. 333 f.).

4.5.2 Weiterbildung zur Fachschwester/zum Fachpfleger für Psychiatrie

Zum Zeitpunkt der Fertigstellung der Psychiatrie-Enquête 1975 bestand in der Bundesrepublik vor allem an den Universitätskliniken die Möglichkeit, eine „Sozialpsychiatrische Zusatzausbildung“ oder „Psychiatrische Pflegeweiterbildung“ zu absolvieren, allerdings ohne staatliche Regelungen. Die Universitätsklinik Kiel bot bereits in den 1950er Jahren eine einjährige Qualifizierung für Pflegende an, die dann 1971 auf zwei Jahre erweitert wurde. Weitere Qualifizierungen folgten: 1963 an der Sozialpsychiatrischen Universitätsklinik Heidelberg (Mannheim), 1968 an der Medizinischen Hochschule Hannover, 1970 an den Universitätskliniken Tübingen, 1972 am Bezirkskrankenhaus München-Haar sowie 1973 am Psychotherapeutischen Zentrum in Stuttgart und in Bielefeld-Bethel, ab 1975 auch beim Landschaftsverband Rheinland. Zunächst waren in der Regel die Richtlinien der Deutschen Krankenhausgesellschaft (DKG-Richtlinien) die Grundlage von Inhalten und Rahmenbedingen.

Tabelle 6: Weiterbildungsstätten für psychiatrische Krankenpflege bis 1990

Jahr	Ort
1963	Universitätsklinik Heidelberg (Mannheim)
1969	Medizinische Hochschule Hannover (Sozialpsychiatrische Zusatzausbildung, berufsgruppenübergreifend – bis heute SPZA)
1970	Universitäts-Nervenklinik Tübingen (Sozialpsychiatrische Zusatzausbildung, berufsgruppenübergreifend, später Fachpflege)
1971	Universitätsklinik Kiel (bereits seit den 1950er Jahren einjährige Zusatzausbildung für psychiatrische Krankenpflege)
1972	Bezirkskrankenhaus München-Haar
1973	Psychotherapeutisches Zentrum Stuttgart
	Bielefeld-Bethel – Sarepta GmbH
1974	Bürgerhospital Stuttgart
	Krankenhaus Ochsenzoll Hamburg
1975	Universitätskliniken Münster
	Landschaftsverband Rheinland (Düsseldorf)
1977	Niedersächsisches Landeskrankenhaus Göttingen
1978	Universitätsklinik München (Max-Planck-Institut)
	Psychiatrischen Krankenhaus Weissenau (Ravensburg)
1979	Fortbildungszentrum Mammolshöhe des Landeswohlfahrtsverbandes Hessen
	Niedersächsisches Landeskrankenhaus Wunstorf
	Bethel Krankenhaus Giliad Bielefeld
1980	Deutsche Angestellten Akademie Berlin
1981	Universitätskliniken Marburg
	Pfalzklinik Klingenmünster Landeck
	Sozialpsychiatrisches Institut Saar
1982	Bezirkskrankenhaus Kaufbeuren
	Klinik Wittgenstein Abteilung für Psychosomatik und Psychotherapie Bad Berleburg
1984	Zentrum für Psychiatrie, Psychotherapie und Neurologie Andernach
1985	Niedersächsisches Landeskrankenhaus Osnabrück
	Nervenklinik Bayreuth
	Bildungszentrum des DBfK Essen
1986	Bezirkskrankenhaus Regensburg
	Bezirkskrankenhaus Lohr am Main
	Stiftung Tannenhof Remscheid
	St. Alexius-/St. Josefs-Krankenhaus Neuss
1987	Klinikum Ingolstadt
1988	Uniklinikum Erlangen
	Bildungszentrum Caritasverband Essen
1989	Berufsfortbildungswerk des DGB – Fortbildungszentrum im Gesundheitswesen Frankfurt am Main
	Klinikum Nürnberg
1990	Uniklinikum Freiburg
	Uniklinik Mainz

Dr. Maria Rave-Schwank leitete ab 1968 die Weiterbildungsstätte in Heidelberg und wurde 1975 Leiterin der Weiterbildung im Landschaftsverband Rheinland. Zum 20-jährigen Bestehen der Fachweiterbildung zur Krankenpflege für Psychiatrie im Rheinland fand 1995 eine Fachtagung statt, deren Beiträge in einer Eigendokumentation festgehalten wurden. Zusammenfassend hielt Rave-Schwank fest:

> „Die kustodiale Rolle des Pflegepersonals war als überholt und insuffizient erkannt worden. Aber es fehlten die Verhaltensweisen, Regeln und Vorbilder, wie mit dem Patienten und seinen Angehörigen gearbeitet werden kann. Der Weiterbildungslehrgang hat Möglichkeiten theoretisch begründet, aufgezeigt und eingeübt, mit den Patienten Zeit zu verbringen und sich nicht aus Unsicherheit zurückzuziehen ins Dienstzimmer. Pflegen heißt in der Psychiatrie auch und vor allem Dasein." (Rave-Schwank 1995, S. 10)

Festzuhalten ist, dass ungefähr zu Beginn des Jahres 1970 deutlich wurde, wie wichtig qualifizierte Pflegekräfte für die psychiatrische Versorgung sind. Die Auflistung in Tabelle 6 belegt, dass in einem Jahrzehnt eine Vielzahl von psychiatrisch-pflegerischen Weiterbildungen entstanden ist, jedoch mit unterschiedlichem Niveau, da es in der Regel zu diesem Zeitpunkt noch keine staatliche Regelung gab.

Die meisten der aufgeführten 38 Weiterbildungsstätten für Psychiatrische Pflege sind bereits bis 1990 in Folge der Psychiatrie-Enquête entstanden. Dies belegt, für wie zentral theoretische Inhalte, Wissen und die Entwicklung des Berufsbildes psychiatrischer Pflege von der Berufsgruppe selbst angesehen wurde. Gleichzeitig wurde immer deutlicher, dass sich mit Veränderungen im psychiatrisch-psychosozialen Versorgungssystem auch die in diesem Bereich tätigen Berufsgruppen in ihrem Wissen und Handeln verändern mussten.

Heute existieren ca. 50 Weiterbildungsstätten in der Bundesrepublik, hinzu kommen verschiedene Studiengänge für Psychiatrische Pflege (Psychiatric Nursing).

Schon Mitte der 1970er Jahre bildete sich ein Arbeitskreis der Weiterbildungsstätten, heute die Bundesarbeitsgemeinschaft der Weiterbildungsstätten für Pflege in der Psychiatrie (BWP), diesbezüglich würde sich auch eine Auswertung lohnen.

4.5.3 Sozialpsychiatrische Zusatzausbildung

Auf Initiative des ersten Fachausschusses der Deutschen Gesellschaft für Soziale Psychiatrie e. V. (DGSP), des Fachausschusses Aus-, Fort- und Weiterbildung (AFW), entstand 1977 das Angebot der ersten Sozialpsychiatrischen Zusatzausbildung (SPZA). Das Ziel war, die unterschiedlichen Berufsgruppen gleichermaßen zu qualifizieren, um den veränderten Aufgaben gerecht zu werden. In der ersten Broschüre des AFW ist zu lesen:

> „Wir wollen, daß Mitarbeiter/innen psychiatrischer und psychosozialer Einrichtungen über alle beruflichen, durch Ausbildung und tarifliche Einordnung bedingten Schranken hinweg, gemeinsam eine Sprache und Grundhaltung lernen, die ihnen und den ihnen Anvertrauten entspricht. Kennzeichnend für eine sozialpsychiatrische Grundhaltung ist das Bemühen, leidende und kranke Menschen als weltoffene, sich in ständiger Entwicklung befindliche, wenngleich oft sehr verwundbare Partner verstehen zu lernen." (Fachausschuss für Aus-, Fort- und Weiterbildung im DGSP 1977, ohne Seitenzahl)

Der erste Kurs wurde, nachdem der AFW die Rahmenbedingungen festgelegt hatte, von Peter Bastiaan und mir weiterentwickelt und, wie bereits erwähnt, durchgeführt sowie dokumentiert (Bastiaan/Schädle-Deininger 1978 und 1980).

Bis Ende der 1980er Jahre führte die DGSP etwa 80 Kurse mit je 18–24 TeilnehmerInnen in der Bundesrepublik erfolgreich durch, nach 1990 auch in den neuen Bundesländern. Das Angebot gibt es heute in zwei unterschiedlichen Formen, als regionales oder als überregionales mit einer etwas anderen Struktur. Andere Bildungsträger bieten die SPZA ebenfalls in unterschiedlichen Formaten an.

Ein weiteres Mosaiksteinchen am Ende des für dieses Buch gewählten Zeitraums: Die DGSP (der Berliner Landesverband und der AK Pflege) veranstaltete 1990, unmittelbar nach der Wende, in der Wilhelm-Griesinger-Klinik in Ost-Berlin eine Tagung, um die Inhalte der psychiatrischen Pflege und ihren Bildungsstand in Ost und West zu diskutieren. Dabei wurden die unterschiedlichen Entwicklungsstränge sehr deutlich und auch, dass es Zeit braucht, sich anzunähern. Klar hervorgehoben wurde jedoch auch, dass eine Annäherung schneller gelingen würde, wenn gemeinsame Zukunftsziele in Richtung Akademisierung und hinsichtlich gemeinsamer Definitionen vorangebracht würden. Es waren gute Vorsätze, die jedoch nur in einem engen Kreis aufgegriffen wurden und nicht auf breiteres Interesse gestoßen sind.

Die Zusammenschau der dargestellten geschichtlichen Gegebenheiten, vor allem hinsichtlich der Einbettung psychiatrischer Pflege, aber auch im Zusammenwachsen von Ost und West, zeigt auf, dass es viele Fragestellungen gäbe, die interessant wären, um weiterverfolgt, aufgeschrieben und beforscht zu werden. Im Rahmen dieser Arbeit konnten jedoch nur einige Bezugspunkte aufgegriffen werden.

4.6 Zusammenhänge von theoretischen Inhalten, beruflicher Entwicklung und Identitätsbildung

Wenn wir davon ausgehen, dass (psychiatrische) Pflege ein eigenständiger Beruf im Gesundheitswesen ist, gilt es die Zusammenhänge aufzuzeigen, die einen Beruf ausmachen, nämlich das Zusammenwirken von Kenntnissen, Erfahrungen, Fertigkeiten und ethischen Haltungen.

Die Inhalte der Weiterbildungen zur Fachpflege Psychiatrie waren bereits zu Beginn ihrer Implementierung in den 1970er Jahren sehr umfangreich, allerdings auch von einer Weiterbildungseinrichtung zur anderen in den Schwerpunkten unterschiedlich. Dies galt auch für die psychiatrisch-pflegerischen Inhalte in der Pflegeausbildung, da spielte es eine Rolle, wo und wie die Krankenpflegeschulen im System angegliedert waren. Deshalb mussten häufig individuelle Wege gesucht werden, um auf die Ausbildung aufbauen zu können.

Bereits der Anhang zum Bericht der Psychiatrie-Enquête 1975 hielt die nachfolgend in Tabelle 7 aufgeführten Inhalte fest (Deutscher Bundestag 1975b, S. 254):

Tabelle 7: Lernziele psychiatrischer Pflege aus der Psychiatrie-Enquête

<table>
<tr><th colspan="2">Lernzielkatalog: Fachschwester/-pfleger für Psychiatrie</th></tr>
<tr><th>Organisation der Station zum therapeutischen Milieu</th><th>Rehabilitation und Nachsorge</th></tr>
<tr><td>• Kenntnisse und Fertigkeiten zur Planung, Durchführung und Kontrolle in den Bereichen Aufnahme, Entlassung, therapeutische Haushaltsführung, Umgang mit Patienten, Teamarbeit, Außenkontakte
• Planung und Durchführung von Aktivierungsgruppen
• Durchführung und Leitung von Haus- und Stationsversammlungen mit Patienten und therapeutischen Mitarbeitern
• Erkennen und Ansprechen von Gruppenprozessen
• Kenntnisse und Fertigkeiten im Umgang mit den Angehörigen der Patienten
• Praxisbezogene Anleitung von Schülern in der Psychiatrie (Schwerpunktgebiet Psychiatrie)</td><td>• Kenntnisse und Fertigkeiten der intra-extramuralen Rehabilitation
• Nachbetreuung entlassener Patienten
• Organisatorische und therapeutische Aufgaben in Übergangseinrichtungen, insbesondere Planung und Durchführung von Patientenclubs, auch im Zusammenhang mit Laienhelfern
• Praktische Tätigkeit nachgewiesen in den Bereichen für Akutkranke, psychogeriatrisch Kranke, chronisch Kranke und Oligophrenie; in einer teilstationären sowie einer extramuralen Einrichtung
• Kenntnisse im psychiatrisch-medizinischen Bereich; sozialwissenschaftliche und psychologische Grundlagen; therapeutisch-pflegerische Kenntnisse</td></tr>
<tr><th colspan="2">Lernzielkatalog: Psychiatrische Krankenpflegehelfer</th></tr>
<tr><td colspan="2">• Respekt und Verständnisbereitschaft als Grundeinstellung zum Patienten
• Grundkenntnisse der psychiatrischen Krankheiten und ihre Behandlungsmethoden (somatische, psychotherapeutische, soziotherapeutische Behandlungsmöglichkeiten
• Grundkenntnisse über den Umgang mit Gruppen
• Durchführung von Aktivierungsgruppen nach Anleitung (Gesellschaftsspiele, Sport, Singen, Handarbeiten, Basteln)
• Grundkenntnisse über die Organisation der Station zum therapeutischen Milieu (Aufnahme, Eigentum, Post, Körperpflege, Mahlzeiten, offene und geschlossene Abteilungen, Entlassung)
• Arbeitstherapie und Beschäftigungstherapie als intramurale Rehabilitationsmöglichkeiten</td></tr>
</table>

Die dritte Pflege-Fortbildungstagung der Aktion Psychisch Kranke e. V. hatte zum Thema „Weiterbildung für Pflegepersonal in der Psychiatrie“ und wurde in einem

Tagungsbericht dokumentiert. Bei dieser Tagung formulierte Asmus Finzen, ärztlicher Leiter des Niedersächsischen Landeskrankenhauses Wunstorf, aus der Sicht der Krankenhausleitung sechs Thesen zur Weiterbildung, die er in einem Vortrag begründete (Aktion Psychisch Kranke e. V. 1979, S. 8):

1. Weiterbildung ist notwendig, um ein Problembewusstsein für die aktuelle Situation eines Krankenhauses wachzuhalten. Weiterbildung ist geeignet, zwangsläufiger Betriebsblindheit entgegenzuwirken.
2. Nur mit Hilfe einer Weiterbildung für das Pflegepersonal ist eine vielseitige Einsatzfähigkeit des Pflegepersonals in allen Bereichen des Krankenhauses gewährleistet.
3. Weiterbildung wird in Zukunft eine wesentliche Rolle bei der Schulung von Führungskräften spielen. Es kann nicht angehen, dass der Aufstieg in Führungspositionen ausschließlich eine Angelegenheit des Dienstalters ist.
4. Weiterbildung wird die therapeutische Effizienz der stationären psychiatrischen Arbeit verbessern.
5. Weiterbildung bedeutet Rationalisierung des Kräfteeinsatzes durch Einsparung von Energie und Aufwand am falschen Ort.
6. Nur durch umfassende Weiterbildung können die Arbeitsplätze des Pflegepersonals in der Psychiatrie auch im Falle von langfristigen Änderungen der Versorgungsstruktur zuverlässig gesichert werden.

Finzen betonte, im Rahmen der Psychiatrieentwicklung würden immer mehr qualifizierte Mitarbeitende der Pflege im außerstationären Bereich gebraucht und dafür seien ein Umdenken, Flexibilität und ständig aktuelles Wissen dringend erforderlich.

Weiterbildungen in der Pflege sind – im Gegensatz zur pflegerischen Ausbildung, die bundesrechtlich festgelegt ist – landesrechtlich geregelt. In diesem Zusammenhang sind die derzeitigen Empfehlungen der Deutschen Krankenhaus Gesellschaft (DKG) zu nennen, deren Anlage IX sich mit der „Weiterbildung Pflege in der Psychiatrie, Psychosomatik und Psychotherapie" befasst (Deutsche Krankenhaus Gesellschaft 2018a und 2018b). Die DKG hat bereits Ende der 1960er, Anfang der 1970er Jahre einen Rahmen für die Weiterbildungen der Pflege geschaffen.

Der Arbeitskreis Pflege in der DGSP betonte in seiner in den 1980er Jahren entstandenen Broschüre „Denkanstöße zu bildungspolitischen Konzepten in der Pflege" unter anderem, dass Pflegewissen den Mittelpunkt der Ausbildungsinhalte bilden müsse und alle anderen Fächer den pflegerischen Themen zugeordnet werden sollten. Er stellte zudem fest, dass sich mit einer breiteren (akademischen) Ausbildung des „Gesundheitsberufes Pflege" der Pflegekraft im Laufe ihres Berufslebens die Möglichkeit eröffnet, nach entsprechender Fort- und Weiterbildung fachliche Schwerpunkte zu setzen und auch das Arbeitsfeld zu wechseln, was möglicherweise zu höherer Berufszufriedenheit und zu längerem Verbleiben im Beruf beiträgt (Arbeitskreis Pflege in der

DGSP 1987). Außerdem hielt der Arbeitskreis fest, dass der Bildungsnotstand der Pflege durch Bildungsdurchlässigkeit zeitnah beseitigt werden müsse, wenn die Attraktivität im Pflegeberuf in Zukunft zunehmen soll und die Ziele der WHO der „Gesundheit für alle bis zum Jahr 2000“ (inzwischen abgelöst/ergänzt durch das Rahmenkonzept „Gesundheit 2020“ für eine Gesundheitspolitik in der Europäischen Region der WHO) verwirklicht werden sollen.

Lebenslanges Lernen

In diesem Zusammenhang ist eine genauere Festlegung verbindlicher Fort- und Weiterbildungs-Verpflichtungen im Sinne von „lebenslangem Lernen“ dringend erforderlich.

Wir waren im AK Pflege der DGSP immer neidisch auf die Länder, die durch ihre Strukturen regelmäßige Wissenserweiterung und Bildung gefordert haben, was sich auch gravierend im beruflich-pflegerischen Selbstverständnis bemerkbar machte. Zwar gibt es in der jüngeren Zeit Ansätze der beruflichen Selbstverwaltung durch Pflegekammern in einzelnen Bundesländern, jedoch ist noch keine generelle Lösung in Sicht, auch nicht durch die Möglichkeit der Registrierung beruflich Pflegender. Bisher wird die Diskussion zu wenig vor dem Hintergrund von beruflicher Bildung, Selbstverantwortung und Vorbehaltsaufgaben sowie einer eigenständigen Profession geführt.

Wenn wir in diesem Kontext die Verknüpfung von Bildung, theoretischen Inhalten, pflegerischer Identität, Schlüsselqualifikationen und Kompetenzen herstellen und nach Merkmalen suchen, kommen wir zwangsläufig zu den grundlegenden Konzeptionen von Wissen, Handeln, Verantwortung und Vertrauen, die im weiteren Verlauf dieser Arbeit eine essentielle Rolle spielen werden. Daraus ergibt sich dann wiederum zwangsläufig die Notwendigkeit und Bereitschaft zum lebenslangen Lernen, das von der Informationskompetenz des Einzelnen ausgeht und ihn dazu befähigen will, eigenständig auf den unterschiedlichen Ebenen zu lernen.

Die Europäische Union definiert lebenslanges Lernen oder lebensbegleitendes Lernen als

> „alles Lernen während des gesamten Lebens, das der Verbesserung von Wissen, Qualifikationen und Kompetenzen dient und im Rahmen einer persönlichen, bürgergesellschaftlichen, sozialen, bzw. beschäftigungsbezogenen Perspektive erfolgt.“ (Kommission der europäischen Gemeinschaften 2001, S. 9)

Lebenslanges Lernen soll also ein breites Zielespektrum abdecken, das von der persönlichen Entfaltung über die soziale Eingliederung bis zur Beschäftigungs- und Anpassungsfähigkeit eines aktiven und demokratischen Bürgers reicht (Kommission der europäischen Gemeinschaften 2001, S. 9).

Dies soll die nachfolgende Abbildung 4 im Hinblick auf den beruflichen Zusammenhang des lebenslangen Lernens verdeutlichen.

Abbildung 4: Lebenslanges Lernen: Zusammenhang von Wissen, Kompetenzen und Handeln

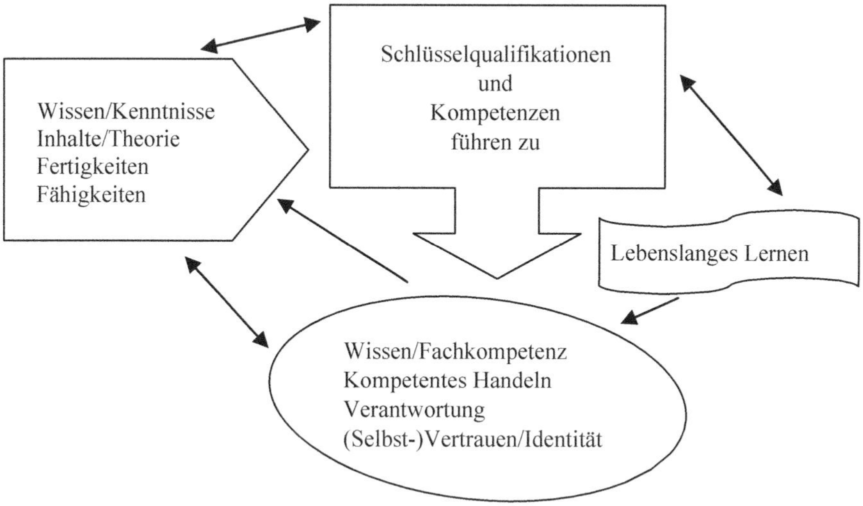

Der Schwerpunkt dieser Arbeit wird in den Auswertungen des untersuchten Materials auf den vier grundlegenden Konzeptionen Wissen, Verantwortung, Vertrauen und Handeln liegen, da diese die Grundlage für eine berufliche Identitätsentwicklung und zentrale Säulen für die psychiatrisch-pflegerische Berufsausübung bilden.

Dass Pflege nicht unabhängig von gesellschaftlichen und politischen Strömungen und wissenschaftlich vorherrschenden Meinungen ist, wird in diesem Zusammenhang vernachlässigt. Der Fokus liegt auf einer an humanistischen Grundsätzen ausgerichteten (psychiatrischen) Pflege, die gekennzeichnet ist durch Wertschätzung sowie Förderung der Eigenständigkeit und Autonomie derer, die Hilfe und Pflege benötigen, und sich im alltäglichen beruflichen Handeln zu Verantwortung und Menschlichkeit verpflichtet.

Diese komplexen Zusammenhänge und einzelne Aspekte davon werden in der Arbeit im Hinblick auf die festgelegten Konzeptionen beleuchtet und in einen Zusammenhang gesetzt.

5 Zentrale Aspekte und methodisches Vorgehen

> *Meine Arbeit liegt hinter mir, wie Sie es selbst sagen. Niemand kann vorhersagen, wie spätere Zeiten sie einschätzen werden. Ich selbst bin nicht so sicher, von der Forschung ist ja der Zweifel unablösbar, und mehr als ein Bruchstückchen der Wahrheit hat man gewiß nicht herausbekommen.*
>
> *Sigmund Freud*

Anhand des zusammengetragenen Materials werden die Hintergründe und Sachverhalte geordnet und belegt. Da es im Kern der Arbeit um die Nachvollziehbarkeit von fachlichen Inhalten geht, die eine Identitätsentwicklung nach sich ziehen, müssen Identität und fachlich-pflegerisch-psychiatrische Inhalte näher definiert und genauer im Sinne der zu verfolgenden Fragen beleuchtet werden.

5.1 Systematisierung der Entwicklung psychiatrischer Pflege

Um die Entwicklung der psychiatrischen Pflege im Kontext von Veränderungen in der psychiatrisch-psychosozialen Versorgung zu beleuchten, wird folgende Annahme formuliert:

Die Themen und Inhalte der analysierten Unterlagen/Materialien in den Jahren von 1960 bis 1990 zeigen zentrale Aussagen zur beruflichen Identität und zum psychiatrisch-pflegerischen Selbstverständnis auf.

Dieser Annahme folgend wird im beschriebenen Material folgenden Fragen nachgegangen.

Welche psychiatrisch-pflegerischen Inhalte lassen sich in den Jahren 1960 bis 1990 identifizieren?

Welche Merkmale und Konzeptionen lassen sich wahrnehmen, die psychiatrische Pflege in ihrem Selbstverständnis und ihrer Identitätsentwicklung kennzeichnen?

Die zentralen Materialien der psychiatrischen Pflegeliteratur, der Auswertung von Pflegetagungen und der Diskussionen des AK Pflege in der DGSP, erweitert durch die Befragung der Weiterbildungsstätten und die Interviews der Kolleginnen aus der ehemaligen DDR, sind zugängliche Fragmente, die verschiedene Blickwinkel auf die gestellten Fragen zulassen. Diese Ansätze lassen sich durchaus in ihrer Betrachtung und mit weiteren Unterlagen jederzeit ergänzend zusammenfügen.

Eine ausführliche und gründliche Literaturrecherche und Bearbeitung der einschlägigen vorhandenen und zur Verfügung stehenden Literatur und teils privat gesammelte Unterlagen bilden die Grundlage für diese Arbeit. Da sich die Arbeit mit der Entwicklung psychiatrischer Pflege in der „Psychiatrielandschaft" der damaligen Bundesrepublik Deutschland von 1960 bis 1990 befasst, ist die Literatur überwiegend deutschsprachig.

Die beiden zentralen Kennzeichen „Bildung von Identität" und „fachliche Inhalte" werden in einen Zusammenhang zum alltäglichen Handeln gebracht. Die Verbindung von Wissen, Identität, Schlüsselqualifikationen, Kompetenzen, Verantwortung und Handeln steht dabei im Mittelpunkt der Betrachtung. Deshalb ist es notwendig, diese Begrifflichkeiten näher zu beleuchten. Ruth Schröck, erste Pflegeprofessorin in der Bundesrepublik Deutschland, stellt fest:

> „Wenn Wissenschaft durch das Mittel der Forschung eine spezifische Art und Weise darstellt, Phänomene der natürlichen, geistigen und sozialen Welt zu identifizieren und zu ordnen, muss der Erfahrungsbereich, dem die für die Pflegeforschung relevanten und zu untersuchenden Phänomene angehören, definiert werden." (Schädle-Deininger 2013, S. 235)

Jede Wissenschaftsdisziplin benötigt ihre eigenen Methoden, um Wissen zu entwickeln und theoretische Grundlagen zu erweitern. Bisher gibt es in Deutschland praktisch keine oder nur eine wenig einheitliche Auffassung darüber, was das spezifische Arbeits- und Sondergebiet und die damit verbundene Domäne von Pflegewissenschaft ist. Die Arbeitsgemeinschaft Pflegeforschung im DBfK hat jedoch bereits im Dezember 1988 ein Papier erarbeitet und definiert, was darunter zu verstehen ist::

> „Pflegeforschung dient der methodischen Wissensvermittlung in der Praxis der Krankenpflege. Auf einer konzeptionellen Grundlage und in einem relevanten theoretischen Rahmen werden mit gültigen und verläßlichen empirischen, historisch-analytischen und philosophischen Erkundungsmethoden Fragen aus der Perspektive der Krankenpflegepraxis identifiziert und in beschreibender, vergleichender, analytischer und experimenteller Weise bearbeitet. Pflegeforschung befaßt sich in erster Linie mit der Effektivität pflegerischen Handelns und mit den dieses Handeln unmittelbar beeinflussenden Faktoren." (Krohwinkel et al. 1991, S. 22)

Ein Qualitätsmerkmal professioneller Pflege ist eine forschungsbasierte Pflegepraxis. Damit ist es ein Ziel der Pflegeforschung, eine empirische Wissensbasis für die Praxis zu schaffen. Der Internationale Pflegeverband (ICN) unterstützt die nationalen Pflegeverbände zur Verbesserung von Pflegeforschung. Er setzt sich für Bildungsmaßnahmen ein, die es den Pflegenden ermöglichen, Forschungsvorhaben durchzuführen,

Ergebnisse kritisch zu bewerten und sinnvoll in die Praxis zu übertragen. Ein Augenmerk wird dabei auch auf die Stärkung des beruflichen Selbstverständnisses der Pflege sowie das Verständnis für deren historische Entwicklung gelegt (Schädle-Deininger 2014, S. 35 ff).

Deutschland legte erstmals 2012 eine Agenda für zehn Jahre mit zentralen Forschungsfragen vor. Darin wird zur Situation der Pflegeforschung in Deutschland festgestellt:

> „International gesehen bildet Deutschland nach wie vor eines der Schlusslichter in der Entwicklung von Pflegewissenschaft und Pflegeforschung. Diesen Entwicklungsrückstand zu beheben, gehört zu den großen Herausforderungen der Forschungspolitik." (Behrens et al. 2012, S. 7)

Zudem wird festgestellt, dass es für eine qualitativ hochwertige Pflege unerlässlich ist, vermehrt wissenschaftliche Grundlagen zu schaffen, um den gesellschaftlichen Anforderungen im Gesundheitswesen künftig begegnen zu können:

> „Einigkeit herrscht auch darin, dass eine Lösung der pflegerischen Versorgungsprobleme der nächsten Jahrzehnte nur dann möglich sein wird, wenn die in Deutschland vorherrschende Verengung der Pflege und des Pflegebegriffs auf Unterstützung bei körperorientierten Selbstversorgungsmaßnahmen überwunden und das Aufgabenspektrum der Pflege um präventive, rehabilitative, beratende, anleitende, edukative und versorgungssteuernde Aufgaben erweitert wird." (Behrens et al. 2012, S. 4)

Forschung ist also immer von dem Stand des derzeitigen Wissens und der damit verbundenen zur Verfügung stehenden Erkenntnisse aus zu betrachten. Das Ergebnis kann morgen schon wieder in Frage gestellt werden, ganz gleich ob qualitativ oder qualitativ untersucht, denn „die Wissenschaft von heute ist der Irrtum von morgen", wie schon Jakob Johann Baron von Uexküll (baltischer Biologe, 1864–1944) sagte.

5.2 Schlüsselbegriffe

Schlüsselbegriffe wie Identität und Identitätsbildung, Kompetenz, Schlüsselqualifikation, Wissen, Verantwortung und Handeln sollen näher betrachtet werden, da sie für die Einordnung und Auswertung von zentraler Bedeutung sind.

Schlüsselbegriffe können aufschlussreiche inhaltliche Faktoren sein, die zunächst nicht offenkundig oder vordergründig aus einem Text hervorgehen, jedoch bedeutsam für hypothetische und fassbare Einordnungen sind. Damit soll deutlich werden, dass durchaus auch andere Schwerpunkte hätten gesetzt werden können und dass weiterer Bedarf an Untersuchungen und Nachforschungen besteht.

5.2.1 Identitätsbildung und Identität

Der Duden bezeichnet Identität im psychologischen Sinne als die „als Selbst erlebte innere Einheit der Person“ und außerdem als „völlige Übereinstimmung mit etwas“. Übertragen auf die Arbeitswelt ergibt sich ein etwas komplexeres Bild:

> „Berufliche Identität und berufliches Engagement sind schwer voneinander zu trennen, weil beide die Art und Weise abbilden, wie sich die einzelne Person auf ihre Arbeit bezieht und wie sie subjektiv ihre Arbeitsprozesse erlebt. Deshalb sind berufliche Identität und berufliches Engagement in ihrer Ausprägung von zahlreichen individuellen und gesellschaftlichen Faktoren abhängig. Berufliche Identität kann demzufolge nur das Ergebnis eines Entwicklungsprozesses sein, der mit der Entstehung von beruflichen Kompetenzen und dem Festigen der beruflichen Rolle eng verknüpft und nicht voneinander zu trennen ist. Pflegerisch-berufliche Identitätsentwicklung verläuft im Spannungsfeld zwischen Selbstverwirklichung und den Anforderungen der Gesellschaft, aber auch im Finden und Bilden eigener Wertmaßstäbe. Dabei spielt die Balance der personalen und sozialen Dimension von Identität ebenso eine Rolle wie das Einbringen von Interessen und Bedürfnissen.“ (Schädle-Deininger/Wegmüller 2017, S. 28 f.)

Identität und Identitätsentwicklung in diesem spezifischen Feld zu betrachten bedeutet dann auch, dass Qualifikation und kontinuierliche Weiterentwicklung durch Reflexion sowie durch Fort- und Weiterbildungskontinuität gewährleistet und gefördert werden müssen.

Abbildung 5: Der Identitätsprozess

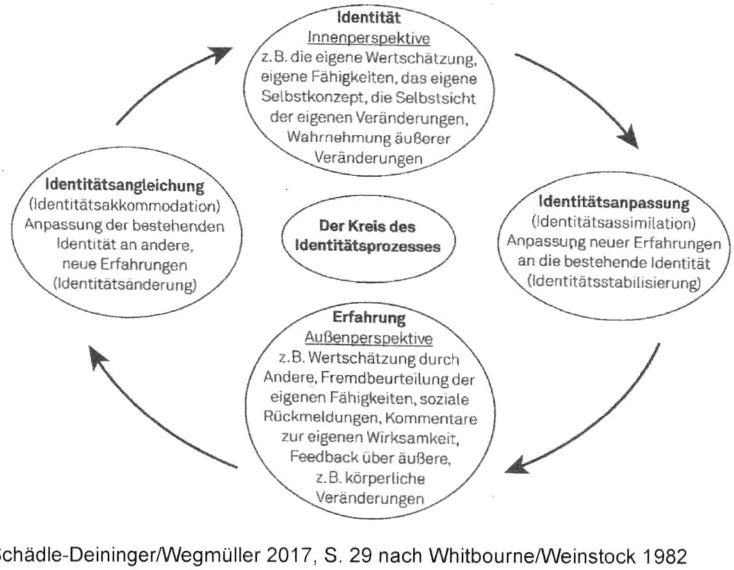

Quelle: Schädle-Deininger/Wegmüller 2017, S. 29 nach Whitbourne/Weinstock 1982

Die unterschiedlichen Elemente des Identitätsprozesses wie in Abbildung 5 dargestellt werden sich im beruflichen Dasein immer wieder verändern und ergänzen, den Kreis so neu in Bewegung bringen und dabei die bestehende Identität modifizieren und stabilisieren. Das vollzieht sich unter anderem durch kontinuierliche Reflexion, gesammelte Erfahrung und Wissenserweiterung und den damit verbundenen Ausbau von Fähigkeiten und Fertigkeiten.

Die eigene Identität und deren Überprüfung bestimmt unser Erleben, Verhalten und Handeln und zeigt sich in der ständigen Reflexion unserer Selbstwahrnehmung und Selbstbewertung sowie im Einfordern von Rückmeldung durch andere. Das eigene Selbstkonzept wird z. B. in der Individualität der Einstellungs-Verhaltens-Konsequenz und in der Echtheit der Gefühls-Verhaltens-Relation sichtbar. Im Selbstwertgefühl kommen Akzeptanz der eigenen Person, Selbstachtung, Zufriedenheit und Wohlbefinden sowie Autonomie, Unabhängigkeit und Sinnerfüllung zum Tragen. Die Bedeutung des subjektiven Erlebens ist, ebenso wie die Realitätsüberprüfung, ein weiterer Baustein zur eigenen Identität. (Schädle-Deininger/Wegmüller 2017, S. 29)

5.2.2 Fähigkeiten und Fertigkeiten

Berufliches Können umfasst sowohl Fähigkeiten als auch Fertigkeiten. Unter Fähigkeiten sind vielschichtige Eigenschaften zu verstehen, die im Laufe der Entwicklung und Lebensgeschichte entstanden sind. Als Fertigkeiten werden im Allgemeinen erworbene und erlernte Verhaltensweisen bezeichnet, diese benötigen zur Verwirklichung bereits vorhandene Fähigkeiten.

Die Fertigkeiten und Fähigkeiten in der Pflege basieren auf inhaltlich-theoretischen Positionen, z. B.:

- der eigenen theoretischen Basis
- der Orientierung an Gesundheit bzw. Wohlbefinden und Pflege- bzw. Hilfebedürftigkeit
- pflegerischen Angeboten in einer umfassenden (psychosozialen) Versorgung sowohl im (teil-)stationären als auch im komplementären und ambulanten Bereich
- der Eigenständigkeit und gleichberechtigten Kooperation mit anderen Berufsgruppen
- der gesellschaftlichen Bedeutung und Bedingtheit der Pflege und ihres Handelns

Einige Beispiele sollen die notwendigen Fertigkeiten und Fähigkeiten in der Ausübung professioneller Pflege illustrieren:

- Denkfähigkeit: kreativ sein, assoziieren können, Denkblockaden erkennen und lösen oder auch eine ausreichende Stimulierung und Aktivierung des Gehirns
- Kreativität: sich auf Phantasie einlassen und anregen lassen, assoziieren und spontan sein oder auch visualisieren können
- Lernfähigkeit: Informationen strukturieren, verarbeiten und speichern können, Arbeitstechniken beherrschen oder auch Lernen gezielt organisieren
- Verantwortungsfähigkeit: Vereinbarungen treffen und einhalten, das eigene Handeln kritisch reflektieren, Rollen verantwortlich übernehmen und Rollenkonflikte sowie Konsequenzen des jeweiligen Handelns erkennen
- Selbstständigkeit: Absprachen treffen und Aufgaben delegieren können, Freiräume nutzen und ein angemessenes Zeit- und Ressourcenmanagement sowie Eigeninitiative entwickeln, aber auch sich seiner eigenen Fähigkeiten bewusst sein
- Leistungsfähigkeit: Erkennen von Stärken und Schwächen sowie Leistungsgrenzen und Leistungsstärken, Prioritäten setzen und planvoll sowie zielstrebig arbeiten können
- Kommunikationsfähigkeit: klare Aussagen treffen und Feedback geben können, aktiv zuhören können ohne Stellung zu beziehen, unterschiedliche Kommunikations- und Gesprächsführungsmodelle kennen und anwenden
- Kooperationsfähigkeit: gemeinsame Entscheidungen treffen können, Unterstützung von anderen annehmen können, Konflikte benennen und Lösungsstrategien kennen und anwenden, mit anderen wertschätzend umgehen und motivieren können

Fertigkeiten und Fähigkeiten sind eng verwoben mit Schlüsselqualifikationen und den unterschiedlichen Kompetenzbereichen.

5.2.3 Schlüsselqualifikationen

Unter Schlüsselqualifikationen werden im Allgemeinen durch Ausbildung, Erfahrung u. s. w. erworbene Fähigkeiten verstanden, durch die eine Person veränderte Situationen schnell und leicht bewältigen kann. Sie ermöglichen einen kompetenten Umgang mit Fachwissen und gründen auf übergreifenden Kompetenzen im kognitiven und emotionalen/affektiven Bereich. Damit umfassen Schlüsselqualifikationen neben der personalen, sozialen, fachlichen und methodischen Kompetenz allgemeine Kenntnisse, Fähigkeiten und Fertigkeiten, die einen flexiblen und innovativen sowie einen funktions- und berufsübergreifenden Um- und Zugang hinsichtlich der alltäglichen Anforderungen ermöglichen.

Der AK-Pflege in der DGSP befasste sich Ende der 1980er und Anfang der 1990er Jahre mit der „Pflegequalität in der psychiatrischen Versorgung – soweit sie sich messen läßt“. Diese Diskussion fassten ein kleiner Kreis von Kolleginnen und ich zusammen (Arbeitskreis Pflege in der DGSP 1996, S. 11 ff.). Ich habe die Schlüsselqualifikationen im Laufe der Jahre in unterschiedlichen Zusammenhängen erweitert, teils abgewandelt und in den Kontext von Lerninhalten gesetzt (Schädle-Deininger/Wegmüller 2017, S. 669 ff.).

Die nachfolgend aufgelisteten Schlüsselqualifikationen werden in Überbegriffen zusammengefasst. Aus den oben genannten Veröffentlichungen gehen die dafür notwendigen Kompetenzen und das dazu benötigte (Fach-)Wissen hervor, die sich in den Fähigkeiten und Fertigkeiten einer Person ausdrücken.

Überprüft werden die Schlüsselqualifikationen dann an dem, was im Verhalten und im alltäglichen Handeln sichtbar wird und beobachtet werden kann. Wichtig ist es festzuhalten, dass Kompetenzen in der psychiatrischen Pflege häufig weniger quantitativ messbar als vielmehr im Alltag und in der Zusammenarbeit wahrnehmbar und beobachtbar sind. Außerdem verdeutlichen sie die Bandbreite, die zur Bildung von Schlüsselqualifikationen in der psychiatrischen Pflege von Bedeutung ist.

Übergeordnete Schlüsselqualifikationen in der Psychiatrischen Pflege

- Aktualisierung des in der Ausbildung oder im „Grundstudium“ erworbenen Wissens und Vertiefung/Erweiterung des Basis- und Grundlagenwissens für das alltägliche Handeln in der psychiatrischen Pflege
- Menschen mit einer psychischen Erkrankung ein möglichst autonomes und selbstbestimmtes Leben ermöglichen
- Begleitung und Bewältigung von Krisen
- Mitwirkung an der Gesamtbehandlung des Patienten/Klienten/Bewohners/ Besuchers
- Gesundheitsförderung/Prävention, die Fähigkeiten des Patienten/Klienten fördern, im Rahmen seiner Möglichkeiten gesund zu bleiben, Eingliederung bzw. Wiedereingliederung unterstützen
- Mitwirkung bei der Entwicklung des Berufs, der psychiatrischen Versorgungsstrukturen und der gesundheits- und sozialpolitischen Bedingungen

Entwicklung von Schlüsselqualifikationen

Goetze und Fink (2000, S. 11 ff.) beschreiben sechs Schritte zur Entwicklung von Schlüsselqualifikationen, die dazu befähigen sollen, in einer einmaligen, jedoch auch in standardisierten Pflegesituationen Verantwortung für das eigene Handeln zu übernehmen und angemessen und flexibel zu reagieren. Das bedeutet, dass Pflegende mehr brauchen als „nur“ Fachwissen, sondern zudem über Eigeninitiative und übergreifende Fähigkeiten verfügen müssen, um berufliche Anforderungen zu bewältigen, aber auch um mit anderen Berufsgruppen und Einrichtungen konstruktiv im Sinne von psychisch erkrankten Menschen zusammenzuarbeiten. Reflexion, Kompetenzen und Schlüsselqualifikationen gehören darum eng zusammen.

Sechs Schritte zur Entwicklung von Schlüsselqualifikationen

1. *Information* versucht zu klären, was getan werden soll, was die Aufgabe ist, welche Ziele zu verfolgen sind und ob die eigenen Kenntnisse, Fertigkeiten und Kompetenzen ausreichen, die Aufgabe zu lösen oder auszuführen.
2. *Planung* kann sich sowohl in einem Team als auch in Einzelaktionen vollziehen, gepaart mit den Überlegungen, welche Lösungen sich anbieten und wie vorgegangen werden kann.
3. *Entscheiden* bedeutet auszuwählen, welches Vorgehen mit welchen Möglichkeiten, Aktionen, Maßnahmen im Rahmen des denkbaren Handeln zum Einsatz kommt.
4. *Planungsausführung* bedeutet die nachvollziehbare und effiziente Umsetzung der Entscheidung.
5. *Kontrolle* nimmt in den Blick, ob die Aufgabe fach- und patientengerecht ausgeführt wurde und das Ergebnis der Zielsetzung sowie den fachlichen und inhaltlichen Kriterien entspricht, ggf. muss nachgebessert werden.
6. *Auswertung* beurteilt die fach- und sachgerechte Durchführung sowie den Ablauf, die Zielerreichung und Verbesserungsmöglichkeiten.

So betrachtet erfordern Schlüsselqualifikationen vorrangig ein Denken in Kontexten, ein handlungs- und problemorientiertes Vorgehen und vernetzte, breit angelegte Inhalte und weniger umgrenzte spezialisierte Kenntnisse. Diese Grundlage ermöglicht eher eine umfassende Kompetenzentwicklung.

Qualitätsmerkmale und Schlüsselqualifikationen professioneller psychiatrischer Pflege setzen sich aus mehreren Komponenten zusammen, beispielsweise aus der allgemeinen Arbeitshaltung, den theoretisch-fachlichen Kenntnissen, deren konsequenter Anwendung in der Praxis und der Fähigkeit, im Team zu arbeiten.

> „Selbst, wenn Mitarbeitende diese Punkte erfüllen, würden ‚Nutzer‘ und Angehörige noch nicht zwingend davon sprechen, daß sie gute psychiatrische Pflege erleben und sich angenommen fühlen. Zu ihr gehört darüberhinaus Empathie, die sich zwar wahrnehmen, jedoch weder messen noch verordnen läßt.“ (Arbeitskreis Pflege in der DGSP 1996, S. 10)

5.2.4 Kompetenz

Nach Benner (1994, S. 41 ff.) entwickelt sich die berufliche Kompetenz nach der Ausbildung. Der Einzelne kann sich dann vom „Neuling“ zum „Experten“ entwickeln. Schlussfolgerndes Denken von Neulingen, fortgeschrittenen Anfängern und kompetent Pflegenden nennt Benner „analytisches“ Denken, das typische unvoreingenommene meditative Nachdenken von Experten bezeichnet sie als „bewusstes" Denken. Benner geht von einer beruflich qualifizierenden Ausbildung aus, einer wachsenden beruflichen Erfahrung und einer ständigen Erweiterung des fachlichen Wissens sowie individueller Erkenntnisse, die dann reflektierend ins beruflich-pflegerische Handeln einfließen.

Nach Benner et al. verfügen erfahrene und kompetente Pflegende über die Fähigkeit, eine Situation zu erfassen und angemessen darauf zu reagieren. Sie haben einen qualitativen Ansatz und denken situativ. Dabei haben Fallverstehen, unterschiedliche Formen von Fallbesprechungen sowie Reflexionsmöglichkeiten einen wesentlichen Anteil.

> „Sobald der kompetente Akteur aufgibt, problematische Situationen als distanzierter Beobachter zu betrachten und zur Einleitung sinnvoller Maßnahmen nicht mehr darauf angewiesen ist, auf Prinzipien zurückzugreifen, werden die auf der Stufe des kompetenten Pflegenden gesammelten, bemerkenswerten und holistischen Erfahrungen zur Grundlage für weitere Fortschritte in den Fähigkeiten. [...] Er erkennt Ziele und Perspektiven und ist von ihnen begeistert. Nie wieder wird der Reiz des Engagements ersetzt werden können durch distanziertes bewußtes Planen." (Benner et al. 2000, S. 331)

Kompetenz lässt sich nach Olbrich (2005, S. 9 ff.) als Zusammenwirken verschiedener Komponenten in einer Person definieren und zeigt sich personenbezogen, vor allem darin, wie eine einzelne individuelle Person Entscheidungen trifft, die nicht allein auf Wissen und methodischem Können beruhen. Es sei immer die Person, die als Ganzes wahrnehme, kommuniziere, entscheide, Diskrepanzen aushalte, sich artikuliere und letztendlich innerhalb einer Situation mit den Betroffenen Pflege gestalte. Demnach vollzieht sich Pflegekompetenz immer im Austausch und gestaltet sich in jeder Pflegesituation neu.

> „Sie ist somit immer auch abhängig von allen diese Situation bestimmenden Faktoren, was bedeutet, dass Kompetenz relational ist, immer in Bezug auf etwas entsteht." (Olbrich 2005, S. 11)

Dann bedeutet „persönliche Kompetenz" z. B. Initiative zu ergreifen, kreativ zu sein, Verhandlungs- und Durchsetzungsfähigkeit zu besitzen, belastbar zu sein, aber auch, sich ein gutes Maß an Stress- und Frustrationstoleranz angeeignet zu haben. Die „soziale Kompetenz" zeigt sich dann z. B. in der Fähigkeit, sowohl mit dem Betroffenen, seinem sozialen Umfeld als auch mit Kollegen und anderen Berufsgruppen usw. konstruktiv zusammenarbeiten, aber auch motivieren und Konflikte lösen zu können. „Methodenkompetenz" beinhaltet z. B. Kreativität, Kenntnisse über unterschiedliches pädagogisches Vorgehen und methodische Techniken, aber auch Zeitmanagement und Projektarbeit. Wissen und das fachliche Expertentum z. B. zeigt sich in einer „Fachkompetenz“, die umfassend ist und den Überblick behält. Kompetenzen zu entwickeln und auszubauen ist ein zentraler Aspekt der beruflichen Weiterentwicklung.

Olbrich (2005, S. 13 ff.) betont, dass sich zwar nach Abschluss der Ausbildung erst im Lauf der Erfahrung Sicherheit, Vertiefung und Routine herausbilden, die Grundlage der Kompetenz jedoch bereits in der Ausbildung gelegt würde.

Berufliche Kompetenzbereiche

Olbrich (1999, S. 24 f.) unterscheidet acht Kompetenzbereiche:

- Die *Ausführungskompetenz* umfasst das Recht, im Rahmen einer übertragenen Aufgabe tätig zu werden und in diesem Zusammenhang Arbeitsrhythmus und Methoden zu wählen.
- Die *Verfügungskompetenz* meint das Recht, über Objekte und Sachmittel sowie Informationen zu verfügen.
- Die *Antragskompetenz* bezeichnet das Recht, initiativ zu werden und Dinge zu beantragen.
- Die *Entscheidungskompetenz* ist das Recht, zwischen Handlungsalternativen zu entscheiden. Sie kann je nach ihrer Bedeutung konkreter festgelegt werden, diese organisatorische Verteilung muss in der Leistungsorganisation verankert sein.
- Die *Mitsprachekompetenz* unterscheidet im entsprechenden Bereich zwischen Anhörungs-, Mitberatungs-, Veto- oder Mitentscheidungsrecht.
- Die *Anordnungskompetenz* bedeutet das Recht zuzuordnen. Jede Stelle mit Entscheidungskompetenz benötigt dieses Recht, da diese ohne eine Anordnungskompetenz wirkungslos ist.
- Die *Richtlinienkompetenz* bestimmt das Recht, Grundsätze und Richtlinien zu erlassen. Diese Kompetenz ist als hoch einzustufen.
- Die *Vertretungskompetenz* regelt das Recht, wer nach außen die Organisation bzw. das soziale System vertritt.

Auch wenn demzufolge Kompetenz in ihren vielschichtigen Dimensionen nicht pauschal oder quantitativ messbar ist, können unterschiedliche Fähigkeiten aufeinander aufbauen und gelernt werden. Hierbei ist es wichtig festzuhalten, dass sich fachliche Expertise im Zusammenhang von Denken und Handeln vollzieht.

Kompetenzen bedeuten auch, sich aktiv einzubringen, Projekte, Konzepte und Entwicklungen mitzugestalten und an Entscheidungen mitzuwirken. Olbrichs acht Kompetenzbereiche, die im beruflichen Zusammenhang zum Tragen kommen, sind in der Ausübung von professioneller Pflege von immenser Bedeutung und müssen im Kontext beruflicher Identität mehr in den Blick genommen und gezielt gefördert werden.

5.2.5 Wissen

Wissen leitet sich vom mittelhochdeutschen Wort „wizzen“ ab und bedeutet so viel wie sehen, erblicken, erkennen und gesehen haben. Das bedeutet, dass eine Person von etwas weiß, wenn sie Dinge wahrnimmt. In der Philosophie besteht keine einheitliche Definition des Begriffes „Wissen“. In der Regel wird der Begriff als vernetzte Informationen verstanden, die in einem Gesamtzusammenhang genutzt und angewandt werden können. Fachliches Wissen im Sinne von Fachkompetenz bezeichnet die Fähigkeit, den beruflichen Aufgaben und Sachverhalten im Rahmen der theoretischen Grundlagen selbstständig und eigenverantwortlich nachzukommen und diese zu bewältigen. Dazu gehören vor allem Problemlösungsfähigkeit und das Zusammenspiel von Kenntnissen, Fertigkeiten und Erfahrung. Beurteilungsfähigkeit und zielorientiertes, selbstständiges sowie fach- und sachgerechtes Handeln, aber auch Reflexionsfähigkeit sind dabei zentrale Aspekte.

Intuitive allgemeine Gedankenblitze, Ideen, Eingaben oder Bauchgefühle lassen sich nicht rational erklären, sie sind als Impulse zu verstehen, deren Herkunft oder Entstehung sich nicht begründen lassen und ohne nachzudenken zustandekommen. Dieser Anteil des sehr „subjektiven“ Wissens spielt im Zusammenhang mit den fachlichen Kenntnissen im Alltag der psychiatrischen Pflege eine große Rolle und darf nicht wegdiskutiert werden. Intuition allein ohne fachliches Wissen ist jedoch gefährlich, weil keine oder kaum Gesamtzusammenhänge hergestellt werden können und die Gefühlsebene isoliert bleibt. Erst theoretische Inhalte, also durch Denken gewonnene Erkenntnisse und das durch Erfahrung gewonnene Wahrnehmen im Sinne von Intuition, ergeben die Handlungsfähigkeit im alltäglichen Tun und können sich sowohl auf einen Sachverhalt als auch auf einen Prozess beziehen.

Ein weiterer Aspekt ist, dass Wissen und Lernen eng miteinander verbunden sind – Wissen ist das Ergebnis und Lernen der Prozess. Lernen kann insofern automatisch geschehen, als dass jegliche Praxis Erkenntnisse erzeugt. In diesem Sinne gilt es festzuhalten, dass Lernen und daraus abgeleitetes Wissen auch negativ und unproduktiv sein können. Erst wenn Wissen reflektiert, analysiert, diskutiert und eingeordnet wird, kann es explizit angewendet werden. (Willke 2004, S. 48).

Psychiatrische Pflege muss sich vor diesem Hintergrund mehr mit Wissen sowie Wissenschaft und vor allem auch mit Forschung auseinandersetzen, die das Instrumentarium und das Vorgehen wissenschaftlicher Erkundung enthält, um Anstöße für relevante Pflegeforschung sowohl im qualitativen als auch quantitativen Bereich zu geben. Das könnte dadurch geschehen, dass die Praxis den Forschungsbedarf mit Hochschulen diskutiert, kommuniziert und einfordert. Damit wäre auch gewährleistet, dass mehr Verknüpfung zwischen Theorie und Praxis entsteht und möglicherweise mehr forschungs- und wissenschaftsbasiertes Wissen in der Praxis ankommt.

5.2.6 Verantwortung

Das Wort Verantwortung meint vor allem die Pflicht, bewusst und auf den anderen hin orientiert zu handeln. Verantwortlichem Handeln liegen moralische, weltanschauliche, religiöse sowie rechtliche Normen und Werte zugrunde, die von der verantwortlichen Person individuell wahrgenommen werden. Gleichzeitig muss das Gesamte in Einklang mit der jeweiligen Situation und den Rahmenbedingungen gebracht werden, denn nur in Bezug zu anderen und zur Welt kann Verantwortung sinnvoll gelebt werden. Das wiederum setzt Handlungsfreiheit voraus und Handlungen müssen begründet werden können. Das heißt, dass Verantwortung an Wertvorstellungen und Normen orientierte ethische Dimensionen umfasst. Dem Tätigkeits- und Aufgabenbereich entsprechend können Inhalt und Umfang der Verantwortung verschieden sein. Verantwortungsgefühl und soziales emotionales Befinden hängen eng zusammen. Das intellektuelle und analytische Wahrnehmen von zunächst intuitiven, instinktiven und unbewusst erlebten Affekten kann durch Reflexion in verantwortungsvolles Bewusstsein übergehen. Beruflich pflegerisches Handeln steht zudem in Abhängigkeit von gesellschaftlichen Notwendigkeiten und Strömungen. Deshalb muss sich der einzelne professionell Handelnde in der Pflege seiner ethischen Haltung und der Auswirkungen seines Tuns bewusst sein. Dies bedeutet Verantwortung sowohl dem hilfebedürftigen Menschen gegenüber als auch im politischen und bürgerschaftlichen Gefüge.

Max Weber unterschied in seiner berühmten Vorlesung „Politik als Beruf" aus dem Revolutionsjahr 1919 zwischen Gesinnungs- und Verantwortungsethik. Die Gesinnungsethik hat nur das Tun im Sinn, nicht dessen Folgen. Der Gesinnungsethiker bedenkt nicht, ob sein Tun der Gesellschaft nutzt oder eine Steigerung von Chancen bedeutet, denn er erträgt die ethische Irrationalität der Welt nicht, sondern unterscheidet nur in „schwarz" oder „weiß" und/oder „gut" und „böse". Dabei orientiert er sich nur an seiner eigenen „Gesinnungstreue", gleich was für andere dabei herauskommt. Die Folgenabschätzung gehört für Weber zur politischen Verantwortung, die einen Politiker ausmacht. Glaubwürdige Politik ist für ihn stets eine kompromissorientierte Aufgabe, die nur von jemandem ausgeübt werden kann, der nicht daran zerbricht, wenn von seinem Standpunkt aus andere zu dumm oder zu gemein sind, das zu erfassen, was er ihnen bieten will. Für Weber verbietet sich deshalb eine totale Absage an die Macht und die dann damit einhergehende Chance der Verwirklichung positiver Ziele. (Weber 2014)

Gerade weil es im Pflegegefüge zu Machtgefällen auf unterschiedlichen Ebenen kommt, sei es hinsichtlich des Hilfebedürftigen, seines Umfeldes oder auch innerhalb des Berufes in der Zusammenarbeit mit anderen Akteuren, muss es ein zentrales Anliegen sein, über diese Schräglage nachzudenken. Dabei werden wir dann nicht umhinkommen, uns klar zu machen, inwieweit wir Verantwortungsethik leben oder uns eher in der Gesinnungsethik bewegen.

Hans Jonas geht von einer Pflicht zur Verantwortung für das Handeln jedes einzelnen Menschen sowie der gesamten Menschheit aus. Folgerichtig hat deshalb auch jede Person die Verantwortung für seine eigene Verantwortungsfähigkeit. Demzufolge bedeutet verantwortlich handeln, entsprechend seiner eigenen Wertordnung Entscheidungen zu treffen und zum Wohle anderer, beispielsweise Hilfebedürftiger, zu handeln. (Jonas 1989)

Verantwortung und Ethik stehen in engem Zusammenhang. Zusammenfassend lässt sich sagen:

> „In der Pflege benötigen wir eine Tugendethik, die als Leitlinie der persönlichen Entwicklung dient. Eine Ethik der Beziehungen, um unseren Blick auf die Gestaltung der Beziehung zu lenken. Eine Handlungsethik, um uns bei der Auswahl und der Durchführung von Handlungen zu helfen. Ethische Sensibilität bedeutet dann die Fähigkeit, ethische Probleme in spezifischen Situationen zu erkennen. Nur im Zusammenwirken dieser einzelnen ethischen Mosaiksteine und in einer reflexiven Haltung kann die Pflegende dem betroffenen Gegenüber mit Achtung, Respekt, Wertschätzung und Toleranz, auch in schwierigen und unangenehmen Situationen, begegnen." (Schädle-Deininger/Wegmüller 2017, S. 44)

Eine pflegerisch-ethische und verantwortliche Grundhaltung zeigt sich beispielsweise darin, dass Pflegende Interesse am subjektiven Erleben des einzelnen psychisch erkrankten Menschen haben, die Begegnung mit dem anderen Menschen wollen und Beziehungen bewusst gestalten, aber auch darin, dass sie bedenken, ebenso psychisch erkranken zu können wie jeder andere Mensch auch.

Außerdem wird diese Haltung sichtbar, wenn Pflegende vor diesem Hintergrund tragfähige Beziehungen eingehen, um Selbstheilungskräfte zu unterstützen. Dazu bedarf es menschlicher Wärme, Präsenz sowie Hoffnungsfähigkeit. Das bedeutet zum Beispiel die Einzigartigkeit jedes einzelnen Menschen zu achten, ihn in seinem Gesundungsprozess zu fördern und ihn in der Auseinandersetzung mit seinen Hindernissen, seiner Erkrankung und auf seinem Gesundungsweg zu begleiten.

Es kann in diesem Zusammenhang festgestellt werden, dass professionelle Pflege unter das „Politisch-tätig-sein" fällt, besonders deshalb, weil sich häufig der professionelle Verantwortungsbereich in seinen unterschiedlichen Dimensionen nicht vom staatsbürgerlichen Verantwortungsbereich strikt trennen lässt, da sich gesundheits- und gesellschaftspolitische Rahmenbedingungen unmittelbar auf die Ausübung der Pflege auswirken und eng mit dem Arbeitsalltag verflochten sind.

> „Darüber hinaus muß pflegerisches Fachwissen bei der Schaffung kommunaler psychiatrischer Versorgungsstrukturen eingebracht werden. Deshalb arbeiten Pflegepersonen konstruktiv in der psychosozialen Arbeitsgemeinschaft und deren Untergruppen, im Trägerverein oder in anderen bestehenden themenbezogenen Arbeitsgruppen mit. Ihnen fallen in ihrem beruflichen Alltag andere Versorgungslücken und Veränderun-

gen der Bedarfslage auf als anderen Beteiligten." (Schädle-Deininger/Villinger 1996, S. 41)

5.2.7 Handeln

Das Wort „Handeln" stammt aus dem althochdeutschen „hantalön" und bedeutet so viel wie „nach etwas greifen", „etwas betreiben, verrichten oder tun". Handeln und besonders berufliches oder fachliches Handeln ist eine Tätigkeit, die zielgerichtet und mit bestimmten Motiven ausgeführt wird. Es bezieht sich sowohl darauf, was der Einzelne tut als auch auf das, was er unterlässt. Das bedeutet, dass das Handeln abwägend verantwortet und begründet werden muss. Dazu gehört auch die bewusste Kontrolle der eigenen Handlungen, die u. a. sowohl aus bewusstem Denken, bewusst gelenkter Aufmerksamkeit als auch der Bewegung auf den anderen zu besteht.

Nach Schwarz-Govaers (1999, S. 49) gibt es drei Formen des Handelns, die gerade für den Alltag der psychiatrischen Pflege von Bedeutung sind.

Formen des Handelns nach Schwarz-Govaers

- Das stillschweigende Wissen in der Handlung („tact-knowing-in-action") bezeichnet die unreflektierte berufliche Routine, die in bekannten alltäglichen Situationen mit gewohnten Problemen ganz selbstverständlich funktioniert und deshalb häufig nicht inhaltlich beschrieben werden kann.
- Die Reflexion in der Handlung („reflection-in-action") bedeutet, dass das Nachdenken während des Handlungsablaufs geschieht. Dies setzt viel Routine voraus, denn es werden Vergleiche mit ähnlichen Situationen hergestellt und dadurch Handlungslösungen und Erkenntnisse sichtbar.
- Die Reflexion über die Handlung/Situation („reflection-over-action") bezeichnet die Fähigkeit professioneller Kompetenz, sich von der eigenen Handlung zu distanzieren, wodurch das hinter der professionellen Tätigkeit stehende Wissen kommunizierbar und kritisierbar wird.

Ethisch-pflegerisches Handeln beruht auf gemeinsamen Überlegungen und Bemühungen mit dem psychisch erkrankten Menschen und nicht in erster Linie auf dominantem professionellem Spezialistentum. Die persönlichen Werte und die gesamte individuelle Lebenssituation werden in Entscheidungen einbezogen und sind eine wichtige Grundlage – nicht nur objektiv-abstrakte Befunde. Die Eigenverantwortung jedes einzelnen psychisch erkrankten Menschen bestimmt den Umgang und die Zusammenarbeit und nicht die einer „helfenden Autorität".

Wenn wir in der psychiatrischen Pflege unser Handeln auf das Sichtbare und Klärbare zu richten verstehen, ergibt sich daraus, dass die Wünsche, Gefühle, Gedanken, Bestrebungen, Träume und Visionen des unterstützungsbedürftigen Menschen die Basis des gemeinsamen Handelns sind und wir partnerschaftliche Begegnung leben.

5.3 Ableitung der vier für die Auswertung verwendeten Konzeptionen

Die Themen und Inhalte der analysierten Unterlagen/Materialien aus den Jahren 1960 bis 1990 zeigen zentrale Aussagen zur beruflichen Identität und ein psychiatrisch-pflegerisches Selbstverständnis auf, wodurch die Ausgangsthese bestätigt wird.

Aus der genauen Betrachtung des Materials ergaben sich auch hinsichtlich der Ausgangsfragen *„Welche psychiatrisch-pflegerischen Inhalte lassen sich in den Jahren 1960 bis 1990 identifizieren?"* und *„Welche Merkmale und Konzeptionen lassen sich wahrnehmen, die psychiatrische Pflege in ihrem Selbstverständnis und ihrer Identitätsentwicklung kennzeichnen?"* für die Auswertung die vier wesentlichen Konzeptionen Wissen, Vertrauen, Verantwortung und Handeln, die nachfolgend zunächst näher definiert werden.

Die vier Konzeptionen lassen sich auf die Definitionen von Pflege und die pflegerischen Begriffsklärungen zurückführen, die zu zentralen Kennzeichen professioneller (psychiatrischer) Pflege geführt haben, nämlich der Notwendigkeit einer beruflichen Identität, eines umfassenden (Pflege-)Wissens und eines fachgerechten verantwortlichen beruflichen Handelns.

Die Resultate der Analyse des Materials können natürlich auch unter anderen Blickpunkten, Kriterien und Aspekten erfasst, betrachtet und ausgewertet werden. Mir erschien jedoch im Hinblick auf die Zielsetzung und Fragestellung die Betrachtungsweise der qualitativen Forschung naheliegend.

Kolb (1984, S. 21 ff.) beschreibt vier Phasen eines zyklischen Prozesses, der beim Lernen aus Erfahrungen abläuft und in dem sich Lernen und Veränderungen aus konkreter emotionaler Erfahrung und kognitiven Prozessen ergeben. Dieser Ansatz kann auch auf die Aufgabenstellung dieser Arbeit angewandt werden, indem

1. die konkreten Erlebnisse, Ereignisse und Erfahrungen (z. B. Material, Dokumente, eigenes Erleben) zugrunde gelegt werden,
2. die Erfahrungen damit wahrgenommen, festgehalten und reflektiert werden,
3. die reflektierten Materialien in einen theoretischen Zusammenhang gebracht und daraus Schlüsse für weiteres Handeln gezogen werden,
4. Schlussfolgerungen festgehalten, in einen größeren Kontext gestellt und Veränderungsmöglichkeiten aufgezeigt werden.

Bei der Untersuchung der Materialien und Quellen sind die Aspekte der Konzeptionen auch hinsichtlich einer Praxisforschung herangezogen worden. Es wird davon ausgegangen, dass es eine Beziehung zwischen Forschen, Lernen und Veränderungen gibt. Der Professionalisierungsprozess der Pflege kann ohne Veränderungen, der Bereitschaft zu lernen und einer ständigen Überprüfung des Erreichten nicht gelingen. Dieser Ansatz trägt zum besseren Verständnis der spezifischen beruflichen Praxis bei. Im Professionalisierungsprozess sind der Nachweis und die Abgrenzung der eigenen

Kompetenz von wesentlicher Bedeutung, während der Lernprozess des einzelnen Mitarbeiters auf die Entwicklung von Kompetenzen und eine Anhebung der Qualität gerichtet ist (Van der Donk et al. 2014, S. 31).

Der Zusammenhang der drei Elemente Forschen, Lernen und Veränderung in der Praxisforschung wird in Abbildung 6 dargestellt.

Abbildung 6: Darstellung der Beziehung zwischen Forschen und Lernen

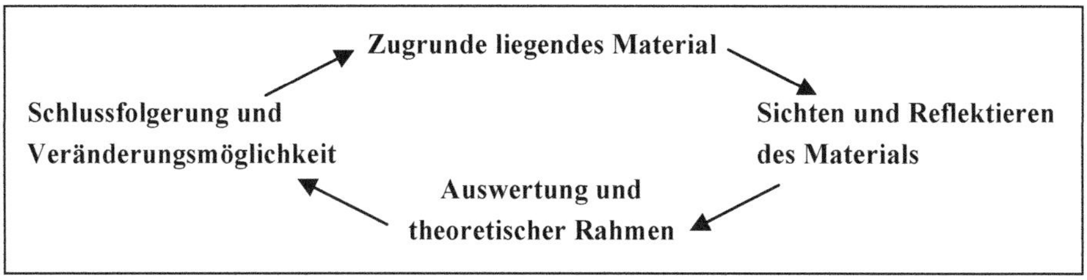

So betrachtet führt ein Weg zur Professionalität über Praxisforschung mit relevanten Problemstellungen und heißt „anwendungsorientierte kritische Forschung mit der Praxis für die Praxis". Praxisforschung verfolgt das Ziel, konkrete Probleme zu analysieren und dafür eine passende Lösung zu finden. Vor diesem Hintergrund sind die begrifflichen Erklärungen der verwendeten Konzeptionen zu sehen.

Konzeptionen werden als grundsätzliche Leitgedanken, Grundidee und als fließender Prozess verstanden. Konzeptionen sind gedankliche Entwürfe und dienen der Verständigung untereinander und außerdem als Qualitätsmerkmal, auch bei der Überprüfung der Wirksamkeit des beruflichen Handelns. Die Merkmale der Konzeptionen werden in Tabelle 8 inhaltlich zusammengefasst.

Tabelle 8: Begriffliche Zusammenfassung der zugrunde liegenden Konzeptionen

Konzeption	Wesentliche Merkmale
Wissen	Erkenntnis, theoretische Inhalte, Fakten, Regeln, Ableitung logischer Schlüsse und Übertragbarkeit, es gilt auch das implizite Wissen mit einzubeziehen, das bedeutet, dass viele zentrale Wissensinhalte der Pflege nicht explizit vorhanden sind
Vertrauen	Selbstvertrauen, Zutrauen in die eigenen Fähigkeiten und Möglichkeiten von Handlungen, Einsichten und Aussagen, subjektive Überzeugung von Richtigkeit und Wahrheit, eigenschaftsbasiertes Vertrauen hinsichtlich Kompetenzen und Identität
Verantwortung	Verpflichtung der handelnden Person gegenüber anderen Personen oder Personengruppen, Rechenschafts- und Begründungspflicht, ethische und moralische Verpflichtung, Einhaltung beruflicher Grundsätze
Handeln	Motive, die der (menschlichen) Tätigkeit zugrunde liegen, abhängig auch vom Tun und Lassen, Handlungen als System, die sich auf das Gegenüber beziehen, Grundlage und Basis des Handelns

5.4 Auswahl der Methode für die Auswertung

Methodisches Vorgehen dient der systematischen Gewinnung von Erkenntnissen und liefert das Werkzeug, um wissenschaftliche Fragestellungen zu bearbeiten.

> „Pflegende bilden die zahlenmäßig größte Berufsgruppe im Gesundheitswesen. Qualitätsschwache Pflege hat deshalb nicht mehr vertretbare gesundheitspolitische und ökonomische Folgen. Wenn Pflegende statt dessen zukünftig auf fundiertes Wissen zurückgreifen und ihren Beitrag zur Gesundheitsversorgung der Bevölkerung kritisch evaluieren können, dann multipliziert sich der gesundheitspolitische förderliche und ökonomisch sinnvolle Effekt der Pflege. Umfassende Investitionen in die Pflegeforschung sind hierzu unabdingbar.“ (Krohwinkel et al. 1991, S. 14)

Unter wissenschaftlichem Arbeiten kann allgemein jenes menschliche Handeln verstanden werden, das genauere und logische Aussagen erforscht, erarbeitet und Zusammenhänge herstellt. In komplexen menschlichen Situationen wie in der Pflege gibt es häufig keine absoluten objektiven und richtigen Aussagen, jedoch können theoretische Zusammenhänge und allgemeine Gesetzmäßigkeiten ausgewiesen werden, die richtungsweisend und notwendig für die pflegerische Praxis sind.

Bei der Literaturrecherche zu diesem Buch stellte sich sehr schnell heraus, dass die Thematik nur am Rande gestreift wird und deshalb eher Sekundärliteratur herangezogen werden kann. Eine Ausnahme bildet die Arbeit von Michael Konrad: „Bändigen, pflegen, therapieren – Die psychiatrische Krankenpflege seit 1945 anhand berufsbiographischer Interviews“ (Konrad 1985).

Vor diesem Hintergrund war ich auf viele zusammengesammelte Materialien angewiesen, die teils sehr verblasst und nicht immer vollständig waren. Auch bei weiteren Recherchen in Bibliotheken konnten nur Anregungen, aber keine spezifisch psychiatrisch-pflegerische wissenschaftliche Veröffentlichung für den ausgewählten Zeitraum ausgemacht werden. Da es sich in dieser Arbeit um die Situation der nicht akademisierten Pflege in der damaligen Bundesrepublik handelt, war in den wissenschaftlichen Portalen unter verschiedenen Stichworten praktisch nichts zu finden.

Da – wie bereits erwähnt – die erste deutschsprachige Fachzeitschrift für psychiatrische Pflege in der Bundesrepublik erst 1995 entstanden ist, wurden auch die allgemeinen Pflegezeitschriften mit herangezogen.

So griff ich im Wesentlichen auf die begrenzt vorhandene Literatur und die Materialien, die ich selbst gesammelt hatte, zurück und ergänzte die Unterlagen, indem ich einige Kolleginnen und Kollegen aus dieser Zeit um Unterstützung bat. Einige wenige konnten mir dankenswerterweise aus ihren eigenen Unterlagen Hinweise und Papiere zur Verfügung stellen.

Bei der Suche nach einer geeigneten Forschungsmethode sind einige Ansätze beleuchtet und auf ihre Durchführbarkeit überprüft worden. Es war abzuwägen, welches

Vorgehen am ehesten geeignet ist, um den gestellten Fragen nachzugehen und den Inhalten und Konzeptionen gerecht zu werden sowie das Ergebnis in geeigneter Form festzuhalten.

In der Wissenschaft versteht man unter Forschungsmethoden Analysetechniken, die zur Klärung wissenschaftlicher Fragestellungen dienen. Vor diesem Hintergrund muss die Eignung einer wissenschaftlichen Methode überprüft werden. Gerade in pflegewissenschaftlichen Zusammenhängen ist zu eruieren, ob eher eine qualitative oder quantitative Forschungsmethode geeignet ist oder ob vielleicht beides infrage kommt. Besonders in der psychiatrischen Pflege sind eher qualitative Ansätze Methoden der Wahl, weil es hinsichtlich der ausgewählten Materialien um deren qualitative Inhalte geht. Kardorff (1995a, S. 3 ff.; 1995b, S. 402 ff.) kritisiert einseitig experimentell-quantitative Verfahren gerade in der Erforschung der sozialen Wirklichkeit und bezeichnet sie als zu kurz greifend. Er hebt in diesem Kontext die besonderen Qualitäten der qualitativen Forschungsperspektive hervor.

Eine weitreichende und dann das Thema beherrschende Literaturanalyse ist in der qualitativen Forschung weniger hilfreich, da sie gerade die Erfahrungen und Sichtweisen der Beteiligten ausschließen kann, die ein qualitatives Forschungsprojekt aufzudecken sucht. Aus diesem Grund sind einige qualitative Ansätze beleuchtet worden.

Michel Foucault: „Wissen – Macht – Diskurs"

Foucaults kritischer Bezug zur Psychiatrie (Kammler et al. 2014, S. 12 ff.) ließ zunächst daran denken, einen Ansatz zur Auswertung zu finden. Die zugrunde liegende sozialwissenschaftliche Diskursforschung geht von Regeln und Regelmäßigkeiten sowie dem Bezug zur Wirklichkeit aus und nimmt gesellschaftliche Verankerung und Veränderungen in den Blick. Dieser Forschungsansatz stellt den Kontext zu institutionellen und sozialen Zusammenhängen her, fragt nach Verkettungen von Aussagen und deren Hintergründen und geht davon aus, dass sich Gedankengänge durch unterschiedliche Texte hindurchziehen können. Nach Foucault gibt es kein neutrales Wissen, Wissen ist immer verbunden mit Macht. Demzufolge muss eine Analyse des Wissens und seiner Aussagen in Abhängigkeit von Machtstrategien durchgeführt werden. Für Foucault lassen sich die Prozesse der Wissensbildung und Verankerung und die damit verbundene Veränderung von Machtverhältnissen nicht linear beschreiben, sondern bedingen sich wechselseitig.

Dieser umfassende Zusammenhang lässt sich im Fokus der Zielsetzung und der gestellten Fragen dieser Arbeit sowie dem vorhandenen Material nicht herstellen, weswegen dieser Ansatz hier nicht so ohne Weiteres benutzt werden kann.

Pierre Bourdieu: „Soziales Feld"

Die Beschreibung sozialer Ungleichheiten und das Konzept des Sozialen Raumes von Pierre Bourdieu (vgl. Fröhlich und Rehbein 2014, S. 110 ff. und 219 ff.) schien vielversprechender, denn die unterschiedliche Wahrnehmung der somatischen und psychiatrischen Pflege während des untersuchten Zeitraums im sozialen Raum, in der Gesellschaft und von den Angehörigen der Berufsgruppe Pflege selbst war unübersehbar. Die Positionen im sozialen Raum definieren sich wechselseitig zueinander und wären dadurch möglicherweise auch auf die Situation der Pflege übertragbar. Zudem stellt Bourdieu mittels der Habitus-Theorie einen Bezug zwischen Strukturen und Praxis her. In Bourdieus Kontext bezeichnet „Habitus“ die charakteristischen Merkmale einer Person im Hinblick auf individuelle Eigenschaften und die Verhaltensbereitschaft im Sinne eines Dispositionssystems, auf dem Handeln beruht.

Auch dieser Ansatz wurde verworfen, da es in der Arbeit eher um theoretische Inhalte und die damit verbundene Ableitung einer Identitätsentwicklung im Allgemeinen geht und weniger um persönliche Merkmale, die sich im individuellen Handeln niederschlagen oder auswirken und in der Beobachtung sichtbar werden.

Amselm L. Strauss, Juliet M. Corbin und Barny G. Glaser: „Qualitative Sozialforschung”

Strauss und Corbin (1996, S. 3) verstehen unter „qualitativer Forschung“ jede Art von Forschung, deren Ergebnisse keinen statistischen Verfahren oder anderen Arten der Quantifizierung entspringen. Sie kann sich auf die Forschung über Leben, Geschichten oder Verhalten einzelner Personen beziehen, aber auch auf das Funktionieren von Organisationen, sozialer Bewegungen oder zwischenmenschlicher Beziehungen.

Ihr Ansatz der „Grounded Theory“ wird auch als gegenstandsbegründete Theoriebildung bezeichnet und ist ein qualitativer Erkenntnis- und Forschungsprozess, der sich induktiv aus der Untersuchung des Phänomens ableitet, das er abbildet. Außerdem halten sie in ein gewisses Maß an Offenheit und Flexibilität für notwendig, um Verfahren den unterschiedlichen Phänomenen und Forschungssituationen anzupassen. Für die Autoren muss es das Ziel sein, eine realitätsnahe Theorie zu entwickeln, damit die Schere zwischen Theorie und Praxis verringert wird. Dabei seien auch die persönlichen Erfahrungen des Forschers von Bedeutung. Es gelte, eigene Vorstellungen zu entwickeln und in den Forschungsprozess einzubringen. So werde der Blick aufs Ganze erweitert, indem theoretische Aussagen sich unmittelbar aus den gesammelten Daten ableiten und sich vom Speziellen zum Allgemeinen in einem Prozess entwickeln. (Glaser und Strauss 1998, S. 255 ff.)

Hier kann durchaus der Bezug zur Zielsetzung und den Fragestellungen dieser Arbeit hergestellt werden, nämlich insofern, als dass Themen und Inhalte z. B. von Pflegetagungen in den Jahren 1960 bis 1990 Aussagen zur beruflichen Identität und zum psychiatrisch-pflegerischen Selbstverständnis aufzeigen, wenn den Forschungsfragen gezielt methodisch nachgegangen wird. Dieser Bezug kann zu den anderen herangezogenen Materialien und Ausgangspunkten ebenfalls hergestellt werden.

Vor diesem Hintergrund entschloss ich mich, den Ansatz der Grounded Theory mit dem einer qualitativen Inhaltsanalyse bzw. Sekundäranalyse zu verknüpfen, weil es sich bei den Dokumentationen der Pflegetagungen und bei den ausgewählten Inhalten der pflegerischen Fachbücher um bereits vorhandenes Material (Daten) handelt, die ausgewertet werden, um eine Zuordnung nach den Merkmalen/Konzeptionen „Wissen", „Identität", „Verantwortung" und „Handeln" vornehmen zu können. Dies geschieht in dem Bewusstsein, dass die Materialien ausgewählte Fragmente sind, die jedoch verschiedene Blickwinkel auf die gestellten Fragen zulassen und somit Mosaiksteine darstellen, die sich in weiteren Betrachtungen und Untersuchungen von Unterlagen erweitern und weiter zusammenfügen lassen.

Vor diesem Hintergrund ist festzuhalten, dass es unter anderem zu den Zielen von (Pflege-)Forschung gehört, Phänomene zu identifizieren und diese in geeigneter Form auszuwerten und zu analysieren. Qualitative Analysen beschreiben einen Prozess, der sowohl Begriffsordnungen entwickelt als auch die Relevanz für die ausgebildeten und beschriebenen Konzeptionen erfasst und einordnet. Deshalb wird der Ansatz der qualitativen Inhaltsanalyse überwiegen.

Der Umstand, dass es im untersuchten Zeitraum in der psychiatrischen Pflege wenig berufsspezifische Veröffentlichungen von der Berufsgruppe selbst gab und inhaltliche Diskussionen und Überlegungen nicht ausreichend dokumentiert und in der Praxis praktisch nicht erörtert wurden, könnte den Eindruck entstehen lassen, die psychiatrische Pflege sei erst in den letzten Jahren sozusagen „erfunden" worden und müsse völlig neu gedacht werden. So wird auch in derzeitigen Veröffentlichungen wenig an bereits Vorhandenes angeknüpft.

Die Ergebnisse dieser Arbeit sollen daher mit dazu beitragen, wahrzunehmen und zu verdeutlichen, dass in der psychiatrischen Pflege mit den thematischen Inhalten und der damit verbundenen Identität auf eine Tradition zurückgegriffen werden kann, in der zwar vieles qualitativ beschreibbar, jedoch häufig weniger quantitativ messbar ist.

Aus diesem Grund wurde die Methode der qualitativen Inhaltsanalyse gewählt, deren Ziel darin liegt, eine Ordnung zur Strukturierung von wenig erkennbaren Inhalten vorzunehmen. Bisher wurde die Inhaltsanalyse vor allem auf Interviews angewendet, inzwischen wird sie jedoch auch auf Zeitdokumente und Literatur ausgedehnt. Die nachfolgende Abbildung 7 soll das Vorgehen transparent machen.

Abbildung 7: Ablauf und Vorgehen bei der qualitativen Inhaltsanalyse

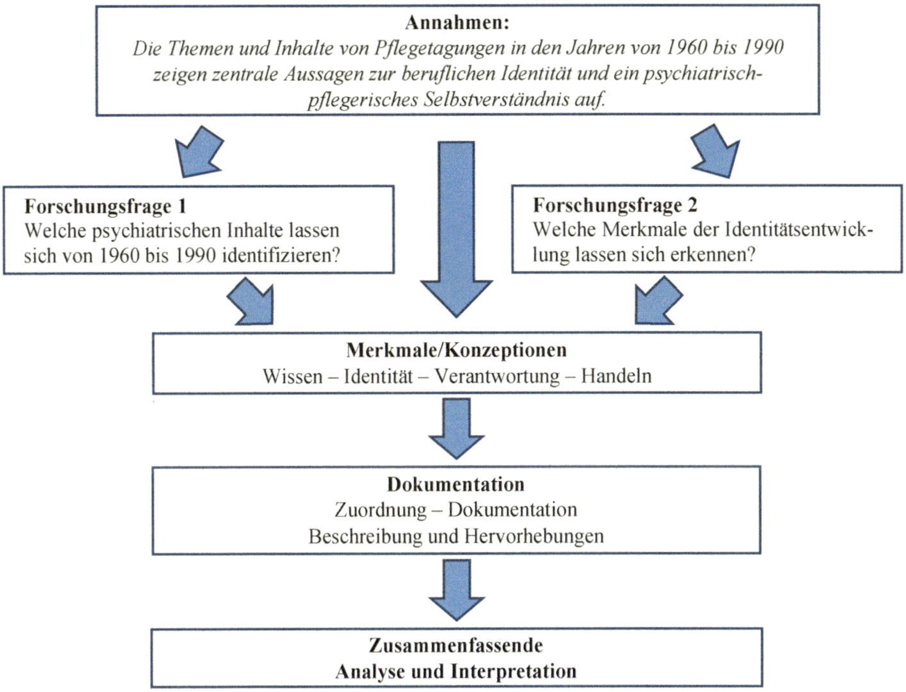

Weiterführend könnte dieses Material auch mit entsprechenden Methoden gemeinsam mit Psychiatrie-Erfahrenen und Angehörigen betrachtet werden und damit das Erleben dieser Zeit sowie die Sicht auf die psychiatrische Pflege aus einem ganz anderen Blickwinkel erforscht und festgehalten werden. Die Nutzung der „Feldkompetenz“ von Betroffenen und Angehörigen könnte auch in anderen Zusammenhängen Anregung für praxisrelevante Forschungsthemen und Forschungsfragen sein und möglicherweise auch Erhebungsinstrumente verbessern. Aus diesem Grund sollte die „nutzerorientierte Forschung“ gerade in der psychiatrischen Pflege für die Zukunft mehr in Forschungsvorhaben eingehen.

> „Versorgungsforschung kann nur dann erfolgreich sein, wenn sie sich an den Wünschen und Bedürfnissen der Patienten und Patientinnen orientiert. Die Patientenorientierung sollte aber auch Möglichkeiten bieten, die Selbstbestimmung der Betroffenen zu fördern. [...] Die Wünsche und Bedürfnisse der Betroffenen müssen daher bereits bei Forschungsprojekten berücksichtigt und Patientenvertretende schon frühzeitig eingebunden werden.“ (Bundesministerium für Bildung und Forschung o. J.)

6 Betrachtung der einzelnen Materialien

Die der Arbeit zugrunde liegenden Materialen werden in diesem Abschnitt näher dargestellt und beleuchtet, um entsprechende Aussagen im Sinne der Forschungsfragen ableiten zu können.

6.1 Psychiatrische Pflegeliteratur bis 1977

Die Betrachtung der unterschiedlichen Lehrbücher unter dem inhaltlichen Schwerpunkt psychiatrische Pflege trägt dazu bei, sich den Inhalten und dem Aspekt der Identitätsfindung anzunähern.

Fachspezifisches Wissen ist Voraussetzung, um gezielt in einem bestimmten Fachgebiet tätig sein zu können, und erfordert, sich mit spezifischen, auf den Arbeitsbereich bezogenen Themen zu befassen, sich damit auseinanderzusetzen und sie auf entsprechende Handlungsnotwendigkeiten hin zu verstehen. Demzufolge basiert Fachliteratur auf Sachthemen, lenkt den Blick auf die professionelle Anwendung der Erkenntnisse auf wissenschaftlich fundierter Grundlage und ist Basis des professionellen beruflichen Handelns.

Das psychiatrische Pflegewissen hat neben den eigenen theoretischen Ansätzen und Wissenselementen viele Bezüge zu anderen Fachgebieten wie beispielsweise Recht, Psychologie, Pädagogik, Medizin. Das bedeutet, dass pflegerisches Wissen vernetzt werden muss, vor allem im Kontext der jeweiligen Lebenszusammenhänge betroffener Menschen. Vernetztes, interdisziplinäres und institutsübergreifendes Denken, ohne dabei die eigene berufliche Identität zu vernachlässigen, und sich der eigenen wissenschaftlichen Grundlagen bewusst zu sein, ist elementar für das fachliche Wissen der psychiatrischen Pflege. Dabei ist es wichtig, die unterschiedlichen Ansätze und Erkenntnisse zum Wohle von psychisch erkrankten Menschen im pflegerischen Handeln zu integrieren.

Die in der pflegerischen Ausbildung bis in die 1970er Jahre benutzten Bücher waren in der Regel ausschließlich von Ärzten geschrieben und deshalb eher medizinisch orientiert. Das änderte sich erst deutlich ab den 1980er Jahren. Tabelle 9 führt die untersuchten Lehrbücher in der Reihenfolge des Jahres der ersten Auflage mit ihren inhaltlichen Schwerpunkten auf, danach folgt eine Zusammenfassung und Bewertung jedes Buches.

Im späteren Verlauf der Arbeit werden diese Lehrbücher den oben eingeführten vier Konzeptionen „Wissen“, „Identität“, „Verantwortung“ und „Handeln“ grob zugeordnet, um einzuschätzen, inwieweit darin pflegerische Inhalte und berufliche Identitätsbildung thematisiert werden, sich explizit zuordnen lassen und somit zur Beantwortung der Fragestellung beitragen.

Tabelle 9: Übersicht der inhaltlichen Schwerpunkte der untersuchten Lehrbücher

Autorinnen/Buch	Inhaltliche Schwerpunkte
Scholz, 1927 (1. Auflage 1899) Leitfaden für Irrenpfleger (ab 1950: Geisteskrankenpfleger	Krankenbeobachtung ist wichtige Aufgabe der Pflege; Beschreibung von Verhaltensregeln für einzelne Situationen
Körting, 1913 (1. Auflage 1907) Unterrichtsbuch für die weibliche freiwillige Krankenpflege	Individuelles, auf den Einzelnen in seiner Erkrankung abgestimmtes Verhalten aufgrund von Beobachtung ist notwendig
Hagen et al., 1951 (1. Auflage 1947) Krankenpflegelehrbuch	Betonung des Zusammenhangs von Wahrnehmung und Wissen, um umfassende Schritte abzuleiten
Jaspersen, 1965 (1. Auflage 1949) Lehrbuch der Geistes- und Nervenkrankenpflege	Einstellung (Haltung), Kontextualisierung in der Pflege in unterschiedlichen Krankheitsbildern sowie rechtliche und medizinische Zusammenhänge
Altschul, 1977 (1. Auflage 1957) Krankenpflege in der Psychiatrie	Betonung der partnerschaftlichen Begegnung und der gesundheitsfördernden Anteile; Herausbildung eigenständiger Grundlagen der psychiatrischen Pflege
Barz, 1977 (1. Auflage1971) Praktische Psychiatrie – Ein Lehrbuch für psychiatrisches Pflegepersonal	Alltags- und Beziehungsgestaltung, Gemeinschaftsaktivitäten
Rave-Schwank/Winter-von Lersner, 1990 (1. Auflage 1973) Psychiatrische Krankenpflege	Theoretische Grundlagen der Pflege für das alltägliche pflegerische Handeln; Pflege steht in einem Versorgungskontext
Gröblinger/Stockmayr, 1983 Allgemeine und spezielle psychiatrische Krankenpflege	Pflegeorientierung mit Schwerpunkt auf pflegerischen Interventionen, Gesprächsführung sowie Verhalten anhand von Krankheitsbildern
Böhm, 1985 Krankenpflege – Brücke in den Alltag	Individualität und personenbezogene Förderung sind zentrale pflegerische Aufgaben, aber auch die Unterstützung der Autonomie
Abderhalden, 1986 Psychiatrische Krankenpflege und Soziotherapie – Überlegungen zum Berufsbild und zur Berufskonzeption der psychiatrischen Krankenpflege	Die Literaturarbeit stellt die Krankenpflege in den Kontext der Behandlung und die psychiatrischen Konzepte, greift die Aufgaben der psychiatrischen Pflege auf und bringt sie in Zusammenhang mit den Handlungsmöglichkeiten
Needham, 1988 Pflegeplanung in der Psychiatrie	Pflegeplanung und Pflegeprozess als zentrales Instrument der Problemlösung im pflegerischen Kontext
Putzke et al., 1982 Das Handwerk oder die Kunst der Pflege – Festschrift für Carl Thomsen, Oberpfleger am Psychiatrischen Universitätskrankenhaus Hamburg-Eppendorf zu seiner Verabschiedung und für alle Schwestern und Pflege	Als Ergänzung der Fachbücher herangezogen, jedoch in der Auswertung nicht berücksichtigt, weil es sich nicht um ein Lehrbuch handelt. Diese kleine Festschrift zeigt auf, dass Pflege wichtiger Bestandteil in der Humanisierung von Psychiatrie ist, was eher von unterschiedlichen Berufsgruppen und von Betroffenen wahrgenommen wird als von der Pflege selbst.

Scholz (1899/1927): Leitfaden für Irrenpfleger (ab 1950: Geisteskrankenpfleger)
Dieses Buch von Dr. Ludwig Scholz (1868–1918) gilt als das erste Lehrbuch der psychiatrischen Pflege. Es wurde 1899 zum ersten und 1950 in der 26. Auflage zum letzten Mal aufgelegt. Es hat lange die Irren-, Geisteskranken- und psychiatrische Pflege beeinflusst, deshalb soll an dieser Stelle auch seine Entstehung betrachtet werden.

Die deutschen Irrenärzte bemühten sich an der Wende vom 18. auf das 19. Jahrhundert um eine Einigung über das Berufsbild des Wärters mit dem Ziel, für ihren Bedarf und Zweck geeignetes „Wartpersonal“ zu rekrutieren. Carl Jacobi, Irrenarzt, Leiter der Reformanstalt Siegburg bei Bonn in der preußischen Rheinprovinz, Mitbegründer der klinischen Analyse psychischer Störungen, betonte 1829:

> „Ohne ein taugliches, vom Arzt selbst ausgewähltes, nach seinen An- und Absichten gewähltes und erzogenes Wärterpersonal, kann keine gute Irrenanstalt bestehen, da die Wärter nicht nur treue Vollstrecker des ärztlichen Willens, sondern gewissermaßen organische Bestandteile der Anstalt sein müssen, die auf das Innigste in das therapeutische Leben und Wirken derselben mitverwandt sind. Bedienung, Wartung, Pflege und Beaufsichtigung der Geisteskranken obliegt ihnen Tag und Nacht.“ (zitiert nach Höll/Schmidt-Michel 1989, S. 26)

Anzumerken ist, dass die Wärter in dieser Zeit mit den Patienten im gleichen Raum schliefen und in der Anstalt „lebten“.

1896 wurden auf der Jahreshauptversammlung des Vereins Deutscher Irrenärzte zur Verbesserung der Wärterfrage einige Annahmen, Überzeugungen und Anweisungen formuliert.

> „1. Es ist anzunehmen, daß für die Behandlung Geisteskranker ein besonders ausgebildetes Personal genommen werde, das möglichst lange im Dienst bleibt.
> 2. Jede Anstalt soll ihr Pflegepersonal möglichst selbst heranbilden. Direktor und Ärzte der Anstalt sollen das Pflegepersonal in der Krankenpflege unterrichten.
> 3. Es sind Einrichtungen zu treffen, durch welche die Zukunft des Pflegepersonals möglichst sichergestellt wird.
> 4. Es sind Einrichtungen zu treffen, durch welche die notwendige Erholung und Schonung des Personals gewährleistet wird.“
>
> (zitiert nach Höll/Schmidt-Michel 1989, S. 52)

Das Preisausschreiben 1899, das zu diesem Lehrbuch führte, machte folgende Vorgaben:

> „• Einen kurzen geschichtlichen Überblick über Krankenpflege, Irrenpflege, Irrenanstalten und Pflegepersonal.
> • Einen Abriss der Krankenpflege im allgemeinen. Hierbei ist über Bau und Verrichtungen des menschlichen Körpers nur soviel zu sagen, wie etwa in der obersten Stufe der Volksschule gelehrt wird.

- Bei dieser Besprechung sind überall gleich Hindeutungen auf wichtige krankhafte Zustände (oder Verletzungen) der besprochenen Theile zu machen, insofern sie Beziehungen zur Krankenpflege und Irrenpflege haben.
- Eine kurze Besprechung der Aufgaben und Hygiene des Krankenhauses und der Irren-Anstalt, mit Rücksicht auf die besonderen Einrichtungen der Letzteren.
- Eine besondere Anleitung zur Pflege der Geisteskranken. Hierbei ist unter Vermeidung wissenschaftlicher Abhandlungen über Psychiatrie, nur insoweit eine Beschreibung zu geben von der Aeusserungsweise des Irreseins, als diese für die Aufgaben der dem Wartpersonal zufallenden Pflege in körperlicher und geistiger Hinsicht von Wichtigkeit ist.

> Der Leitfaden soll für alle deutschen Anstalten passen. Besonders, was in der Hausordnung und in der Dienstanweisung für das Wartpersonal in jeder Anstalt gesagt ist, braucht der Leitfaden nicht zu enthalten.“ (zitiert nach Höll/Schmidt-Michel, S. 54)

Ungefähr die Hälfte der 182 Seiten ist der Irrenpflege (Geisteskrankenpflege) gewidmet und neben der knappen Krankheitslehre werden auch pflegerische Verhaltensregeln in unterschiedlichen Situationen sowie die Beobachtung des Kranken und der Umgang mit erregten und selbstmordgefährdeten Patienten besonders hervorgehoben.

Die Kriterien Wissen, Identität, Verantwortung und Handeln sind in Ansätzen vorhanden.

Körting (1913): Unterrichtsbuch für die weibliche freiwillige Krankenpflege

Bereits im Jahr 1913 erschienen, muss dieses Unterrichtsbuch von Dr. Georg Körting (1844–1919, Nervenarzt im Rang eines Generalmajors, Mitglied des Zentralkomitees und des Hauptvorstandes des Vaterländischen Frauenvereins), das er im Auftrag des Zentralkomitees des Preußischen Landesvereins vom Roten Kreuz zur Pflege Geisteskranker schrieb, mit Blick auf die gängigen Ansichten dieser Zeit gelesen werden:

> „Geisteskranke sind unserer Teilnahme und Hilfe in hohem Maße bedürftig. Wenn die Pflegerin sich hieran erinnert und außerdem in Betracht zieht, daß derartige Kranke für ihre Handlungen nicht verantwortlich gemacht werden können, wird sie imstande sein, die Mühen dieser Art Pflege zu ertragen und den Kranken selbst dann Gleichmut und Milde entgegenbringen, wenn sie ungebärdig sind und sogar ihre Pfleger verspotten, beleidigen oder tätlich angreifen.“ (Körting 1913, S. 210)

Körting hält fest, dass Geisteskranke sich bei den unterschiedlichen Erkrankungen verschieden verhalten und deshalb sorgfältig überwacht und differenziert behandelt werden müssen. Außerdem konstatiert er, dass niemals versucht werden darf, einem Geisteskranken seine Wahnideen auszutreiben, andererseits soll der Wahn auch nicht bestätigt werden. Er weist darauf hin, dass die für den Einzelfall erforderlichen Verhaltensweisen vom Arzt erteilt werden.

Aus den Inhalten kann abgeleitet werden, dass individuelles, auf den Einzelnen in seiner Erkrankung abgestimmtes Verhalten aufgrund von Beobachtung und fachlichem Wissen notwendig und spezifische Aufgabe von Pflege ist.

Die Kriterien Wissen, Identität, Verantwortung und Handeln sind in Ansätzen vorhanden.

Jaspersen (1949/1965) Lehrbuch der Geistes- und Nervenkrankenpflege

In seinem 1949 zum ersten und 1965 zum sechsten Mal aufgelegten Lehrbuch schreibt der Arzt Karsten Jaspersen (1896–1968):

> „Die Pflege und Betreuung von Geisteskranken erfordert eine Einstellung auf das Seelenleben der Kranken und eine Kenntnis des Innenlebens. Die Erwerbung der für die Betreuung notwendigen Kenntnis des Innenlebens seelisch kranker Menschen bereitet erfahrungsgemäß große Schwierigkeiten, da dieses dem gesunden Menschen an sich fremd ist." (Jaspersen 1965, S. 21)

Jaspersen legt in seinem Buch großen Wert darauf, dass für die gegenwärtige Situation und Stellung der Psychiatrie ein Verständnis nur aus der Geschichte und deren Reflexion entwickelt werden kann. Weiterhin war ihm wichtig, dass Begriffe geklärt und eingeordnet werden können. Außerdem sieht er eine wesentliche Aufgabe der Pflege in der „Aufrechterhaltung der Beziehungen zur Außenwelt", auch wenn sie bisweilen schwierig sind und/oder gar die therapeutischen Bemühungen stören.

Dieses Lehrbuch war in meiner Ausbildung die Grundlage des Psychiatrie-Unterrichts. Jaspersen leitete die psychiatrische Frauenklinik der Westfälischen Diakonissenanstalt Sarepta in Bethel (Bielefeld) und war der einzige deutsche Psychiater, der alles riskierte, um den Krankenmord im Dritten Reich zu verhindern.

Dieses Buch zeigt auf, wie wichtig die Einstellung (Haltung), aber auch eine Kontextualisierung für den Pflegeberuf ist. Jaspersen hebt klar hervor, dass eine psychische Erkrankung nichts Außergewöhnliches ist, sondern „menschlich". Außerdem betont er, dass „Psychiatrie" und somit psychiatrisches Handeln immer eingebettet in Geschichte und gesellschaftliche Gegebenheiten stattfindet.

Die Kriterien Wissen, Identität, Verantwortung und Handeln sind in Ansätzen vorhanden.

Hagen et al. (1951): Krankenpflegelehrbuch

In diesem Lehrbuch sind zwölf von 373 Seiten der „Pflege Geisteskranker" gewidmet, die eine aus heutiger Sicht sehr restriktive Sicht psychiatrischen Umgangs vertreten. Zum Verlauf der Geisteskrankheiten wird ausgeführt:

> „Die meisten Geisteskrankheiten entwickeln sich allmählich. Zunächst zeigt die betreffende Person gewöhnlich Veränderungen im Gefühlsleben: Reizbarkeit, wechselnde Stimmung, Unruhe, zunehmende Teilnahmslosigkeit; dazu gesellen sich noch körperliche Zeichen: schlechter Schlaf, verminderte Eßlust, Abnahme des Gewichts. Die Zahl der Fälle, in denen ziemlich unvermittelt schwere Erscheinungen, Erregungszustände, einsetzen, ist gering. Für den Verlauf geben die stürmisch einsetzenden, akuten Fälle von Geisteskrankheit verhältnismäßig günstigere Aussichten als die chronischen." (Hagen et al. 1951, S. 291)

Die knappen Ausführungen betonen, dass Wahrnehmung und Wissen zusammengehören, um umfassende Schritte für das pflegerische Handeln abzuleiten. Gleichzeitig wird hervorgehoben, dass „Extremfälle" eher selten sind und Geisteskrankheiten nichts Außergewöhnliches darstellen.

Die Kriterien Wissen, Identität, Verantwortung und Handeln sind in Ansätzen vorhanden.

Barz (1971/1977): Praktische Psychiatrie – Ein Lehrbuch für psychiatrisches Pflegepersonal

Der Schweizer Psychiater Helmut Barz (1931–2008) war Facharzt für Psychiatrie und Neurologie, Vorsitzender und Dozent sowie Lehranalytiker am C. G. Jung-Institut in Zürich und Leiter des Instituts für Psychodrama auf der Grundlage der Jung'schen Psychologie. Er hat 1971 in Zusammenarbeit mit der „Südhalde", einer Schule für psychiatrische Pflege in Zürich, ein Lehrbuch „aus der Praxis für die Praxis" verfasst. Darin kommen allgemeine und spezielle Probleme der psychiatrischen Pflege zur Sprache. Außerdem nimmt das Buch die besonderen Anforderungen, die an Pflegende im Hinblick auf die verschiedenen Patienten und ihre Krankheiten gestellt werden, in den Blick. Unter anderem ist das Folgende ausgeführt:

> „Schwestern und Pfleger in einem psychiatrischen Spital sind aber nicht bloss Hilfskräfte des Arztes. Sie sind berufen, neben dem Arzt Selbständiges zu leisten. Aufgrund ihrer Ausbildung, ihres persönlichen Wesens, ihrer Güte und ihrer Menschlichkeit leisten sie Wesentliches zur Heilung und zur Milderung des schweren Loses Geisteskranker und ihrer Angehörigen. Schwestern und Pfleger sind dauernd um den Kranken und gestalten seinen Alltag – nicht der Arzt. Und gerade in der rechten Gestaltung des Alltags liegt eine wichtige Behandlung Geisteskranker, Schwester und Pfleger teilen das Tagwerk, den Feierabend, Freud und Leid mit dem Kranken. Sie sind es, die vom Morgen bis zum Abend und in vielen langen Nächten alle Äusserungen des Kranken unmittelbar auffangen. Äusserungen von Verzweiflung, Hilflosigkeit von innerer Zerrissenheit, der Abwendung von allem, was sonst Menschen teuer ist, oft aber auch Äusserungen von Güte und Menschlichkeit und von schlummerndem Lebenswillen." (Barz 1971, S. 9 f.)

Wenn Pflegemitarbeiter all diese Signale richtig verstünden und aufnähmen, helfe dies dem Kranken, so Barz. Er stellt fest, dass Schwestern und Pfleger trotz aller Schwierigkeiten eine Gemeinschaft schaffen, die getragen ist von dem festen Willen, einander zu verstehen und zu helfen, hinter aller Krankhaftigkeit das Gesunde im Kranken zu sehen, ihn immer wieder anzusprechen und mit ihm zusammen weitere Schritte in „Frohmut und Zuversicht" zu gehen. Somit regten sie beim Kranken Kräfte an, um Arbeit und Freizeitgestaltung zu bewältigen.

Barz geht in diesem Lehrbuch davon aus, dass Schwestern und Pfleger in einer psychiatrischen Klinik eine therapeutische Funktion haben, und spricht in diesem Zusammenhang von „gezielter Zuwendungstherapie". Diese könne auch darin bestehen, einzelne Patienten bei der Hausarbeit und bei Botengängen mitzunehmen und sie bei leichten Pflegetätigkeiten mithelfen zu lassen. Er fordert die Pflegekräfte dazu auf, etwas zu wagen und Dinge auszuprobieren.

Als Inhalt und Merkmal dieses Buches kann der Bezug auf die Alltags- und Beziehungsgestaltung sowie Gemeinschaftsaktivitäten festgehalten werden. Ansätze von „Hoffnung machen" bzw. vermitteln, „Da-Sein, Dabei-Sein" sind weitere Aspekte, ebenso wird die Gestaltung einer sinnstiftenden Tätigkeit als zentral angesehen.

Die Kriterien Wissen, Identität, Verantwortung und Handeln sind an vielen Stellen vorhanden.

Rave-Schwank/Winter-von Lersner (1973): Psychiatrische Krankenpflege

Der 1973 erschienene erste „deutsche Klassiker" von Maria Rave-Schwank und Christa Winter-von Lersner wurde wiederholt aufgelegt. Im Vorwort zur ersten Auflage betonen die Autorinnen, das Buch sei für Schwestern und Pfleger geschrieben, die in der Psychiatrie arbeiten. Im Vorwort zur fünften Auflage 1990 stellen sie fest, dass Schwestern und Pfleger im Rahmen des Krankenpflegegesetzes von 1985, also in ihrer Grundausbildung, intensiver mit psychisch Kranken in Berührung kommen als zuvor und dass durch das Buch die vielfältigen und oft zwiespältigen Erlebnisse bei diesen Kontakten verstehbar werden sollen.

Gleich das erste Kapitel stellt die Frage: Was ist das eigentlich, eine psychiatrische Schwester und ein psychiatrischer Pfleger? Es wird aufgezeigt, dass es darum geht, „dabei zu sein" und nicht nur auf die Patienten aufzupassen, und dass es wichtig sei, im Team zusammenzuarbeiten. Pflegerische Grundlagen werden vorgestellt, beispielsweise der Pflegeprozess, das „Pflegemodell von Roper, Logan and Tierney", aber auch welche Merkmale zur sozialpsychiatrischen Basiskompetenz gehören. Hinzu kommen Beschreibungen der Situation des Patienten hinsichtlich Behandlung und Pflege unter den Aspekten Aufnahme, Herstellen von Kontakt, Bedeutung von sozialer Schicht und Diagnose sowie der jeweiligen Nationalität. Ein Kapitel widmet sich dem Umgang mit Patienten unterschiedlichster Krankheitsbilder, den Behandlungsmöglichkeiten, weitere Themen sind z. B. psychiatrisches Interview und körperliche Untersuchungsmaßnahmen, Psychodiagnostik, körperbezogene Behandlungsmaßnahmen, Soziotherapie, Ergotherapie und Rehabilitation, Psychotherapie als Orientierungshilfe.

Die „Grundsätze gemeindenaher psychiatrischer Versorgung“ befassen sich mit Themen wie Psychiatrie ohne Krankenhausbett, unterschiedliche Formen des Wohnens und Arbeitens sowie Möglichkeiten der Unterstützung, aber auch Konzepte in der teilstationären und stationären psychiatrischen Behandlung sowie rechtliche Rahmenbedingungen.

> „Viele Patienten, die früher über Jahre in einem Psychiatrischen Krankenhaus waren, brauchen nicht ständig eine Pflege und Behandlung, sondern können mehr oder weniger selbständig leben. Aus dieser Erfahrung wurden in den vergangenen drei Jahrzehnten auch in der Bundesrepublik verschiedene Wohn- und Arbeitsmöglichkeiten erprobt, die die stationäre Behandlung ergänzen und deshalb auch häufig als komplementäre Einrichtungen bezeichnet werden. Bei den verschiedenen Formen des geschützten Wohnens und Arbeitens kommt es vor allem darauf an, die Entwicklungsfähigkeit und Initiative des Patienten ebenso zu fördern wie ihm den Schutz zugeben, den er braucht.“ (Rave-Schwank/Winter-von Lersner 1973, S. 208)

Die Autorinnen betonen, dies seien wichtige und neue Aufgaben für die Mitarbeiter, insbesondere für Schwestern und Pfleger.

Am Ende jedes Abschnitts sind Fragen und Antworten zu finden, die die behandelte Thematik vertiefen, außerdem vervollständigen allgemeine Literaturhinweise und ein Sachverzeichnis diese wesentlichen Grundlagen psychiatrischer Krankenpflege.

Zentral ist, dass dieses Lehrbuch die theoretischen Grundlagen der Pflege sowie der psychiatrischen Krankheitslehre und ihre Bedeutung für das alltägliche pflegerische Handeln betont und Pflege in einen Versorgungskontext stellt. Gleichzeitig wird darauf abgehoben, dass die Bedeutung der psychiatrischen Pflege im therapeutischen Team eine wichtige Rolle spielt.

Die Kriterien Wissen, Identität, Verantwortung und Handeln werden an zentralen Stellen und bei den pflegerischen Schwerpunkten angesprochen.

Altschul (1977 deutsch / 1957 englisch): Krankenpflege in der Psychiatrie (Psychiatric Nursing)

Annie Altschul (1919–2001), britische Krankenschwester österreichisch-jüdischer Herkunft, emigrierte 1938 noch rechtzeitig vor den Nazis nach England, wo sie eine Ausbildung zur Krankenschwester und Hebamme absolvierte. Sie war u. a. Pflegewissenschaftlerin und Professorin in Edinburgh, wo sie auch viele deutschsprachige Pflegende lehrte und förderte, vor allem jene, die mit Hilfe der Robert-Bosch-Stiftung im UK einen akademischen Grad erwarben. Sie war Beraterin der Weltgesundheitsorganisation, arbeitete in vielen Gremien mit und gilt als Pionierin der psychiatrischen Pflege. Bereits 1957 erschien ihr Buch „Psychiatric Nursing“, das dann unter dem

Titel „Krankenpflege in der Psychiatrie“ 1977 in Deutschland erschien. Es umfasst insgesamt gut 330 Seiten und ist in vier große Kapitel unterteilt.

Das Kapitel „Allgemeine Grundlagen der psychiatrischen Pflege“ umfasst die folgenden Themen: Psychische Gesundheit und psychische Erkrankungen; Versorgung psychisch Kranker und gesellschaftlicher Kontext; Versorgung des Patienten in seiner Wohngemeinde; Behandlung psychiatrischer Patienten im Krankenhaus; Stationsroutine, Krankenbeobachtung und Krankenberichte; Körperliche Erkrankungen bei psychiatrischen Patienten und Körperpflege; Bedeutung der Ernährung, soziale Beziehungen, Beschäftigung – ein Mittel der Therapie; Ruhe, körperliche Bewegung, Erholung, Schlaf; Verhaltenstraining und Rehabilitation. Außerdem werden gesundheitsfördernde Aufgaben der Pflege im sozialen Kontext nachdrücklich betont.

Das Kapitel „Besondere Gruppen psychiatrischer Patienten“ beschreibt die Betreuung gestörter Kinder und Jugendlicher; die Pflege gerontopsychiatrischer Patienten; die Betreuung depressiver Patienten; die Betreuung unruhiger und gewalttätiger Patienten, die Pflege von Epileptikern; Alkoholiker und drogenabhängige Patienten. Spezifische Situationen werden mit pflegerischen Handlungsmöglichkeiten verbunden.

Als „Besondere Behandlungsmethoden“ nennt das dritte Kapitel: Somatische Behandlungsmethoden; die medikamentöse Behandlung; Malaria-Therapie – Insulinbehandlung – Elektrokrampfbehandlung und psychochirurgische Eingriffe; Schlafkur, modifizierte Insulintherapie und Badebehandlungen; Psychotherapie; Verhaltenstherapie. Die zeitlichen Behandlungsmöglichkeiten und die im Zusammenhang stehenden besonderen Aufgaben der Pflege werden festgehalten.

Zur im vierten Kapitel behandelten „Rolle der Schwester in der psychiatrischen Klinik“ gehört: Die therapeutische Beziehung zwischen Schwester und Patient; die Interaktion zwischen Schwester und dem Patienten; die Beziehung innerhalb der Stationsgemeinschaft. Die Grundlagen der psychiatrischen Pflege, die Beziehungs-, Alltags- und Milieugestaltung werden ebenso thematisiert wie der notwendige und individuelle Umgang mit der Erkrankung und Gesundung.

Außerdem befinden sich im Anhang Anmerkungen zur Diagnostik bestimmter psychischer Störungen, ein Glossar, Literaturhinweise und ein Sachverzeichnis.

Altschul betont die aus dem pflegerischen Tun resultierende Verantwortung:

> „Nicht alle Interaktionen zwischen Schwestern und Patienten brauchen eine rein therapeutische Absicht zu verfolgen, sondern sie können auch dazu dienen, daß der Aufenthalt für den Patienten anregender verläuft, Langeweile vermieden wird oder um ihn spüren zu lassen, daß man sich um ihn kümmert und an sein Wohlbefinden denkt. Manchmal führen diese Kontakte jedoch bedeutende Wendungen in der Behandlung des Patienten herbei. Sie kommen dadurch zustande, daß die Schwester während ihres zufälligen Zusammenseins mit dem Patienten instinktiv erfaßt, wie er gestimmt ist und womit er sich gedanklich beschäftigt.

> Nur durch häufige Interaktionen ergibt sich die Möglichkeit zu einem solchen intensiven Kontakt.“ (Altschul 1977, S. 268)

Hervorzuheben sind die „Begegnung auf Augenhöhe“ und die anklingenden Ansätze von Recovery sowie die eigenständigen Grundlagen der psychiatrischen Pflege. Dabei wird die „Normalisierung“ der Beziehung ebenso in den Vordergrund gestellt wie die pflegerischen Aufgaben von Prävention und die Eigenverantwortlichkeit.

Die Kriterien Wissen, Identität, Verantwortung und Handeln werden explizit angesprochen und hervorgehoben.

Zwischenfazit

Festzuhalten ist, dass bereits die Bücher vor 1960 die psychiatrische Pflege behandeln, jedoch dem Fachgebiet der Psychiatrie im Vergleich zu anderen medizinischen Bereichen nicht das angemessene intensive theoretische Ausmaß widmen, auch wenn sie die psychiatrische Pflege in einigen elementaren Aspekten beschreiben.

Betrachtet man jedoch die Bücher der 1970er Jahre (Barz 1971, Altschul 1977 sowie Rave-Schwank/Winter-von Lersner 1973), so ist festzustellen, dass bereits wesentliche Inhalte psychiatrischer Pflege vertreten sind, welche die Grundlage des beruflichen Handelns ausmachen:

- Alltags- und Beziehungsgestaltung
- Leben in der Gemeinschaft und Aktivitäten
- Partizipative, partnerschaftliche Begegnung
- Krankheitsbewältigung und Gesundheitsförderung
- Versorgungsstrukturen und Beitrag der psychiatrischen Pflege zur Behandlung
- Theoretisch-fachliche Kenntnisse für pflegerisches Handeln

Trotzdem wurde im gesamten betrachteten Zeitraum in allen Ausführungen zur psychiatrischen Pflege immer wieder (mehr oder weniger intensiv und offensichtlich) die Frage gestellt, was denn psychiatrische Pflege sei. Diese Frage wird gelegentlich auch heute noch gestellt, obwohl ihr verschiedene Autorinnen seit 1990 intensiv nachgegangen sind.

6.2 Pflegeliteratur 1980 bis 1988

Gröblinger/Stockmayr (1983): Allgemeine und spezielle psychiatrische Pflege

1983 erschien von Christine Gröblinger und Josef Stockmayr aus Linz, beide diplomiert in psychiatrischer Pflege, das Buch „Allgemeine und spezielle psychiatrische Pflege“. Das erste Kapitel beschreibt die Aufgaben und Ziele der psychiatrischen Krankenpflege, angefangen mit der Definition des International Council of Nursing

(ICN), dann werden die Ausbildung und Tätigkeiten betrachtet, die notwendig sind, um die beruflichen Aufgaben professionell auszuüben. Es folgen die wesentlichen fünf Verantwortlichkeiten der Pflege, wie sie die Weltgesundheitsorganisation (WHO) schon 1956 formulierte. Dort wurde bereits zu diesem Zeitpunkt der professionellen Pflege große Bedeutung bei der Gesundheitserziehung (heute Gesundheitsförderung) und der Beratung sowohl von Betroffenen als auch von Familien zugemessen und betont, dass Pflege in keinem Team – auch außerhalb des Krankenhauses – fehlen darf. Weitere zentrale Punkte sind die Aus- und Fortbildung, umfassende Krankenbeobachtung, Bedürfnisorientierung, Anleitung von Auszubildenden und nachgeordneten Mitarbeitenden. Es folgen kurze Erläuterungen der Ausbildungsgesetze in Österreich, Deutschland und der Schweiz, die im Anhang noch etwas ausgeführt werden, gefolgt von den Aufgaben psychiatrischer Pflege wie hier im Wesentlichen inhaltlich zusammengefasst (Gröblinger/Stockmayr 1983, S. 4):

- Hilfestellung zur möglichst umfassenden Wiederherstellung der psychischen und physischen Gesundheit in Zusammenarbeit mit den Ärzten und mit anderen Fachkräften im Krankenhaus und außerhalb des Krankenhauses.
- Gestaltung eines therapeutischen Milieus auf der Station und Durchführung soziotherapeutischer Maßnahmen im Zusammenwirken mit anderen Berufsgruppen.
- Partnerschaftliche Anleitung und Mitwirkung bei verschiedenen Tätigkeiten mit Patienten im Rahmen der Ergotherapie.
- Mitarbeit in extramuralen Nachsorgeeinrichtungen sowie in Versorgungseinrichtungen zur Früherkennung und Prophylaxe psychischer Erkrankungen.
- Hilfeleistung bei der sozialen Integration von psychisch Kranken.
- Betreuung und Beschäftigung von Langzeitkranken in der Psychiatrie innerhalb und außerhalb des Krankenhauses, um ihnen zu einem sinnvollen und erfüllten Leben zu verhelfen.
- Begleitung und Betreuung von Sterbenden, damit sie im äußeren und inneren Frieden den Tod erwarten können.
- Übernahme von Tätigkeiten mit besonderer Verantwortung und Aufgabenstellung (z. B. pädagogische Aufgaben bei der Ausbildung von neuen Mitarbeitern, organisatorische Aufgaben auf der Station und Leitung von Gruppen, Forschungsaufgaben).

Das zweite Kapitel „Allgemeine psychiatrische Pflege" befasst sich mit dem Pflegeprozess, der Organisation der Station (z. B. Regeln, Aufnahme, Verlegung, Entlassung), dem Umgang mit besonderen Situationen (z. B. „Pflege Sterbender", „Selbstmord und Selbstmordversuch", „Unfall eines Patienten", „Nahrungsverweigerung", sonstige besondere Vorkommnisse). Ein weiterer Schwerpunkt liegt auf den Grundregeln und Fehlern im Verhalten und der Vermeidung von Fehlverhalten gegenüber

Patienten und Angehörigen. Es folgen Verhaltenshinweise hinsichtlich häufig auftretender Grundsymptome psychischer Erkrankungen, z. B. bei Sinnestäuschungen und Wahnbildung, bei gehemmten und antriebsarmen, autistischen und „negativistischen“, ängstlichen und verwirrten oder auch erregten und aggressiven Patienten.

Die im dritten Kapitel beschriebene „Spezielle psychiatrische Pflege“ hat die häufig vorkommenden psychischen Erkrankungen im Fokus, z. B. die Pflege von depressiven, manischen, suizidalen, schizophrenen, anfallskranken, süchtigen und abhängigen Patienten sowie Patienten mit abnormer (psychopathischer) Persönlichkeit, Neurosen und Durchgangssyndromen.

Kapitel vier schildert die Aufgaben des Pflegepersonals bei besonderen Therapieformen, darunter fällt medikamentöse Therapie und Behandlung mit Psychopharmaka, Infusions- und Dämmerkuren sowie Schlafbehandlung, Methoden der Psychotherapie, Verhaltenstherapie (Verhaltensmodifikation), Arbeits- und Beschäftigungstherapie (Ergotherapie).

Nochmals besonders hervorgehoben werden das pflegerische Verhalten und das pflegerische Gespräch:

> „Wir dürfen uns durch Routine (die sicher notwendig ist, um nichts Dringendes zu übersehen) nicht verleiten lassen, in der Aufmerksamkeit gegenüber Anliegen des Patienten nachzulassen, auch wenn sie klein sind und nebensächlich und nutzlos erscheinen.“ (Gröblinger/Stockmayr 1983, S. 118)

Für die Gesprächsführung werden neben den theoretischen Grundlagen folgende allgemeine Ziele zusammengefasst und formuliert: Das Gespräch dient dem Kennenlernen, dem Sammeln wichtiger Informationen, hat die Aufgabe, den Patienten umfassend zu informieren, und ermöglicht, Sorgen und Ängste mitzuteilen. In den allgemeinen pflegerischen Grundsätzen der Gesprächsführung werden Kriterien angesprochen wie z. B. einfühlendes Ansprechen von Gefühlen und Erlebnissen, das nicht bewertend oder belehrend geschehen sollte. Eine innere Anteilnahme, Interesse am Gegenüber, positive Wertschätzung und Zuwendung sollten vorherrschen, das bedeutet negative Äußerungen zu vermeiden, sich aktiv zu verhalten und Positives mitzuteilen. Echtheit im Gespräch und identisches Verhalten ist ein weiterer Aspekt. Darunter ist zu verstehen, unpersönliches Rollen- und Berufsverhalten zu vermeiden, die Beziehung zum Patienten offen zur Sprache zu bringen und dabei auf die Übereinstimmung von verbalen und nicht-sprachlichen Äußerungen zu achten. Gleichzeitig gilt es den Patienten zu ermutigen, ihn zu unterstützen, sich selbst zum positiven Denken hinzuführen und ihn selbst seine Hoffnung aussprechen zu lassen. Dies wird an einem Beispiel des helfenden Gesprächs mit einem alkoholerkrankten Menschen sowie in der Bedeutung von Gruppen im Hinblick auf das Krankheitsbild aufgezeigt. Am Ende folgen Lernziele zu den einzelnen Kapiteln.

Zusammengefasst kann dieses Buch als „pflegeorientiert“ bezeichnet werden, mit dem Schwerpunkt auf pflegerischen Interventionen, Gesprächsführung und Verhalten. Auch wenn sich die Handlungen überwiegend an Krankheitsbildern orientieren, wird eigenständiges Handeln aufgezeigt, ebenso Eigenverantwortung und Reflexion.

Die Kriterien Wissen, Identität, Verantwortung und Handeln werden explizit im Zusammenhang mit psychiatrisch-pflegerischer Arbeit angesprochen.

Böhm (1985): Krankenpflege – Brücke in den Alltag. Erfahrungen aus der Übergangspflege

In dieser Werkstattschrift zur Sozialpsychiatrie Band 39 legt Erwin Böhm seine Erfahrungen in der Gerontopsychiatrie dar. Er betont, dass es sich um eine anwendbare, auf Erfahrung fußende praktische Anleitung mit dem Ziel der Wiedereingliederung gerontopsychiatrischer Patienten in ihren Alltag im Sinne der Übergangspflege handelt, die jedoch gleichzeitig auch als Rat und Hilfe im Umgang mit „senilen Menschen“ zu verstehen ist.

Die Schrift beruft sich auf internationale Modelle und greift auf, wie notwendig ein Umdenken in der Betreuung alter (gerontopsychiatrischer) Menschen ist. Dabei geht der Autor sowohl auf die Rolle von Pflegenden als auch auf den Bedarf und die Bedürfnisse von alten und verwirrten Menschen ein. Im Zusammenhang mit der psychiatrisch-pflegerischen Tätigkeit hat er den Begriff „Helfen mit der Hand im Sack“ geprägt, um zu verdeutlichen, wie wichtig es ist, dass auch der alte und kranke Mensch im Sinne einer „menschlich aktivierenden Pflege“ die Dinge selbst in die Hand nimmt, soweit er es kann.

> „Laß den Menschen Zeit sich zu gesunden – hilf mit der Hand im Sack als wesentlichen Grundsatz. Verhindere alles Abnorme, z. B. das Waschen des Patienten, die Besuchszeit nach Vorschrift etc. etc.“ (Böhm 1983, S. 108)

Zentral ist, dass

- … es immer um den einzelnen Menschen und seine individuelle Förderung geht,
- … die Pflege zwar die Aufgabe hat, etwas Gutes zu bewirken, jedoch nicht etwas Gutes zu tun,
- … Pflege die Bestrebungen nach Autonomie in den Mittelpunkt stellt.

Die Kriterien Wissen, Identität, Verantwortung und Handeln werden explizit im Kontext psychiatrischer Pflege angesprochen.

Abderhalden (1986): Psychiatrische Krankenpflege und Soziotherapie – Überlegungen zum Berufsbild und zur Berufskonzeption der psychiatrischen Krankenpflege
Das kleine Büchlein von Christoph Abderhalden (1954–2013), Pflegewissenschaftler und Direktor für Pflege und Pädagogik der Universitären Psychiatrischen Dienste Bern (UPD) und Fachbuchautor, ist im Zusammenhang des Nachdenkens über psychiatrische Pflege sehr bemerkenswert. Es ist an der Kaderschule für die Krankenpflege in Aarau entstanden, von der noch einige weitere Publikationen veröffentlich wurden, u. a. „Die Zukunftspflege in der Psychiatrie – Systematisches Denken und Handeln in der psychiatrischen Krankenpflege“ (Hug 1988) oder „Pflegekonzepte in Schule und Praxis“ (Bürki/Isler 1988), deren nähere Betrachtung sich ebenfalls lohnen würde. Abderhalden greift in seiner Arbeit wichtige Aspekte im Zusammenhang mit seinen Erfahrungen in der Arbeit als Psychiatriepfleger in verschiedenen Bereichen und Positionen sowie der Mitarbeit und Entwicklung von Curricula für die Berufsausbildung auf. Er stellt schon zu Beginn fest, die erwünschte Breite des Tätigkeitsfeldes könne dazu führen, dass keine genügend klare Definition und Aufgabenstellung festzulegen sei und dadurch Pfleger und Schwestern in ihrem beruflichen Selbstverständnis verunsichert seien. Abderhalden geht davon aus, dass sich die psychiatrische Pflege durch Veränderungen in der psychiatrischen Versorgung in einer Identitätskrise befindet und es darum gehen muss, die berufliche Identität zu definieren und weiterzuentwickeln. Dazu sei es dringend erforderlich, die Schnittstellen zu anderen Berufsgruppen mit zu beleuchten. Er sieht einen ersten Ansatz der Klärung darin, sich Orientierungspunkte zu schaffen. Den Beitrag der Pflege zur psychiatrischen Gesamt-Therapie verortet er in soziotherapeutischen Ausgangspunkten und stellt fest, dass der Hintergrund sowie das Basiskonzept der Soziotherapie sich am besten für professionelle Pflege eignet, da Anregungen zur Selbsthilfe, Ressourcenorientierung, Selbstwirksamkeit und Coping ebenso zum Tragen kommen wie die Bedeutung der psychosozialen Anteile der psychiatrischen Pflege.

Aus Abderhaldens Literaturarbeit ist abzuleiten, dass

- … der Betrachtung des Verhältnisses zwischen psychiatrischer Krankenpflege und aktuellen psychiatrischen Behandlungskonzepten besondere Bedeutung zukommt,
- … in der psychiatrischen Krankenpflege ein bedeutender Anteil Milieugestaltung ausmacht,
- … psychiatrische Pflegeaufgaben im Beraten und Unterstützen von Aktivitäten, Gesundheit und Selbstpflege bestehen und Soziotherapie eine gute Grundlage darstellt.

Die Kriterien Wissen, Identität, Verantwortung und Handeln werden für die Ausübung psychiatrischer Pflege explizit benannt.

Needham (1988): Pflegeplanung in der Psychiatrie

Das 1988 erschienene Buch von Ian Needham mit einem Vorwort von Annie Altschul hat seinerzeit sehr schnell viele Leser gefunden. Neben Basisinformationen zur psychiatrischen Pflege sind es die praktischen Beispiele, die dem Leser und Praktiker gleich ins Auge fallen. Needham stellt klar, dass Methoden kommen und gehen und es gut ist, dass Dinge bereits überholt sind, bevor sie „vervollkommnet" sind. Der Autor bezieht sich auf die vorhandene (auch englischsprachige) Literatur und verweist auf bereits gemachte Erfahrungen.

Neben den vielen praxisnahen Anregungen und entwickelten Beispielen, die sich nur schwer zusammenfassen lassen, gibt der Autor auch Tipps für die Einführung der Pflegeplanung und stellt fest, diese sei in der Psychiatrie weitaus schwieriger als im somatischen Bereich.

> „Bei allen Ansichten, Meinungen, Vorlieben und Abneigungen zur Pflegeplanung, bei all den Schwierigkeiten, die die Pflegeplanung betreffen und die man überwinden muss, dürfen wir nicht vergessen, dass Pflegeplanung im Dienst des Menschen steht und nicht umgekehrt. Und bei all der Hilfe, die ein guter Plan leisten kann, dürfen wir auch nicht vergessen, dass die Persönlichkeit des Pflegenden in der Krankenpflege das allerwichtigste Werkzeug ist. Diese zwei Werkzeuge, gekoppelt mit Fachkenntnis, mit dem Willen zur selbstkritischen Reflexion, mit dem Engagement und vor allem mit Menschlichkeit und Respekt vor dem Patienten, können eine bessere Pflege ausmachen." (Needham 1988, S. 228)

Die sehr gut nachvollziehbaren Fallbeispiele sind das Kernstück des Buches und geben einen guten Einblick und praktische Anleitung für das konkrete Handeln im Hinblick auf die Durchführung der Pflegeplanung und auf theoriebasiertes Alltagshandeln. Deutlich wird, dass

- … Pflegeplanung eine individuelle systematische Methode zur Problemlösung ist,
- … Pflegeplanung in eine Behandlungsplanung eingehen muss,
- … Pflegeplanung ein Teil des oder eine Methode im Pflegeprozess darstellt.

Die Kriterien Wissen, Identität, Verantwortung und Handeln werden aufgezeigt und als wichtiger Bestandteil psychiatrischer Pflege angesehen.

Fazit

Die Veröffentlichungen der 1980er Jahre von Gröblinger/Stockmayr, Böhm, Abderhalden und Needham haben das Berufsfeld der psychiatrischen Pflege weiter differenziert und wesentliche Impulse für die alltägliche Arbeit gegeben. Trotzdem ist zu bemerken, dass nur ein geringerer Teil der in der Bundesrepublik Deutschland in der Psychiatrie tätigen Pflegepersonen in diesem Zeitraum selbstbewusst im multiprofessionellen Team seine Inhalte und Identität vertreten hat.

Eine spezifische Fachzeitschrift für psychiatrische Pflege gab es bis 1990 in der BRD nicht. Die bestehenden allgemeinen Pflegezeitschriften veröffentlichten nur eingereichte Artikel und z. B. die Deutsche Krankenpflege-Zeitschrift hatte mehr oder weniger regelmäßig ein psychiatrisches Schwerpunktheft. Erst 1995 erschien die erste psychiatrische Pflegefachzeitschrift „Psych. Pflege Heute" im Stuttgarter Thieme Verlag, die ich bis Ende 2009 federführend mitgestaltete.

Putzke et al. (1982): Das Handwerk oder die Kunst der Pflege – Festschrift für Carl Thomsen, Oberpfleger am Psychiatrischen Universitätskrankenhaus Hamburg-Eppendorf zu seiner Verabschiedung und für alle Schwestern und Pfleger
1982 erschien ein bemerkenswertes Büchlein, herausgegeben von Michael Putzke, das die Betrachtung der Bücher abrunden soll, auch wenn es sich nicht um ein Lehrbuch handelt. Darin wurde erstmals der Artikel „Brief an einen Anfänger" von Klaus Dörner publiziert, in dem er u. a. die Frage stellt:

> „Könnte es sein, daß vieles, was wir in den letzten 10 Jahren unter großartigen Überschriften wie Sozialtherapie, Milieutherapie usw. verkünden, nichts anderes ist als die Wiederentdeckung und endliche Anerkennung dessen, was Pfleger und Schwestern ohnehin schon immer getan haben – nämlich Pflege – in dem umfassenden und allgemeinen Sinn des Wortes, wie ich es eben versucht habe zu beschreiben. Das spräche dann glatt dafür, daß es doch so etwas gibt wie Fortschritt und das ist tröstlich." (Dörner 1982, S. 22)

Zuvor erklärt Dörner, das Klima, die Atmosphäre der Station werde vom Pflegeteam bestimmt. Er bezeichnet die Pflege als Spezialisten für das Allgemeine und betont, die therapeutische Wirkung wäre noch unendlich größer, wenn Schwestern und Pfleger sich dessen bewusst wären und sich selbstbewusst einsetzten. Das Büchlein betont, dass die Vielfalt und therapeutische Relevanz des Handelns des Pflegepersonals mit dem Patienten ohne zu übertreiben die Besonderheit ist, die den Dienst in einer Psychiatrie von dem einer herkömmlichen somatischen Station unterscheidet.

Diese kleine Festschrift zeigt auf, dass Pflege ein wichtiger Bestandteil in der Humanisierung der Psychiatrie ist, was sowohl von unterschiedlichen Berufsgruppen als auch von Betroffenen so wahrgenommen wird, die die Festschrift verfasst haben.

Zusammenfassung
In der Zusammenschau der betrachteten Lehrbücher kann festgestellt werden, dass im Zeitraum von 1960 bis 1990 die Grundlagen psychiatrischer Pflege zunehmend von der Pflege selbst veröffentlicht wurden und somit auch die grundlegenden Konzeptionen Wissen, Identität, Verantwortung und Handeln im Laufe der Jahre, vor allem ab Anfang 1980, zunehmend beschrieben und verankert sind. Medizinisches Wissen trat dadurch in den Hintergrund und wurde eher in einen Gesamtzusammenhang gebracht.

6.3 Psychiatrische Pflegetagungen 1960 bis 1990

Neben den bereits erwähnten internationalen Tagungen in Heidelberg sind im Zeitraum von 1960 bis 1990 in der damaligen Bundesrepublik zahlreiche Pflegetagungen durchgeführt worden, wodurch auf der einen Seite mehr Identität hinsichtlich des Berufes und andererseits mehr spezifisch psychiatrisch-pflegerische Inhalte diskutiert und verbreitet wurden.

Bedburger Fortbildungstage

Bereits 1960 hatte der Landschaftsverband Rheinland mit einer Fortbildungswoche für das gehobene Pflegepersonal (heute leitende Pflegepersonen) begonnen, eine Tagung anzubieten. In diesem Zusammenhang ist es wichtig festzuhalten, dass es erst seit 1957 die Möglichkeit gab, eine allgemeine, staatlich anerkannte Krankenpflegeausbildung an den Krankenpflegeschulen der psychiatrischen Krankenhäuser durchlaufen zu können. Bis zu diesem Zeitpunkt gab es sogenannte hausinterne Ausbildungen.

> „So war es das Ziel der von der Abteilung Gesundheitspflege des Landschaftsverbandes Rheinland ins Leben gerufenen Fortbildung, aktuelle Themen aus allen Bereichen der Medizin, der Pädagogik und der Verwaltung zu vermitteln und vor allem den Erfahrungsaustausch zwischen den Kliniken und der Zentralverwaltung zu fördern." (Graf et al. 1987, o. S.).

Festgestellt wurde, dass die gute Resonanz und die Veränderungen weg von einer Verwahrpsychiatrie hin zu einer behandlungsorientierten Psychiatrie die Notwendigkeit von Fortbildung deutlich aufzeigten. Außerdem wurde festgehalten, dass in den ersten Jahren die Themen überwiegend von Ärzten der verschiedenen Kliniken übernommen wurden und die Pflegenden, Unterrichts- und Abteilungspfleger von Anfang an vertreten waren. „Bald kamen auch die anderen Berufsgruppen wie z. B. Fürsorgerinnen, Beschäftigungstherapeuten und Verwaltungsfachleute hinzu. Dem breiten Spektrum psychiatrischer Arbeit wurde zunehmend Rechnung getragen" (Graf et al. 1987, o. S.). Es wurde schon damals berücksichtigt und besonders hervorgehoben, dass gegenseitiges Vertrauen und gute Zusammenarbeit nur in gemeinsamen Fortbildungsveranstaltungen erreicht werden können. Bereits 1962 wurde auf der Tagung die Frage gestellt „Was ist psychiatrische Krankenpflege, worin bestehen die eigentlichen Pflegeaufgaben; was tun wir, was keine andere Berufsgruppe tut?"

Die Festschrift zeigt auf, wie sich die Themen der Fortbildungstage entwickelt haben. Zu Beginn ging es häufig um organisatorische oder formale Dinge, während in den Folgejahren eher die Inhalte pflegerischer Praxis in den Mittelpunkt rückten.

Da sich in der Festschrift die einzelnen Fortbildungen nicht zuordnen lassen, einige Vorträge jedoch abgedruckt sind, werden die Fortbildungstage weitgehend auf der Grundlage der Referate ausgewertet. Die Festschrift ist vollständig im Download-Material wiedergegeben.

Pflegetagungen der Aktion Psychisch Kranke (APK)

Die Tagungen der Aktion Psychisch Kranke e. V., die sowohl im Niedersächsischen Landeskrankenhaus Wunstorf als auch in Offenbach am Main stattgefunden haben, trugen dazu bei, dass sich das Wissen in der psychiatrischen Pflege und damit berufliches Selbstbewusstsein durch die einzelnen Tagungsteilnehmer mehr verbreitet hat. Dies wird schon an den Rahmenthemen der dokumentierten Tagungen sichtbar.

Zentraler Ansatz ist es, die psychisch erkrankten Menschen auf der Grundlage von theoretischem Wissen, das unter anderem auch auf Tagungen und in Fort- und Weiterbildungen erworben wird, in ihrem Alltag zu begleiten. Ziel ist in diesem Kontext, psychiatrisch-pflegerische Arbeit qualitativ sichtbar zu machen. Berufspolitische Thematiken spielen bei den Fortbildungstagungen ebenso eine Rolle wie Qualität, Gesundheitsförderung und Prävention oder auch Versorgungsstrukturen.

In diesem Zusammenhang werden ambulante und komplementäre Hilfen und die Begleitung psychiatrischer Pflege besonders in den Blick genommen. Die Kontinuität der Beziehungsgestaltung sowie die vor- und nachsorgenden Aufgaben der Pflege im psychosozialen Versorgungssystem werden bewusst aufgegriffen. Die meisten Tagungen wurden dokumentiert (teils 1981 in Band 31 und 1990 in Band 46 der Werkstattschriften zur Sozialpsychiatrie), außerdem finden sich die Unterlagen dazu im Download-Material.

Die Viersener Badetage und der Berliner Badetag

Die Viersener Badetage und der mit dokumentierte „Berliner Badetag“ (beide Dokumentationen finden sich im Download-Material) setzen andere Schwerpunkte, die die inhaltliche Diskussion erweitern und andere Blickwinkel eröffnen. Es können sicher nicht alle Aspekte aufgegriffen werden, aber der Kern beruflich pflegerisch-psychiatrischer Entwicklung kommt in der Auswertung zum Tragen.

Pflegetagung DBfK und DGSP

Die Tagung des DBfK und der DGSP ist bewusst mit aufgenommen worden (auch in das Download-Material), denn dass zwei Verbände gemeinsam eine Fortbildungstagung durchführen, war eher ungewöhnlich. Auch hier wird deutlich, wie umfassend psychiatrische Pflege zu sehen ist. Auf dieser Tagung wurde hervorgehoben, wie wichtig politische Dimensionen sind und dass es immer wieder erforderlich ist, Standpunkte und Inhalte zu diskutieren, zu überprüfen und unmissverständlich zu vertreten. Klar wird jedoch auch, wie zentral es ist, dass der Einzelne Stellung bezieht und sich politisch einbringt.

6.4 Arbeitskreis Pflege in der DGSP

Die Anregungen aus der Deutschen Gesellschaft für Soziale Psychiatrie e. V. (DGSP, gegründet 1970) und vor allem aus dessen Arbeitskreis Pflege (AK Pflege, gegründet 1979) sind für die Grundlage, die Entwicklung und Durchführung dieser Arbeit von immenser Bedeutung. Als zu den ersten Mitgliedern der DGSP gehörend und als Mitbegründerin des AK Pflege waren die Tagungen, der Arbeitskreis und andere Gremien und Arbeitsgruppen für meine weiterentwickelte Auffassung psychiatrischer Pflege zentral.

Die grundlegenden Positionen des Arbeitskreises Pflege orientieren sich an einem humanistischen Menschenbild und an pflegerisch-ethischen Prinzipien. Dabei werden die moralischen Gebote im Sinne von Care-Ethik, anderen gegenüber nicht unfair zu handeln sowie jemand, der in Not geraten ist, nicht im Stich zu lassen und ihm umfassende Hilfeleistungen anzubieten, in den Mittelpunkt gestellt. Die Orientierung an einer gemeindenahen und kommunalen psychosozialen Versorgung ist für Pflegende in der DGSP Voraussetzung für die Teilhabe am gesellschaftlichen Leben und Basis von Diskussionen und Stellungnahmen.

Der Leitsatz des Arbeitskreises, der immer noch gilt, besteht darin, aktuelle und weniger beliebte Themen der psychiatrischen Pflege aufzugreifen, Zusammenhänge zu erfassen und zu fragen, wo die jeweiligen berufs-, psychiatrie-, sozial- und gesundheitspolitischen Zusammenhänge möglicherweise zu finden sind. Dabei ist der Spagat zwischen dem Anspruch der Professionalisierung der Pflege und der beruflichen Praxis wahrzunehmen und gleichermaßen im Blick zu behalten.

Die 2015 verfasste Standortbestimmung des Arbeitskreises verdeutlicht, welchen Themen er sich in den vergangenen gut 30 Jahren gewidmet hat (die Themen sind ebenfalls im Download-Material dokumentiert).

Die Diskussionen und Ergebnisse des Arbeitskreises Pflege in der DGSP fließen deshalb mit ein, weil sich in den Materialien wesentliche Merkmale identifizieren lassen und Auswirkungen deutlich werden, die den allgemeinen (bereits erwähnten) Schlüsselqualifikationen zugrunde liegen, orientiert an den Konzeptionen „Identität", „Wissen", „Verantwortung" und „Handeln". Die Konzeption „Wissen" kann im Sinne von Schlüsselqualifikationen der Sach- und Fachkompetenz, die Konzeption „Handeln" der Methodenkompetenz, die Konzeptionen „Identität" und „Verantwortung" der sozialen und personalen Kompetenz zugeordnet werden.

Damit ist ein weiteres Mosaiksteinchen beschrieben, dass psychiatrisch-pflegerische Inhalte und berufliche Identität im betrachteten Zeitraum bereits vorhanden waren und weiter angestoßen wurden.

7 Auswertung der Materialien

Alles dauert lang, das Leben hat es nicht eilig. Die großen Entscheidungen mögen in einem dramatischen Augenblick gefasst werden, aber sie materialisieren und entwickeln sich nur allmählich; es dauert Monate oder Jahre, bis sie die Bedeutung und die vertraute Gestalt der Realität annehmen.

Klaus Mann

7.1 Auswertung der Literatur

Einzelne Aspekte der vier grundlegenden Konzeptionen ziehen sich durch alle analysierten Lehrbücher. Deutlich wird jedoch auch, dass es in den 30 Jahren des Untersuchungszeitraums große Veränderungen gegeben hat. Die Lehrbücher sind im Verlauf dieser Zeit vermehrt durch die Berufsgruppe selbst oder mit ihrer Beteiligung verfasst worden, wodurch die Inhalte sukzessive auf den Gegenstand der psychiatrischen Pflege fokussiert wurden.

In den nachfolgenden Zusammenfassungen der verwendeten Literatur wird eine Zuordnung nach den festgelegten Konzeptionen vorgenommen.

Tabelle 10: Zusammenfassung und Zuordnung der ausgewählten Literatur

Buch	Zusammenfassung	Tendenz/Konzeptionen
Scholz 1927 (1899)	Ungefähr die Hälfte der 182 Seiten ist der Irrenpflege gewidmet und neben der knappen Krankheitslehre auch pflegerischen Verhaltensregeln in unterschiedlichen Situationen sowie der Beobachtung des Kranken und dem Umgang mit erregten und selbstmordgefährdeten Patienten. Ebenso werden Haltungsfragen und die Eignung zum Beruf behandelt.	**Wissen** um die Erkrankungen Individuelles **Handeln** **Verantwortung** im Umgang mit selbstmordgefährdeten Menschen Haltungsfragen – (Selbst-)**Vertrauen**
Körting 1913 (1907)	Individuelles, auf den Einzelnen in seiner Erkrankung abgestimmtes Verhalten aufgrund von Beobachtung ist notwendig und spezifische Aufgabe der Pflege.	**Wissen** um die Erkrankungen Individuelles **Handeln**

Buch	Zusammenfassung	Tendenz/Konzeptionen
Hagen et al. 1951 (1947)	Der Abschnitt zur Psychiatrie betont, dass Wahrnehmung und Wissen zusammengehören, um umfassende Schritte im pflegerischen Handeln abzuleiten. Gleichzeitig wird hervorgehoben, dass „Extremfälle" eher selten sind.	**Wissen** um die Erkrankungen Individuelles **Handeln**
Jaspersen 1965 (1949)	Dieses Buch zeigt auf, wie wichtig die Einstellung (Haltung), aber auch eine Kontextualisierung für den Pflegeberuf ist. Außerdem wird betont, dass „Psychiatrie" und somit psychiatrisches Handeln immer eingebettet in Geschichte und gesellschaftliche Gegebenheiten stattfindet.	**Wissen** um gesellschaftliche Zusammenhänge Psychiatrisches **Handeln** im Kontext **Verantwortung** kann eher vor allem im gesellschaftlichen Kontext geahnt werden Haltungsfragen, Eignung – (Selbst-)**Vertrauen**
Altschul 1977 (1957)	Hervorzuheben sind die „Begegnung auf Augenhöhe" und die anklingenden Ansätze von Recovery sowie der eigenständigen psychiatrischen Pflege. Dabei wird die „Normalisierung" der Beziehung ebenso in den Vordergrund gestellt wie die pflegerischen Aufgaben von Prävention und die Eigenverantwortlichkeit.	**Wissen** um die Grundlagen psychiatrischer Pflege, Erkrankungen und Erklärungsmodelle Alltägliches pflegerisches **Handeln** **Verantwortung** im Zusammenhang von Beziehungen, Eigenverantwortung Eigenständigkeit – (Selbst-)**Vertrauen**
Barz 1977 (1971)	Inhaltlich bemerkenswert ist der Fokus auf die Alltags- und Beziehungsgestaltung, aber auch auf Gemeinschaftsaktivitäten. Ansätze von Hoffnung machen, „Da-Sein, Dabei-Sein" sind weitere Aspekte, ebenso wie die Gestaltung einer sinnstiftenden Tätigkeit.	**Wissen** um pflegerische Konzeptionen und theoretische Ansätze Individuelles **Handeln** **Verantwortung** im Sinne von Sinnstiftung Hoffnung vermitteln – (Selbst-)**Vertrauen**
Rave-Schwank und Winter-v. Lersner 1990 (1973)	Zentral ist die Betonung der theoretischen Grundlagen der Pflege, der psychiatrischen Krankheitslehre und ihrer Bedeutung für das alltägliche pflegerische Handeln. Zudem wird Pflege in einen Versorgungskontext gestellt. Gleichzeitig spielt die Bedeutung der psychiatrischen Pflege im therapeutischen Team eine wichtige Rolle.	**Wissen** um die Erkrankungen und theoretischen Grundlagen psychiatrischer Pflege Alltägliches pflegerisches **Handeln** **Verantwortung** im Zusammenhang mit Versorgung Teamarbeit und Bedeutung von Pflege – (Selbst-)**Vertrauen**

Buch	Zusammenfassung	Tendenz/Konzeptionen
Gröblinger und Stockmayr 1983	Zusammengefasst kann dieses Buch als „pflegeorientiert“ bezeichnet werden. Es legt den Schwerpunkt auf pflegerische Interventionen, Gesprächsführung und Verhalten. Auch wenn sich die Handlungen überwiegend an Krankheitsbildern orientieren, wird eigenständiges Handeln aufgezeigt, ebenso Eigenverantwortung und Reflexion.	**Wissen** um pflegerische Interventionen, Krankheitsbilder Verhalten und Kontakt – **Handeln** **Verantwortung** für das eigene Handeln Reflexion – (Selbst-)**Vertrauen**
Böhm 1985	Kernpunkte: Es geht immer um den einzelnen Menschen und seine individuelle Förderung. Die Pflege hat zwar die Aufgabe, etwas Gutes zu bewirken, jedoch nicht, etwas Gutes zu tun. Pflege stellt die Bestrebungen nach Autonomie in den Mittelpunkt.	**Wissen** um die individuellen Bedürfnisse von Menschen, vor allem im Alter Individuelles **Handeln** zur Erhaltung der Autonomie Pflegerisches Selbstverständnis – (Selbst-)**Vertrauen**
Abderhalden 1986	Kernpunkte: Der Betrachtung des Verhältnisses zwischen psychiatrischer Pflege und aktuellen psychiatrischen Behandlungskonzepten kommt besondere Bedeutung zu. Die Milieugestaltung in der psychiatrischen Krankenpflege macht einen bedeutenden Anteil aus. Psychiatrische Pflegeaufgaben bestehen im Beraten und Unterstützen bei Aktivitäten, Gesundheit und Selbstpflege, Soziotherapie stellt eine gute Grundlage dar.	**Wissen** um Behandlungskonzepte und deren Bedeutung, auch im Hinblick auf theoretische Grundlagen des Handelns und der pflegerischen Inhalte Verhalten, Milieugestaltung – **Handeln** **Verantwortung** für das eigene Handeln im Kontext zentraler Aufgaben Reflexion des eigenen Berufsbildes – (Selbst-)**Vertrauen**
Needham 1988	Kernpunkte: Pflegeplanung ist eine individuelle systematische Methode zur Problemlösung. Pflegeplanung muss in eine Behandlungsplanung eingehen. Pflegeplanung stellt eine Methode im Pflegeprozess dar.	**Wissen** um systematische Methoden in der Pflege Systematisches Vorgehen – **Handeln** **Verantwortung** für Planung und Durchführung Pflegeprozess als Problemlösung – (Selbst-)**Vertrauen**

Abbildung 8: Zusammenfassung der Auswertung der Lehrbücher

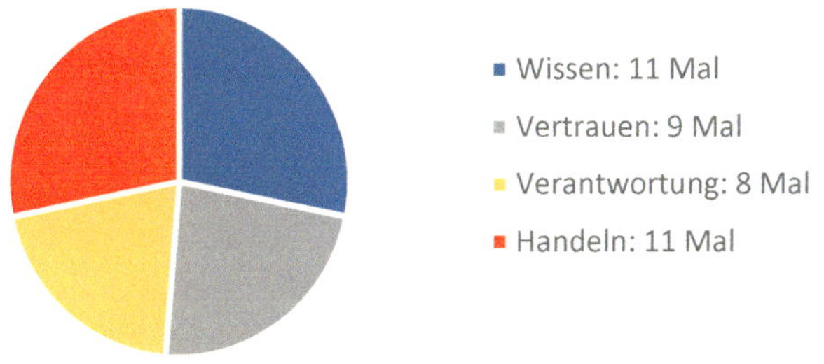

Einschätzung

Aus der Betrachtung dieser elf Bücher kann festgehalten werden:

- In den Büchern von Körting (1907/1913) und Hagen et al. (1947/1951), in denen psychiatrische Pflege eine untergeordnete Rolle spielt, fanden sich nur die beiden Konzeptionen Wissen und Handeln.
- Die Fachbücher von Scholz (1899/1927), Jaspersen (1949/1965) und Barz (1971/1977), die beiden ersten von einem Psychiater geschrieben, letzteres von einem Psychiater herausgegeben, haben spezifisch psychiatrische Pflege zum Inhalt, dadurch konnten alle vier grundlegenden Konzeptionen in Ansätzen wahrgenommen werden.
- Das Buch von Annie Altschul (1971/1977) war, nachdem es übersetzt worden war, eine sehr wichtige Grundlage für die psychiatrische Pflege in Westdeutschland der 1970er Jahre und enthält alle vier grundlegenden Konzeptionen.
- Das erste deutsche von einer Krankenschwester mitverfasste Buch (Maria Rave-Schwank, Psychiaterin, Christa Winter-von Lersner, Unterrichtsschwester) aus dem Jahr 1973 war über lange Zeit zentraler Bestandteil der Ausbildung und Klassiker der psychiatrischen Pflege und enthält ebenfalls alle vier Konzeptionen.
- Das Buch von Gröblinger und Stockmayr (1983), beide aus der Krankenpflege, stellt pflegerische Inhalte in den Mittelpunkt, es enthält alle vier Konzeptionen.
- Die drei folgenden Veröffentlichungen von Böhm (1985), Abderhalden (1986) und Needham (1988) stellen jeweils spezifische psychiatrisch-pflegerische Inhalte und Fragestellungen ins Zentrum und behandeln die vier Konzeptionen in unterschiedlicher Intensität.

Die Analyse ergab, dass pflegerische Inhalte und theoretische Grundlagen zunehmen und zentral sind, je mehr Pflegende selbst Lehrbücher verfassen.

Daraus ist abzuleiten, dass sich die Berufsgruppe ihr Wissen selbst erarbeiten muss und diese Erkenntnisse vornehmlich und selbstverständlich auch in der Diskussion mit anderen Berufsgruppen einbringen und vertreten muss. Das bedeutet, dass psychiatrische Pflege ihren spezifischen Ansatz und ihr berufsspezifisches Vorgehen als Teil der Gesamtbehandlung des psychisch erkrankten Menschen immer wieder hervorheben muss.

Daraus ergibt sich wiederum, dass Pflegebildung, Pflegewissenschaft und Pflegeforschung die zentralen Dreh- und Angelpunkte für die Weiterentwicklung der Pflege sind. Dieser Aspekt ist ein wesentlicher Punkt in der Schlussbetrachtung des Kapitels 7. Das bedeutet auch, dass die Konzeptionen in einen Gesamtkontext hinsichtlich von Qualifikationsgraden gesetzt werden müssen, um die Dringlichkeit einer Veränderung der derzeitigen Pflegediskussion zu betonen. In den derzeitigen Debatten wird die mitmenschliche Tätigkeit „pflegen“ gleichgesetzt mit der Profession Pflege. Eine Differenzierung würde sicher mehr zur Lösung der „pflegerischen Probleme“ und des sog. „Pflegenotstandes“ beitragen.

7.2 Auswertungen der Pflegetagungen

Die Situation in der Fort- und Weiterbildung, aber auch in der Ausbildung wies im zugrunde gelegten Zeitraum große Unterschiede auf. Durchführung und Inhalte variierten je nach Einrichtung, vor allem auch der Stellenwert kontinuierlicher beruflicher Weiterentwicklung, weswegen die Teilnahme an Tagungen nicht selbstverständlich war. Viele Kliniken und Arbeitgeber unterstützten „willige Tagungsteilnehmende“ nicht, so dass es in der Regel eines besonderen Engagements und Inkaufnahme finanzieller Belastungen bedurfte, an Tagungen teilzunehmen und sich auf diese Weise neuen „Input“ zu holen.

Deutlich wird bei den verschiedenen Tagungen und Programmen, dass zum Teil der praktische Alltag psychiatrischer Pflege im Vordergrund stand und theoretische Überlegungen dann weniger Platz einnahmen, dies bei anderen Veranstaltungen aber auch umgekehrt der Fall sein konnte. Dementsprechend zeigt sich, dass bei unterschiedlich intendierten Tagungen die wesentlichen Konzeptionen in unterschiedlicher Ausprägung zu finden sind. Die Häufigkeit der Ausführungen zu Inhalt, Aufgabenfeld und Beitrag zur Gesamtbehandlung der psychiatrischen Pflege zeigt den Bedarf an der Klärung des Selbstverständnisses und der beruflichen Identität auf. Die vier grundlegenden Konzeptionen Wissen, Handeln, Verantwortung und Vertrauen sind bei allen Tagungen in unterschiedlicher Intensität zu finden. Anzumerken ist jedoch, dass die Angehörigen des Pflegeberufs in Bildungszusammenhängen seltener den Alltag in einen größeren Kontext stellen, um ihn aus der Distanz analytisch zu betrachten. Dies führt häufiger dazu, dass nicht lösungsorientiert gedacht wird und entsprechende Konsequenzen nicht mitbedacht werden. Diesem Phänomen in Veranstaltungen durch entsprechende didaktische Konzepte und Methoden zu begegnen, wäre ein Ansatz, um Praxis, theoretisches Wissen und Forschungs- und wissenschaftliche Zusammenhänge mehr ins Gleichgewicht zu bringen. Die Fort- und Weiterbildung würde so nachhaltiger gestaltet und ihr unmittelbarer Einfluss und Nutzen für die Praxis gefördert. Auch dieser Aspekt könnte künftig noch vertiefter erforscht werden.

Die Themenvielfalt der gewählten Tagungen zeigt unter anderem, dass sich psychiatrische Pflege im beschriebenen Zeitraum profilieren musste. Es ging und geht deshalb zentral darum, den Kern der psychiatrisch-pflegerischen Arbeit transparent zu machen, aus meiner Sicht schon deshalb, um den nicht in der Psychiatrie tätigen Kollegen und Kolleginnen dazustellen, dass im psychiatrischen Feld eher andere Tätigkeiten und Schwerpunkte die Arbeit bestimmen. Der Fokus liegt hier beispielsweise auf der Milieu-, Beziehungs- und Alltagsgestaltung, dem Umgang mit der Erkrankung und deren Integration in das Leben des einzelnen psychisch erkrankten Menschen. Gleichzeitig muss jedoch auch gemeinsam ein Grundverständnis von Bildung und Wissen sowie Identität mit dem pflegerischen Beruf als Profession zur Weiterentwicklung der Praxis in allen Bereichen vertreten werden.

Ein Grundsatz und auch Ergebnis könnte vielleicht im Sinne von Hermann Hesse so ausgedrückt werden „Die Praxis sollte das Ergebnis des Nachdenkens sein, nicht umgekehrt“ (Hesse 1977, S. 153). Es kann deshalb nur dafür plädiert werden, dass (psychiatrische) Pflegetagungen die Theorie in Bezug zur Praxis setzen.

Die psychiatrischen Pflegetagungen haben sich seit in den 1960er Jahren in unterschiedlicher Art und Weise entwickelt und die Inhalte und Schwerpunkte sind durch engagierte Pflegekräfte über eine lange Zeit in den psychiatrisch-pflegerischen Alltag transportiert und von den unmittelbaren Kolleginnen sehr unterschiedlich aufgegriffen, häufig eher skeptisch oder ablehnend beurteilt worden.

Die Dokumentation verdeutlicht, dass viele Themen in der psychiatrischen Pflege bereits in diesen Jahren relevant waren und diskutiert wurden, aber nach wie vor weiterer Bearbeitung bedürfen, vor allem, wenn sie sich im Alltag und in der Qualität der psychiatrischen Pflege niederschlagen und auf unterschiedlichen Ebenen bzw. in verschiedenen Bezügen und Rahmenbedingungen weiterentwickelt werden sollen und/oder auch müssen.

7.2.1 Die Bedburger Fortbildungstage

Der Landschaftsverband Rheinland führte 1960 zum ersten Mal eine Tagung durch, die irritierenderweise in der Anfangsphase immer als Fortbildungslehrgang bezeichnet wurde. Die (Anstalts-)Psychiatrie dieser Zeit war durch den Erfolg von Psychopharmaka gekennzeichnet, wodurch die Atmosphäre auf den Stationen ruhiger wurde und die Patienten sich mehr auf Aktivitäten einlassen konnten.

Der Landschaftsverband Rheinland und seine Krankenhäuser befanden sich im Vergleich zu anderen Kliniken und anderen Bundesländern in einer vergleichsweise guten Lage, und es wurde immer wieder betont, dass es darum gehe, das Erreichte zu bewahren und weiterzuentwickeln. So ist dem Grußwort des damaligen Landesrates Rainer Kukla in der Festschrift zu 25 Jahren Bedburger Fortbildungstage zu entnehmen:

> „Welche Bedeutung der Aus-, Fort- und Weiterbildung beigemessen wird, mag auch dem Aufbau eines eigenen Fachreferates der Gesundheitsabteilung entnommen werden. Von diesem Referat werden seit Jahren klinikübergreifende Fortbildungsveranstaltungen für alle Berufsgruppen geplant und durchgeführt. Darüber hinaus begann eine Intensivierung der Fortbildung in den Kliniken selbst. Die Pflegedienstleitun-

gen haben es sich zur Aufgabe gemacht, eine qualifizierte und zeitgemäße psychiatrische Krankenpflege sicherzustellen." (Kukla 1987, o. S.)

In dieser Festschrift wurde betont, dass der Weg und das Ziel in der Behandlung sein müsste, den Patienten als Partner wahrzunehmen und einzubinden. Die Aufgaben der psychiatrischen Mitarbeiterinnen und Mitarbeiter auch im Bereich der Pflege lägen künftig außerhalb der stationären Einrichtungen. Für diese neuen Aufgaben und Tätigkeitsfelder müsste zeitnah laufend Fort- und Weiterbildung angeboten werden. Deutlich wird in der Dokumentation zudem, dass die Referenten und die Inhalte sich immer mehr zur psychiatrischen Pflege hin bewegten, die Tagungen sich jedoch an alle Mitarbeiterinnen und Mitarbeiter gewendet haben.

Insgesamt werden nachfolgend acht Bedburger Tagungen erfasst und ausgewertet, die thematisch ein vielfältiges Spektrum abdecken und dementsprechend die Vielfalt des psychiatrisch-psychosozialen Arbeitsfeldes aufzeigen. Die Vorträge werden auf die Konzeptionen Wissen, Vertrauen, Verantwortung und Handeln hin untersucht (Tabelle 11-1 bis Tabelle 11-8), wobei jeweils differenziert wird, ob die einzelne Konzeption in der Einschätzung vollumfänglich „+"oder eher ansatzweise zutrifft „(+)".

Tabelle 11-1: Auswertung der Bedburger Fortbildungstage 1962

„Das Pflegepersonal als Mitarbeiter des Arztes" Horst Berlin, Lehrpfleger (Berlin 1987, S. 12–21)				
Zitate	**Konzeptionen**			
	Wissen	Vertrauen	Verantwortung	Handeln
„Soll nun das Pflegepersonal seine Aufgaben sowohl hinsichtlich der Grundpflege als auch der Behandlungspflege richtig erfüllen können, müssen die entsprechenden Voraussetzungen da sein. Außer den körperlichen, geistigen und vor allem charakterlichen Vorbedingungen gehört hierzu eine zielstrebige Ausbildung." (S. 14)	+			
„Niemals soll bei diesem Zusammenleben zwischen Pflegepersonal und Kranken aber vergessen werden, daß der Pfleger oder die Schwester dem Kranken auch Vorbild sein muß. Keineswegs dürfen die zwischenmenschlichen Beziehungen so weit gehen, daß der Kranke den Respekt vor dem Pfleger verliert." (S. 18)			+	
„Der Arzt ist Vorgesetzter des Pflegepersonals, aber mit dem Gehorsam alleine ist es in unserem Beruf nicht getan, denn der Arzt kann nicht in jedem Augenblick dem Pfleger die nötigen Anweisung erteilen." (S. 21)		+		+

Tabelle 11-2: Auswertung der Bedburger Fortbildungstage 1966

„Die Teamarbeit auf den Abteilungen und ihre Grenzen" K. Hantke, Abteilungspfleger (Hantke 1987, S. 22–27)				
Zitate	**Konzeptionen**			
	Wissen	Vertrauen	Verantwortung	Handeln
„Wodurch zeichnet sich ein Team aus? Es zeichnet sich aus: 1. durch die leichtere Lösung gemeinschaftlicher Aufgaben und Ziele, 2. durch den Respekt zu den einzelnen Fachkräften und zu deren Berufsgruppen, 3. durch die besseren Möglichkeiten der Berufsausbildung und -fortbildung, 4. durch den Mut zur Selbstkritik und die sachliche Kritik seiner Mitarbeiter zum Vorgesetzten, 5. durch die besseren Möglichkeiten der Betriebsführung in der Krankenpflege." (S. 22)	+			+
„Die Pflegekräfte sehen eine große Befriedigung darin, daß sie ihr Wissen erweitern und beruflich perfekt werden. Dadurch gewinnen sie an Vertrauen bei den Ärzten und besonders auch bei den Patienten. Bei einem so erstklassigen Personal wird sich auch der Ruf des Hauses heben." (S. 23)	+			
„Es muß jemand da sein, der für das Ziel verantwortlich ist. Trägt der Arzt eine Verantwortung für das Ziel der Gesundung des Patienten, so trägt der Abteilungspfleger als Hauptziel die Verantwortung für die fachliche Pflege des Kranken. Unter allen anderen Zielen, die im Organisationsablauf auftauchen, dürfen beide Hauptziele nicht leiden. Die hohe Pflichtauffassung aller Kräfte ist die eigentliche Triebfeder des Teamworks. Ihre Wirkung zeigt sich in der Stabilität des Personalstammes." (S. 25)		(+)	+	

Tabelle 11-3: Auswertung der Bedburger Fortbildungstage 1970

„Entwicklung der Krankenhauspsychiatrie aus der Sicht einer über 45jährigen Pflegertätigkeit" K. Brühne, Oberpfleger i. R. (Brühne 1987, S. 37–41)				
Zitate	**Konzeptionen**			
	Wissen	Vertrauen	Verantwortung	Handeln
„Wir bemühten uns, den Patienten das Leben im Krankenhaus so gut es ging zu erleichtern. Es war allgemein üblich, daß wir auch in der Freizeit uns den Kranken widmeten. [...] Die Patienten wurden zwar nur mit einfachen Arbeiten, wie Mithilfe in den Handwerksbetrieben – Schreinerei, Schlosserei, Polsterei usw. – und in den Außenkolonnen beschäftigt." (S. 38)	(+)			+
„Als ich schon Soldat war, hörte ich, dass von den Patienten des Bewahrungshauses einige, die ich gekannt habe, gestorben seien. Auf welche Weise, das ist mir erst nach dem Kriege klar geworden. Während eines Urlaubes im Kriege erfuhr ich, daß noch ein paar Häuser mit Kranken belegt waren, die auf den Gutshöfen beschäftigt wurden, um den Betrieb aufrechtzuerhalten. Dieser Umstand war für die betreffenden Kranken ein Glücksfall, denn sonst wären auch sie mit großer Wahrscheinlichkeit den Naziaktionen zum Opfer gefallen." (S. 39)	(+)		+	
„Ich war immer gern Krankenpfleger und bin stolz darauf, trotz vieler Schwierigkeiten mit dazu beigetragen zu haben, den Ärmsten der Armen das Leben zu erleichtern." (S. 41)	(+)	+		

Tabelle 11-4: Auswertung der Bedburger Fortbildungstage 1975

„Der Patient als Partner im Behandlungsverlauf" Prof. Dr. Ruth Schröck, Prof. Department of Nursing Studies Edinburgh UK (Schröck 1987, S. 28–36)				
Zitate	**Konzeptionen**			
	Wissen	Vertrauen	Verantwortung	Handeln
„Die fundamentale Aufgabe der Schwester in der Pflege des psychiatrischen Kranken liegt in der gemeinsamen Gestaltung und der gemeinsamen alltäglichen Lebenserfahrung." (S. 30)	+	+		+
„Auch Patienten fingen an, ihre Gefühle untereinander zu äußern. Es wird immer gesagt, daß besonders schizophrene Patienten so gefühlsarm und gefühlsbehindert sind, daß sie ihre Gefühle nicht äußern können. Es war erstaunlich, in wievielen kleinen Dingen diese Patienten langsam ihre Gefühle füreinander zeigten." (S. 35)	+		+	+
„Es dauert eine Weile, bis man auch dem Patienten zu der Erkenntnis verhilft, daß die Behandlung in dem Moment anfängt, indem er mit dem Fuß über die Türschwelle kommt. Die andere Arbeit, die man leisten muß ist, auf beiden Seiten zu erkennen, daß psychiatrische Behandlung nur möglich ist, wenn Patienten aktive Partner sind." (S. 36)	+			

Tabelle 11-5: Auswertung der Bedburger Fortbildungstage 1980

„Berufspolitische Stellungnahme zur Entwicklung eines Berufsbildes" Antje Grauhan, Schriftleiterin, Kohlhammer Verlag Stuttgart (Grauhan 1987, S. 49–53)				
Zitate	**Konzeptionen**			
	Wissen	Vertrauen	Verantwortung	Handeln
„Ein Berufsbild besteht als Vorstellung von der beruflichen Identität bei den Berufsangehörigen (Selbstbild). Das bezieht sich auf Aufgaben, Inhalte und Ausübungsmöglichkeiten." (S. 49)	+	+		(+)
„Das heutige Bild der Krankenpflege zeichnet sich durch mehr Bereitschaft aus, gemeinsame Probleme in der Krankenpflege auch gemeinsam zu lösen." (S. 51)			+	
„Der Auftrag der Krankenpflege aus heutiger Sicht läßt sich wie folgt formulieren: Gestaltung einer biohygienischen und psychohygienischen Umwelt und Atmosphäre für die Genesung = Milieutherapie." (S. 52)	+			+

Tabelle 11-6: Auswertung der Bedburger Fortbildungstage 1982

„Die psychiatrische Krankenpflege im Wandel ihrer Aufgabenstellung" Hilde Schädle-Deininger, Niedersächsisches Landeskrankenhaus Wunstorf (Schädle-Deininger 1987, S. 42–46)				
Zitate	**Konzeptionen**			
	Wissen	Ver-trauen	Verant-wortung	Handeln
„Wenn wir – wie in der früheren Medizin – näher unseren Blick auf die Grundbedürfnisse der Patienten richten, die Lebensumstände in den Mittelpunkt rücken, den Menschen als Ganzes sehen, nicht nur sein krankes Organ oder seinen kranken Anteil, ergeben sich daraus andere Fragestellungen und Feststellungen." (S. 43)			(+)	+
„Ich würde deshalb die Pflege vierteilen: 1. Vorbeugende Pflege 2. Individuelle Pflege, persönliche Pflege, 3. Versorgende Pflege, 4. Aktivierende Pflege. Diese ‚Vierteilung' ist natürlich nicht so strikt zu trennen [...]." (S. 44)		+		+
„Wir müssen entscheiden, welche Aufgaben, welche Arbeiten in der jeweiligen Situation mit diesen Menschen von Bedeutung sind." (S. 45)	+	+	+	+

Tabelle 11-7: Auswertung der Bedburger Fortbildungstage 1984

„Nähe und Distanz zum Patienten – Herausforderung für die Krankenpflege" Heinz Lepper, Ltd. Krankenpfleger der Psychiatrischen Klinik Marienheide (Lepper 1987, S. 54–60)				
Zitate	**Konzeptionen**			
	Wissen	Ver-trauen	Verant-wortung	Handeln
„Zur Pflege gehört die Achtung vor dem Leben, vor der Würde und den Grundrechten des Menschen. Sie wird ohne Rücksicht auf die Nationalität, die Rasse, den Glauben, die Hautfarbe, das Alter, das Geschlecht, die politische Einstellung oder den sozialen Rang ausgeübt." (S. 55)		+	+	+
„Krankenpflege umfaßt die Gesamtheit pflegerischen Handelns zur Erhaltung, Anpassung und Wiederherstellung der normalen physischen, psychischen, geistigen und sozialen Funktionen und Aktivitäten des Lebens." (S. 57)		+		+
„Nähe und Distanz gehört zum menschlichen Verhalten und sollte somit auch als etwas Normales betrachtet werden." (S. 60)	(+)			+

Tabelle 11-8: Auswertung der Bedburger Fortbildungstage 1986

„Ganzheitliche Pflege in der Psychiatrie" Gerd Krause, Ltd. Krankenpfleger der Rheinischen Landesklinik Bonn (Krause 1987, S. 61–74)				
Zitate	**Konzeptionen**			
	Wissen	Vertrauen	Verantwortung	Handeln
„Pflege ist eine grundlegende Tätigkeit des Menschen und in ihrer organisierten Form ein eigener Fachbereich des Gesundheitswesens. Sie befaßt sich mit psychosomatischen und psychosozialen Aspekten des Lebens." (S. 63)	+	+	+	
„Die Selbsthilfekräfte des Patienten wecken, entdecken und fördern. Den Patienten als Ganzes sehen. […] Mit den Stärken des Patienten arbeiten, statt nur gegen seine Schwächen zu kämpfen." (S. 65)	+			+
„Eine weitere Zielsetzung besteht darin, eine schrittweise Integration der Patienten in sein gewohntes Umfeld zu geben." (S. 73)			+	+

Abbildung 9: Zusammenfassung der Auswertung der Bedburger Fortbildungstage

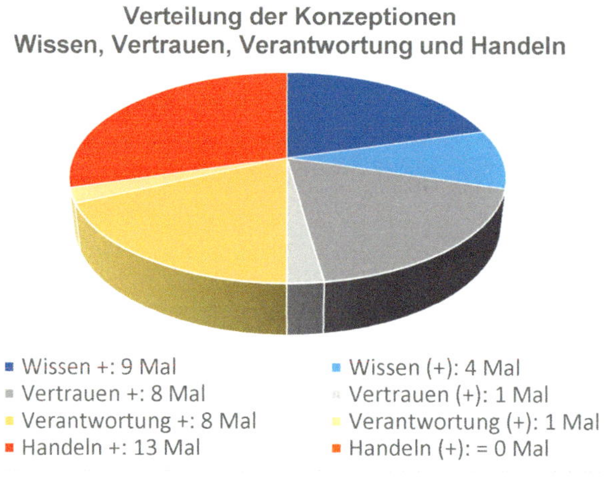

Einschätzung

Betrachtet man die acht dokumentierten Vorträge im Gesamtzusammenhang, so ist festzustellen, dass in den Jahren 1962 bis 1986 auf den Bedburger Fortbildungstagen pflegefachliche Inhalte zum Thema gemacht wurden.

- Die beiden ersten Vorträge (Berlin 1962 und Hantke 1966) gehen noch stark von einem medizinorientierten Verständnis und Wissen aus. Zu berücksich-

tigen ist jedoch auch, dass sich diese Tagungen überwiegend an Leitende Pflegepersonen gerichtet haben und die medizinische Sicht in der Pflege in diesen Jahren in der Regel vorherrschte.
Es konnten jedoch bereits zu diesem frühen Zeitpunkt sowohl Wissen wie auch pflegerisches Selbstvertrauen, Verantwortlichkeit und auch berufsspezifisches Handeln abgeleitet werden.

- Beim dritten Vortrag (Brühne 1970) muss die historische Dimension besonders gewürdigt werden, denn zu dieser Zeit war es nicht selbstverständlich, die Geschehnisse im Dritten Reich in einem Vortrag anzusprechen. Deutlich wird in diesem Vortrag jedoch auch die zentrale Bedeutung des gemeinsamen Tuns (im Sinne einer Therapeutischen Gemeinschaft) und die Wichtigkeit des Teilens von Zeit mit den Patienten im pflegerischen Alltag. Eine Therapeutische Gemeinschaft kann als Lebensgemeinschaft bezeichnet werden, sie nutzt die therapeutischen Kräfte aller, auch der Betroffenen, die sich im therapeutischen Prozess gegenseitig unterstützen, und gilt als soziales Übungsfeld.
  Die vier Konzeptionen können auch hier abgeleitet werden, der Aspekt „Wissen“ kommt etwas zu kurz, kann jedoch in der Synopse des Textes sowohl aus der Situation von Lernpflegern als auch aus den biographischen Beschreibungen abgeleitet werden.
- Die nächsten drei Ausführungen (Schröck 1975, Schädle-Deininger 1980 und Grauhan 1982) zeigen auf unterschiedliche Weise aufgrund der jeweils bearbeiteten Thematik sehr verschiedene Sichtweisen zur Professionalität, Eigenständigkeit und den Entwicklungen sowie Traditionen der psychiatrischen Pflege auf. Festzuhalten sind die inhaltlichen Ansätze und das breite Spektrum psychiatrischer Pflege, auch im geschichtlichen Kontext.
  Alle vier Konzeptionen können im Text identifiziert werden. Die Entwicklung in der psychiatrischen Pflege und in der Pflege insgesamt ist gut zu erkennen.
- Die beiden letzten ausgewerteten Vorträge (Lepper 1984 und Krause 1986) befassen sich mit spezifischen pflegerischen Themen („Nähe und Distanz“ und „Ganzheitliche Pflege“). Sie zeigen auf, dass eine tiefergreifende inhaltliche Auseinandersetzung für die berufliche Pflege unabdingbar ist.
  Auch in diesen Texten finden sich die vier Konzeptionen wieder.

Es lassen sich demnach seit den 1960er Jahren Ansätze zu einem Berufsbild der psychiatrischen Pflege feststellen, das sich seitdem weiterentwickelt hat.

7.2.2 Die Fortbildungstagungen der Aktion Psychisch Kranke e. V. (APK)

Die Auswirkungen der Ergebnisse der Psychiatrie-Enquête veranlassten ab Mitte der 1970er Jahre die APK, in Zusammenarbeit mit Einrichtungen bzw. Kliniken Fortbildungstagungen für die Pflege anzubieten und mit Unterstützung des Bundesgesundheitsministeriums zu finanzieren. Bei einer Finanzprüfung Ende der 1980er Jahre wurde dann festgestellt, dass die APK keine Fortbildungsveranstaltungen, sondern nur Informationsveranstaltungen finanzieren darf. Das war das Ende der regelmäßig stattfindenden APK-Pflegetagungen.

Ohne Zweifel wurden durch die in diesem Zeitraum jährlich stattfindenden APK-Pflegetagungen viele Diskussionen und Veränderungen in der psychiatrischen Pflege angestoßen.

Am Anfang wurden detaillierte Teilnehmerlisten geführt, in denen auch gefragt wurde, wie lange die einzelnen Teilnehmenden in der Psychiatrie gearbeitet und wie oft sie Fortbildungen besucht haben. Die Ergebnisse, die wissenschaftlichen Kriterien zwar nicht standhalten, waren in ihrer Aussagekraft als Hinweise dennoch nicht zu übersehen.

Beispielsweise waren die gut 200 Teilnehmenden im Jahr 1983 zwischen einem und 32 Jahren in der Psychiatrie tätig, also im Durchschnitt etwa 12,4 Jahre. Das Alter der Teilnehmenden lag zwischen 23 und 58 Jahren, das Durchschnittsalter bei 34,8 Jahren. Es gab wenige Teilnehmerinnen und Teilnehmer, die schon andere (vor allem medizinische) Fortbildungen besucht hatten, die meisten hatten nach mehr als 10 Jahren Tätigkeit zum ersten Mal an einer (pflegerischen) Fortbildung teilgenommen.

Bis 1982 fanden die zweitägigen Veranstaltungen im Niedersächsischen Landeskrankenhaus Wunstorf statt, danach in Offenbach in Zusammenarbeit mit dem Sozialpsychiatrischen Dienst des Stadtgesundheitsamtes und der Klinik für Psychiatrie am Stadtkrankenhaus. Im Laufe der Jahre stieg die Teilnehmerzahl von etwa sechzig zu Beginn auf über dreihundert Personen an.

Ausgewertet werden exemplarisch zum einen die Vorträge der Tagung 1980 „Den psychisch Kranken im Alltag begleiten – Pflege in der Psychiatrie“, die in den Werkstattschriften zur Sozialpsychiatrie Band 31 veröffentlicht sind (Schädle-Deininger 1981c), zum anderen die Vorträge der Tagung 1988 (Schädle-Deininger 1990). Die Dokumentation dieser zuletzt erwähnten Tagung erscheint mir deshalb so wichtig, weil die psychiatrische Pflege – die Pflege am Menschen – bis zu diesem Zeitpunkt wenig beschrieben ist.

> „Heilkunde und Krankenpflege hatten sich zur Aufgabe gestellt, nicht nur die Krankheiten zu beseitigen und die Schäden zu reparieren, sondern die normalen Abläufe im Leben eines Menschen pflegend und umsorgend zu bewahren. Wenn wir näher unseren Blick auf die Grundbedürfnisse und die Lebensumstände des Patienten rücken und den einzel-

nen Menschen in den Mittelpunkt stellen, haben wir einen anderen Blick auf einzelne Situationen. Dabei wird dann festgestellt werden, dass sich die pflegerische Beobachtung nicht nur auf die Krankheit, die Störung beschränkt, sondern den Patienten als ganzen Menschen mit seinen Fähigkeiten und Störungen sowie in seiner Umwelt wahrnimmt." (Schädle-Deininger 1981b, S. 1 f.)

In den verschiedenen Arbeitsbereichen werden unterschiedliche Wahrnehmungen gebraucht. Die Schwerpunktsetzung ist in der ambulanten psychiatrischen Pflege eine andere als auf einer Akutstation, in der Geriatrie, im Langzeitbereich, bei geistig Behinderten, in einer Tagesklinik oder in einem Wohnheim.

Aber genau das ist es, was die pflegerische Arbeit in der Psychiatrie so abwechslungsreich und vielfältig macht und was sich auch in den nachfolgenden Vorträgen widerspiegelt (Tabelle 12-1 und Tabelle 12-2). Die Bewertung differenziert auch hier wieder danach, ob die einzelne Konzeption zutrifft „+" oder tendenziell bzw. überwiegend zutrifft „(+)".

Tabelle 12-1: Auswertung der Pflegetagung der Aktion Psychisch Kranke e. V. 1980, „Den psychisch Kranken im Alltag begleiten – Pflege in der Psychiatrie"

Thema	Stichpunkte zu den Konzeptionen	Konzeptionen			
		Wissen	Vertrauen	Verantwortung	Handeln
Pflege am Bett oder am Menschen Ilse Hauer	1. Berufliches Selbstverständnis 2. Selbstverantwortung 3. Handeln/Tätigkeit/Methoden/Kontakt-Beziehung 4. Beratung und Gespräche 5. Wissen um Wirkung von Behandlung 6. Orientierung am einzelnen Menschen 7. Verantwortliches eigenständiges Handeln 8. Orientierung nach draußen 9. Theoretische Ansätze	+ (5., 9.)	+ (1., 2.)	+ (2., 6., 7.)	+ (3., 6., 4., 8.)
Arbeit mit Akutkranken Gertraud Bednarck Peter Grond	1. Unterschiedliche Wahrnehmung 2. Individuelle Situationen 3. Berufliche Identität 4. Kooperative Arbeit 5. Einbeziehung der Angehörigen als Partner 6. Mitwirkung in der Behandlung	(+) (1.)	+ (3.)	+ (4., 6.)	+ (2., 5.)

Thema	Stichpunkte zu den Konzeptionen	Konzeptionen			
		Wissen	Ver-trauen	Verant-wortung	Han-deln
Arbeit mit geriatri-schen Pa-tienten Annegret Lindemann	1. Arbeits- und Rahmenbedingungen 2. Wahrnehmung von Veränderungsnot-wendigkeiten 3. Motivation 4. Einstellungen zur Arbeit, zur besonde-ren Klienten-Gruppe	(+) (2.)	(+) (3.)	(+) (4.)	+ (1.)
Arbeit mit Langzeit-kranken Renate Wienekamp	1. Unterscheidung u. a. in Arbeitsbereiche der Klienten-Arbeit 2. Verknüpfung von unterschiedlichen Behandlungsmöglichkeiten 3. Differenziertes Denken und Wissen im Umgang mit den Patienten 4. Gemeinsame Aktivitäten 5. Der Routine entgegenwirken 6. Hilfestellung und Übungsfeld 7. Verantwortung zurückgeben	+ (2., 3.)	(+) (1.)	+ (5., 7.)	+ (4., 6.)
Arbeit mit geistig be-hinderten Menschen Gisela Knorr	1. Vernachlässigte Personengruppe 2. Bezug zur Geschichte 3. Verweis auf Lebenshilfe 4. Rechte von Behinderten 5. Vermeidung von Klinikaufenthalten (nicht immer zu vermeiden), gute Be-handlung 6. Einstellung und Motivation, mit geistig behinderten Menschen zu arbeiten 7. Aktivierende Pflege 8. Einbeziehung Angehörige und Umfeld 9. Fort- und Weiterbildung der Pflegenden	+ (7., 9.)	+ (6.)	+ (5., 8.)	+ (1., 4., 8)
Pflege in der Sucht-krankenbe-handlung Wolfgang Münster	1. Gleichstellung psychisch und somatisch Kranker 2. Angehörige freisprechen von Schuld 3. Finanzierung der Suchtbehandlung 4. Probleme in der Behandlung und Pflege 5. Wohnortnähe 6. Fehlende Durchlässigkeit der Behand-lung 7. Aufgaben der Pflege 8. Grundlagen der pflegerischen Tätigkeit 9. Verantwortung in der Behandlung 10. Kontakt und Selbstständigkeit 11. Vertrauen	+ (1., 2., 3., 6.)	+ (7., 8.)	+ (9., 11.)	+ (2., 4., 5., 10.)

Thema	Stichpunkte zu den Konzeptionen	Konzeptionen			
		Wissen	Vertrauen	Verantwortung	Handeln
Arbeit im teilstationären Bereich Elmar Dörr	1. Multiprofessionelles Team und Zusammenarbeit 2. Kontakte und Beziehungskontinuität durch Pflegende 3. Grundeinstellung der Pflegenden 4. Stationsmilieu 5. Aufgaben der Pflege 6. Angehörige mit einbeziehen, Angehörigengruppen 7. Hausbesuche und Kontakt nach draußen 8. Notwendige Kenntnisse für die Arbeit	+ (5., 8.)	+ (3., 5.)	+ (1., 6.)	+ (2., 4., 7.)
Arbeit in einer psychiatrischen Ambulanz, sozialpsychiatrischer Dienst Hilde Schädle-Deininger	1. Notwendigkeit ambulanter psychiatrischer Versorgung 2. Regionale Versorgung 3. Geschichtliche Entwicklung 4. Rechtliche Grundlagen 5. Berufsgruppenübergreifende pauschale Finanzierung 6. Unterschiedliche Angebote für Betroffene 7. Gruppen- und Einzelangebote 8. Beziehung, Kontaktaufnahme und deren theoretische Hintergründe 9. Aufgaben der psychiatrischen Pflege 10. Normalitätsprinzip 11. Selbstwahrnehmung 12. Gesundheitsfördernde und präventive Aufgaben der ambulanten psychiatrischen Pflege 13. Fort- und Weiterbildung 14. Mehr Pflege in der ambulanten Arbeit	+ (1., 2., 3., 4., 10.)	+ (9., 13.)	+ (6., 11.)	+ (7., 8., 10., 12., 14.)

Thema	Stichpunkte zu den Konzeptionen	Konzeptionen			
		Wissen	Ver-trauen	Verant-wortung	Han-deln
Arbeit in der Gemeinde Jürgen Rave	1. Ambulante Pflege als Entlastung der Ärzte und der Angehörigen 2. Integratives Konzept der ambulanten Pflege 3. Koordination der Hilfen 4. Beratung Betroffener und Angehöriger 5. Vermittlung anderer Hilfen 6. Unterschiedlich intensive Hilfsangebote von unterschiedlich qualifizierten Mitarbeitern 7. Ehrenamtliche Helfer anleiten 8. Selbsthilfe 9. Verantwortung Hilfe zur Selbsthilfe 10. Öffentlichkeitsarbeit	+ (2., 3., 5., 7., 10.)	(+) (6.)	+ (9., 10.)	+ (1., 4., 7., 8.)
Krankenpflege und Forschung Ruth Schröck	1. Krankenpflege als Beruf mit Tradition 2. Partizipation und Eigenständigkeit von Betroffenen 3. Eigenständige Tätigkeiten 4. Individualisierung und Demokratisierung 5. Begründungen von Handlungen 6. Pflege vor dem eigenen theoretischen Hintergrund und nicht auf den Grundlagen der Medizin aufbauend 7. Wissen und theoretische Grundlagen 8. Pflegeforschung und Pflegewissenschaft 9. Anwendung der Erkenntnisse in der Praxis 10. Akademisierung der Pflege 11. Plädoyer für gut qualifizierte Pflegefachpersonen in der Praxis	+ (6., 7., 8., 10.)	+ (1., 3., 11.)	+ (4., 9., 10.)	+ (2., 3., 5., 9.)

Abbildung 10: Zusammenfassung der Auswertung der APK-Tagung 1980

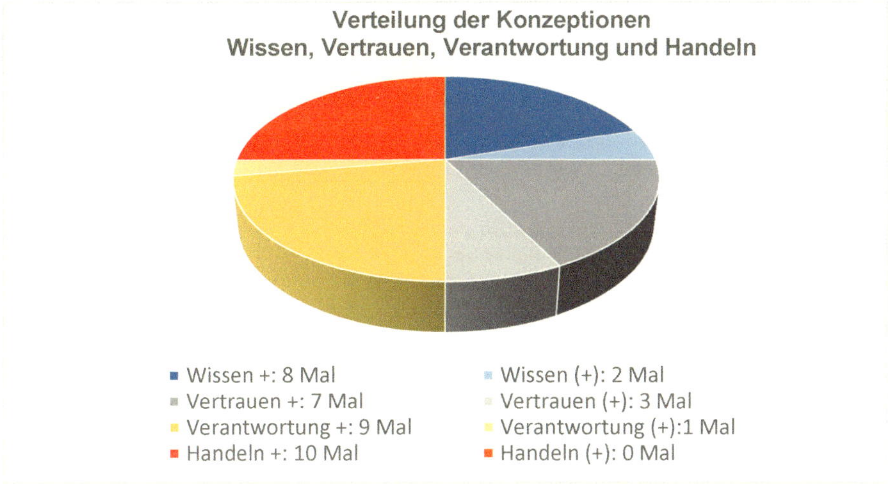

Einschätzung

Die Konzeptionen sind in der APK-Tagung 1980 durchgehend zu finden und treffen zum größten Teil vollumfänglich zu. Die Konzeptionen haben in den Vorträgen inhaltlich überwogen und bilden damit eine Grundlage für eine berufliche Identität und fachliche Weiterentwicklung.

Im gleichen Schema wird nun die APK-Tagung 1988 – knapp 10 Jahre später, also vor mehr als 30 Jahren – festgehalten und ausgewertet.

Tabelle 12-2: Auswertung der Pflegetagung der Aktion Psychisch Kranke e. V. 1988, „Psychiatrische Pflege im Jahr 2000 – was tun wir jetzt?"

Thema	Stichpunkte zu den Konzeptionen	Konzeptionen			
		Wissen	Vertrauen	Verantwortung	Handeln
Die Bedeutung von Pflegetheorien für die Pflegepraxis Hilde Steppe	1. Veränderungen im Berufsbild Pflege 2. Theoretische Grundlagen 3. Wissenschaft und Akademisierung 4. Eigenständiges Wissen in der Pflege, Beitrag im Gesundheitswesen 5. Pflegespezifisches Wissen, weg von der Medizin 6. Philosophische Grundlagen und Überzeugungen 7. Organisation der Pflege 8. Fachliches Handeln in der Pflege 9. Begründung des Handelns 10. Qualifizierte Aus-, Fort- und Weiterbildung 11. Universitäre Anbindung der Pflege 12. Bildungsdurchlässigkeit 13. Berufliche Autonomie 14. Berufliche Qualität, Aufstiegsmöglichkeiten und Bezahlung 15. Pflege selbstbewusst vertreten oder ohne Bedeutung	+ (2., 3., 4., 5., 11., 12.)	+ (1., 6., 10., 11., 14., 15.)	+ (4., 13.)	+ (7., 8., 9., 13., 14.)

Thema	**Stichpunkte zu den Konzeptionen**	**Konzeptionen**			
		Wissen	Vertrauen	Verantwortung	Handeln
Gesundheit für alle bis zum Jahr 2000 – Ziele der Weltgesundheitsorganisation Helgard Claus	1. Grundsätze der WHO zur Gesundheitsversorgung 2. Internationaler Anschluss 3. Verabschiedung der nationalen Ziele der WHO durch die Verbände der BRD 4. Ziele der Krankenpflege und Bezug zu den Rahmenbedingungen 5. Mehr Orientierung der Pflege an Prävention und Vorsorge 6. Aufgabe der Pflege besteht in der Befriedigung der Grundbedürfnisse 7. Angemessene Personalbesetzung 8. Gesellschaftspolitischer und gesundheitspolitischer Kontext 9. Autonomie des Pflegeberufes, theoretische Bedingungen schaffen 10. Neuorientierung und Umdenken in der Krankenpflege hin zu Gesundheitspflege 11. Eigenes Profil der professionellen Pflege 12. Fremdbestimmtheit entgegenwirken 13. Politische Dimension der Pflege 14. Individuelle Identität und Erwartung an den Pflegeberuf	+ (1., 11.)	+ (2., 4., 8., 9., 10., 14.)	+ (3., 12., 13.)	+ (3., 5., 6., 7., 9.)

Thema	Stichpunkte zu den Konzeptionen	Konzeptionen			
		Wissen	Vertrauen	Verantwortung	Handeln
Gesunde Beziehungen – gesundes Milieu: der Beitrag psychiatrischer Pflege zu diesen Zielen Isolde Schmidt-Rüther	1. Veränderungen brauchen Zeit 2. Ziele verfolgen und entsprechende Rahmenbedingungen schaffen, (berufs-)politisch denken und engagieren 3. Primäre Gesundheitsförderung als Aufgabe der Pflege 4. Verantwortung und Entscheidung fördern 5. Integration und Teilhabe aller Menschen 6. Aufgaben und Ziele professioneller Pflege 7. Grundlagen des Handlungsfelds Pflege 8. Beziehungsgestaltung und Krisenbewältigung als elementare Aufgaben der Pflege 9. Theoretische Grundlagen und gezielter Einsatz 10. Arbeitsfelder der Pflege in allen Bereichen der psychosozialen Versorgung 11. Konzeptionelle Grundlagen und Orientierung am einzelnen psychisch erkrankten Menschen 12. Angehörigenarbeit und Zukunftsorientierung 13. Berufliche Haltung 14. Unterschiedliches Wissen und Können für die sehr verschiedenen Aufgaben und strukturellen Bedingtheiten im praktischen Alltag	+ (5., 7., 9., 11., 14.)	+ (1., 6., 10., 13.)	+ (4., 12.)	+ (2., 3., 7., 8., 14.)
Wie geht es uns denn heute – wir baden jetzt … Der Alltag gefährlicher Pflege Ulrike Villinger	1. Pflegequalität und deren Einstufung 2. Gefährliche, angemessene und optimale Pflege 3. Dokumentation der Pflege (auch Versäumnisse) 4. Personalmangel und Aufdeckung von Missständen 5. Fortbildungspflicht 6. Chancen und Hindernisse in der Pflege 7. Politisches Engagement 8. Rechte und Pflichten	+ (1., 2., 5.)	+ (1., 8.)	+ (4., 6., 7.)	+ (3.)

Thema	**Stichpunkte zu den Konzeptionen**	**Konzeptionen**			
		Wissen	Vertrauen	Verantwortung	Handeln
Lernen fürs Jahr 2000 – Konsequenzen für die Aus-, Fort- und Weiterbildung heute Hilde Schädle-Deininger	1. Umfassender Lernprozess 2. Patientenorientierung und Orientierung an Gesundheitsförderung 3. Akademisierung 4. Infragestellen der Tradition der pflegerischen Ausbildung 5. Gesundheit – Krankheit 6. Definition Beruf und seine Elemente 7. Theoretische Ansätze und Auswirkung auf Aus-, Fort- und Weiterbildung 8. Pflegerisches Handeln in Bezug auf Reflexion, Suchhaltung und Wissensvermittlung 9. Biographischer Ansatz und Beziehungsgestaltung 10. Pflegeprozess und Planung gemeinsam mit dem psychisch erkrankten Menschen 11. Pflichtfortbildung und Bildungsdurchlässigkeit 12. Bezahlung in der Pflege 13. Humanistische Grundhaltung als Voraussetzung der Pflege 14. Lernziele hinsichtlich Qualität 15. Lernziel solidarisches Handeln 16. Lebenslanges Lernen als Prozess 17. Eigenständigkeit und Autonomie des Berufes Pflege	+ (1., 5., 7., 11., 14., 15., 16.)	+ (3., 4., 6., 12., 13.)	+ (14., 15., 17.)	+ (2., 8., 9., 10.)

Thema	Stichpunkte zu den Konzeptionen	Konzeptionen			
		Wissen	Ver-trauen	Verant-wortung	Handeln
Wissen und Verantwortung – Gedanken zu politischen Aufgaben der psychiatrischen Pflege Ruth Schröck	1. Pflegerisches Selbstverständnis 2. Pflegewissenschaftliche Veröffentlichungen 3. Entwicklung von Pflegewissenschaft, Pflegeforschung und Pflegepraxis 4. Erkenntnisse für die Pflege auf allen Ebenen 5. Pflegerische Hilfsmittel in der Praxis angekommen? 6. Patientenorientierte und ganzheitliche Pflege als Grundlage 7. Verantwortung für das eigene Tun und Verantwortung abgeben 8. Politisches Handeln in der Pflege und Reflexion des eigenen Handelns 9. Widerstand und Berufspolitik 10. Individuelle und berufliche Verantwortung 11. Gesundheitspolitik Stellung beziehen 12. Ethische Fragestellung und Rechtfertigung 13. Individuelles Engagement 14. Wahrnehmen von Bedürfnissen und Qualität des Handelns	+ (2., 3., 4., 14.)	+ (1., 2., 9., 11., 12., 13.)	+ (7., 8., 10.)	+ (5., 6., 14.)

Abbildung 11: Zusammenfassung der Auswertung der APK-Tagung 1988

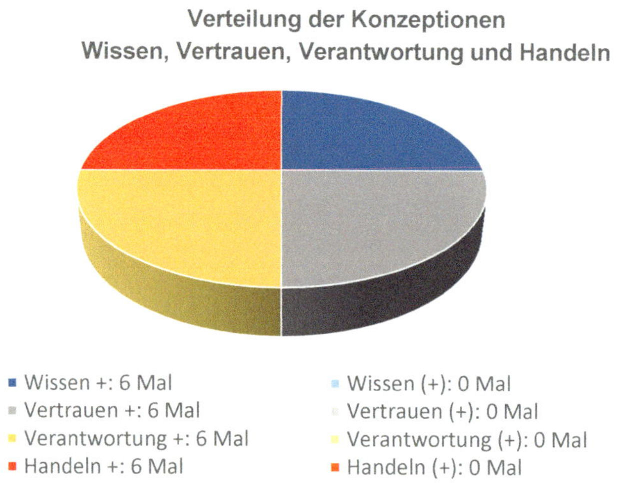

Einschätzung
Die Konzeptionen wurden auch bei der Tagung 1988 in allen sechs Vorträgen inhaltlich voll erfüllt und trafen durchgehend zu.

Vor diesem Hintergrund muss die in den letzten Jahren häufig geäußerte Behauptung, die psychiatrische Pflege habe sich insgesamt erst in jüngster Zeit, nach der Jahrhundertwende und vor allem in den letzten Jahren gravierend entwickelt sowie ihre Aufgaben definiert, sodass ihre theoretischen Ansätze erst jetzt zum Tragen kommen, in Frage gestellt werden. Entwicklungen brauchen ihre Zeit und sind von den jeweiligen Rahmenbedingungen abhängig. Die psychiatrisch-psychosoziale Versorgung und ihre Maßgaben in den 1960er bis in die 1980er und teilweise auch Anfang der 1990er Jahre sind nicht vergleichbar mit denen der letzten gut 25 Jahre.

Anfang der 1990er Jahre veränderte sich die psychiatrisch-psychosoziale Landschaft durch die Wiedervereinigung und es mussten erst Gemeinsamkeiten und Unterschiede erfasst und benannt werden. Inwieweit diese Tatsache Einfluss hatte, wäre auch weiter zu untersuchen.

7.2.3 Die Viersener Badetage

Der Auswertung liegen die fünf Fortbildungstage der Jahre 1986 bis 1990 zugrunde. Sie zeigen deutlich auf, dass der Alltag und die Anliegen der Mitarbeitenden der Rheinischen Landeskliniken und auch darüber hinaus vor allem in den Arbeitsgruppen im Mittelpunkt der Veranstaltungen standen und es dabei im Wesentlichen um den Austausch unter den Kliniken ging. In diesem Zusammenhang soll die Auswertung die identifizierten zentralen Aspekte und inhaltlichen Aussagen in den Blick nehmen und in den Kontext zu pflegerischen Aufgaben sowie theoretisch-notwendigen Ansätzen und psychiatrisch-pflegerischer Identität setzen.

Theoretisch-inhaltliche Aspekte der psychiatrischen Pflege basieren auf wissenschaftlichen Erkenntnissen, welche die Realität und das durch Erfahrung gewonnene Wissen mit integrieren. Pflegerisch-theoretische Ansätze sind in der Regel eher induktiv und aus Datenmaterial erarbeitet, um dann theoretische Schlüsse und Strukturen abzuleiten. Beschreibende und erläuternde Aussagen können in Erklärungsversuchen gewichtet werden.

Berufliche Identität spielt eine zentrale Rolle, da die Beziehung zwischen beruflicher Identität und beruflicher Arbeit für den Einzelnen richtungsweisend ist. Die Balance zwischen dem Beruf, der beruflichen Arbeit, der eigenen Persönlichkeit und beruflicher Identität führt zu beruflicher und personeller Anpassung und unterstützt ganz allgemein die psychische Gesundheit.

Diese beiden Aspekte sollen erfasst und festgehalten werden, da sie Schwerpunkt und Anliegen der Konzeption der Badetage sind. Auch hier lassen sich die Inhalte den vier Konzeptionen zuordnen, die theoretische Basis dem Wissen und der Verantwortung und die berufliche Identität (das berufliche Selbstverständnis) dem Vertrauen und Handeln. Somit kann auch in diesem Kontext festgehalten werden, dass pflegerisches Selbstverständnis, berufliche Identität, Schlüsselqualifikationen und Kompetenzen eng miteinander verknüpft sind. Die Auswertung der Viersener Badetage ist in den nachfolgenden Tabelle 13-1 bis Tabelle 13-5 dokumentiert.

Tabelle 13-1: Auswertung des Viersener Badetags 1986, „BADETAG – gestern, heute ... morgen? – Alltägliche Probleme auf der Station –"

Stichpunkte zu den Konzeptionen	**Konzeptionen**			
	Wissen	Ver-trauen	Verant-wortung	Handeln
1. Berufliche Identität ist die Voraussetzung für Teamarbeit 2. Handeln aus einer eigenen beruflichen Identität macht es allen im Team vertretenen Berufsgruppen möglich, die jeweils spezifischen Handlungsweisen aufeinander abzustimmen 3. Notwendigkeit von Handlungsspielräumen und Handlungsmöglichkeiten 4. Pflege tritt für Grundrechte und Grundbedürfnisse ein 5. Klare Formulierung der Aufgaben und Tätigkeiten sowie deren theoretischen Grundlagen	+ (5.)	+ (1., 2.)	+ (2., 3.)	+ (3., 4.)
Fachliche Themen 1. Fixierung, Zwangsbehandlung und andere „Sanktionen" 2. Offene Station, Stationsräume, z. B. Zugänglichkeit der Küche 3. Hygiene und Intimsphäre sowie Verantwortlichkeit und Maßstab von Ordnung und Sauberkeit, Lebenswirklichkeit von Betroffenen 4. Umgang mit Genussmitteln 5. Duzen und Siezen 6. Umgang mit Medikamenten 7. Pflegequalität (gute und schlechte psychiatrische Pflege)	(+) (6., 7.)	(+) (3., 7.)	(+) (6., 7.)	+ (1., 2., 3., 4., 5., 6., 7.)

Tabelle 13-2: Auswertung des Viersener Badetags 1987, „Der ganz normale Wahnsinn“

Stichpunkte zu den Konzeptionen	Konzeptionen			
	Wissen	Vertrauen	Verantwortung	Handeln
1. Orientierung an den gesunden Anteilen, Ressourcen, Fähigkeiten und Fertigkeiten von Patienten 2. Förderung von Kompetenzen und Stabilisierung 3. Umgang miteinander, Beziehung Patienten und Professionelle 4. Reflexion „Normalität“, „Wahnsinn“ und deren Bedeutung für den psychiatrischen Alltag	(+) (1., 4.)	(+) (3.)	(+) (4.)	+ (1., 2., 3.)
Fachliche Themen 1. Teamarbeit – Hindernisse und Grenzen, Möglichkeiten und gemeinsame Ziele 2. Arbeitszufriedenheit und alltägliche Auseinandersetzungen mit Schnittstellen 3. Gerontopsychiatrie und Altenhilfe 4. Motivation von Mitarbeitenden und Patienten und wer wen behindert 5. Angehörige als Experten durch Miterleben oder Bremsklötze der Therapie 6. Vernetzung und Verlagerung der Arbeit in den „außerstationären“ Bereich 7. Einschätzung von Verhalten, Selbstständigkeit und Bevormundung 8. Sinn und Zweck der Arbeitstherapie 9. Tabuthema Sexualität 10. Aggressionen und Gewalt, Selbstschutz der Mitarbeiter 11. Aufklärung über und Umgang mit Medikamenten 12. Arbeitszufriedenheit, Psychohygiene und Reflexion 13. Chronisch Kranke, Hospitalisierung, Rehabilitation und Veränderungen im Lebensbereich	(+) (1., 11.)	(+) (2., 6., 7., 12.)	(+) (1., 4., 7.)	+ (1., 2., 3., 5., 6., 8., 9., 10., 11.)

Tabelle 13-3: Auswertung des Viersener Badetags 1988, „Alles beim Alten?"

Stichpunkte zu den Konzeptionen	**Konzeptionen**			
	Wissen	Vertrauen	Verantwortung	Handeln
1. Auseinandersetzung mit dem inflationären Begriff der Therapie, Normalität des Alltags 2. Beschäftigung und gezielte Angebote, das „Handwerk der Pflege" 3. Spezialisierung versus übergreifendes Denken 4. Berufsentsprechende Tätigkeitsbereiche und übergreifende, gemeinsame Aufgaben des multiprofessionellen Teams 5. Verdeutlichung der Themen durch spielerische Szenen aus dem Alltag	(+) (1., 2.)	(+) (1., 3.)	+ (3., 4.)	+ (2., 5.)
Fachliche Themen 1. Arbeit in der Forensik, Rolle und Stellung der psychiatrischen Pflege 2. Milieugestaltung von z. B. chronischen Stationen ohne Resignation 3. Rehabilitation und Enthospitalisierung 4. Rahmenbedingungen und Angebote in der Gerontopsychiatrie 5. Tätigkeiten, Merkmale und Profil der psychiatrischen Pflege 6. Anerkennung der „nichtakademischen" Arbeit, Wertschätzung in der Zusammenarbeit 7. Umgang mit Angehörigen, Schuldzuschreibung und gemeinsame Interessen 8. Psychosoziale Arbeit in der Gemeinde und Aufgaben von Pflege 9. Umgang mit sich zuspitzenden Situationen und Aggressionen, Vorbeugung 10. Medikamente – Symptom- und nicht Ursachenbehandlung 11. Umgang mit, Behandlung von und Angebot an herausfordernde Patienten 12. Umgang mit sexualisiertem Verhalten und Sexualität 13. Arbeit mit suchterkrankten Menschen, Rückfälle und Umgang 14. Arbeit mit geistig behinderten Menschen	(+) (2., 10.)	+ (5., 6., 8.)	+ (1., 2., 3., 7.)	+ (1., 2., 3., 4., 7., 8., 10., 11., 12., 13., 14.)

Tabelle 13-4: Auswertung des Viersener Badetags 1989, „Rein kommen sie immer“

Stichpunkte zu den Konzeptionen	Konzeptionen			
	Wissen	Ver-trauen	Verant-wortung	Handeln
1. Einweisung in die Psychiatrie – Kriterien oder Willkür 2. Gesellschaft und Psychiatrie – Integration/Wiedereingliederung in Nachbarschaft, Kommune und Gesellschaft 3. „Drehtüreffekt“ und umfassende Nachsorge 4. Wechselbeziehung von Haltung, Einstellung, umfassenden Konzepten und Gelingen von Wiedereingliederung 5. Perspektiven der Vernetzung, Kooperation, Koordination + Zusammenarbeit in den Versorgungsstrukturen 6. Arbeitszufriedenheit + Gestaltung der Arbeit im Alltag	(+) (2., 4)	(+) (4., 6.)	(+) (1., 2.)	+ (1., 2., 3., 5., 6.)
Fachliche Themen 1. Langzeitbereiche als „Auslaufmodell“, stattdessen geschlossene Wohnheime, Bedarf und Bedürfnisse der Patienten 2. Therapie und Rückfall in der Forensik 3. Versorgung alter Menschen – Notwendigkeit oder Übel? 4. Arbeitstherapie – Vorbereitung auf die Arbeitslosigkeit 5. Abhängigkeitserkrankte Menschen – ein Fass ohne Boden? 6. Basteln oder sinnvolle Ergo-/Beschäftigungstherapie 7. Geistig behinderte Menschen in der Psychiatrie 8. Pflegeplanung gegen den Anstaltstrott oder als Mosaik des pflegerischen Selbstverständnisses 9. Gewalttätige Psychiatrie: erzeugt Gewalt Gegengewalt? 10. Sterbehilfe – Begleitung im Sterben – aktive und passive Hilfe 11. Aufgaben in der ambulanten Arbeit, Abbau von Stellen im stationären Bereich 12. Forensik + deren Arbeitsbedingungen unter Gesichtspunkten der Selbstverantwortung, Bedeutung der Tat 13. Angehörige – Hilfstherapeuten, Datenquelle oder Mitbetroffene? 14. Tagesende um 16 Uhr 15. Suizidalität und Krisen im psychiatrisch-pflegerischen Alltag 16. Teamarbeit – Beitrag zur Konkurrenz, ausgebrannte Mitarbeiter oder konzeptionelles Miteinander? 17. Alternativen zu Medikamenten, Wirkung von Psychopharmaka 18. Fremdaufgaben + fachliche Aufgaben von Pflegenden 19. Ambulante Durchlässigkeit und Bedeutung der psychiatrischen Pflege im ambulanten Bereich 20. Neue und alte Mitarbeiter – wer kann wann von wem profitieren?	(+) (2., 17., 19.)	+ (3., 8., 10., 18., 19.)	+ (10., 12, 13., 16., 20.)	+ (1., 2., 3., 4., 5., 6., 7., 8., 9., 10., 11., 12., 13., 14., 15., 17., 18., 19., 20.)

Tabelle 13-5: Auswertung des Viersener Badetags 1990, „Alles nur Schaum"

Stichpunkte zu den Konzeptionen	Konzeptionen			
	Wissen	Vertrauen	Verantwortung	Handeln
1. Veränderungen = Fortschritt, Entwicklungen verbunden mit Widerständen 2. Ambulante Versorgung – die „Schwierigsten" bleiben stationär 3. Kritische Begleitung von Entwicklungen, „Nebenwirkungen" von Veränderungen 4. Abwägen von Behandlungsmethoden und Stationszusammensetzung 5. Abbau von Hierarchie, Gewichtung von Psychotherapie und Alltagsbegleitung 6. Qualifikation und Qualität der Mitarbeiter, Veränderungen im stationären Bereich der Pflege 7. Milieu, Partizipation, offene Kommunikation, Eigenverantwortung und Entscheidung, Patient als Experte 8. Sozialpsychiatrie und Stationskonzepte im Kontext der Betrachtung von Veränderungen	(+) (4., 6., 7., 8.)	(+) (1., 3., 6.)	+ (2., 6., 7., 8.)	+ (1., 2., 3., 4., 5., 7., 8.)
Fachliche Themen 1. Lernen im Langzeitbereich – Ambivalenz von Lernzielen und Realität 2. Multiprofessionalität – Vernachlässigung bei Menschen mit einer Oligophrenie 3. Zärtlichkeit und Sexualität 4. Gewalt und Zwangsmedikation, Vermeidung von Zwang – Selbstschutz und Fremdschutz 5. Medikamente als chemische Zwangsjacke – wie wirken sie wirklich? 6. Umgang mit verwirrten und dementen Menschen 7. Wohngemeinschaften – Alternative zur Station 8. Ambulante Tätigkeit der psychiatrischen Pflege – Reduktion auf „Grundpflege" 9. Indikation und Entwicklung in der Familienpflege 10. Angehörige zwischen Familientherapie und Selbsthilfe 11. Arbeitstraining, Arbeitstherapie und Behindertenwerkstatt 12. Verhältnis von Forensik zur Allgemeinpsychiatrie – Zusammenarbeit oder Abgrenzung? 13. Arbeit in der Sucht und „Drehtür" – Reflexion und Veränderung 14. Zeitgemäße Arbeitszeiten und Stundenverteilung auf die Berufsgruppen in der Psychiatrie 15. Tarifgefüge, Bezahlung und Aufstieg in der Pflege 16. (Rückwärts-)Veränderungen der Stationsgrößen	(+) (1., 5., 12., 16., 20., 28.)	+ (8., 9., 14., 15., 22.)	+ (2., 10., 22., 24., 26.)	+ (2., 3., 4., 5., 6., 7., 8., 9., 10., 11., 12., 13., 14., 15., 16., 17., 18., 19., 20., 21., 23., 24., 25., 27., 28.)

Stichpunkte zu den Konzeptionen	Konzeptionen			
	Wissen	Ver-trauen	Verant-wortung	Han-deln
Fortsetzung fachliche Themen 17. Zeitgemäße Dienstplangestaltung 18. Tagesstruktur und Freizeitgestaltung als Baustein zur Eingliederung und Normalisierung 19. Abwechslungsreiche Freizeitgestaltung will gelernt sein 20. Probleme in der Forensik – behandeln, wegsperren, wiedereingliedern und Nachsorge 21. Sucht und Mehrfacherkrankungen sowie Behinderungen 22. Vorbildfunktion der Mitarbeiter im Alltag 23. Aufgaben und Tätigkeit von Nachtwachen 24. Würde im Umgang mit verwirrten und eingeschränkten Personen 25. Umgang mit Menschen mit einer Depression 26. Die Rolle des Pflegepersonals im Team 27. Milieu und Langzeitbereich 28. Pflegekonzepte für die Gerontopsychiatrie				

Abbildung 12: Zusammenfassung der Auswertung der Viersener Badetage

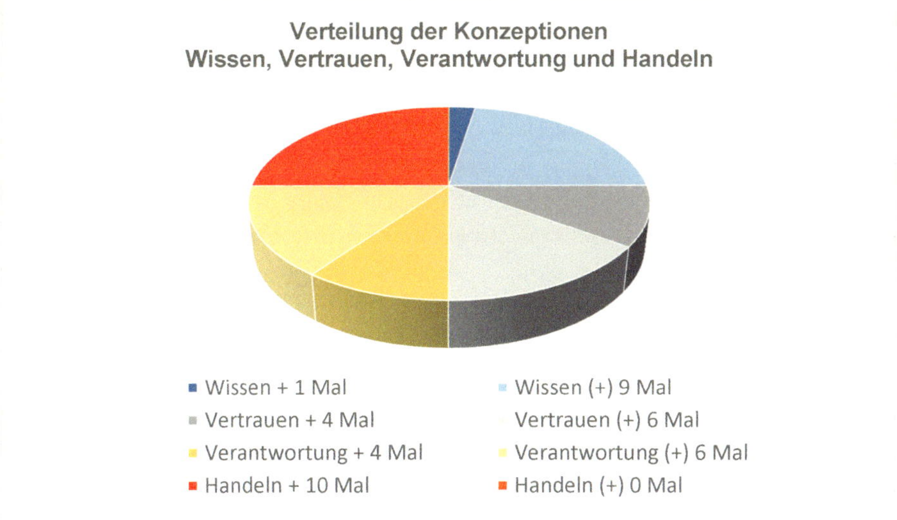

Einschätzung

In allen fünf Badetagen lassen sich die beiden Überbegriffe „Theoretische Basis“ und „Selbstverständnis“ psychiatrischer Pflege identifizieren und den Konzepten Wissen und Verantwortung sowie Vertrauen und Handeln zuordnen.

Bei der Auswertung der Viersener Badetage fällt insbesondere auf, dass die Arbeitsgruppenthemen in der Praxis formuliert und die Vorschläge aus den Rheinischen Landeskliniken zusammengetragen wurden. Den Theoriebezug lieferten die kurzen einleitenden Vorträge.

Hervorzuheben ist zudem, dass sich zahlreiche Themenbereiche durch alle fünf Badetage ziehen und sich teils wiederholen. Das bedeutet, dass diese inhaltlichen Problemlagen im praktischen Alltag regelmäßig auftreten und bisher keine permanenten oder zufriedenstellenden Lösungen gefunden wurden.

Zu erwähnen ist auch, dass die Badetage immer alle Berufsgruppen in der Psychiatrie angesprochen und diesbezüglich auch den Austausch gefördert haben sowie Arbeitsgruppen gemeinsam von den unterschiedlichen Berufen und Aufgabenbereichen gestaltet wurden.

Berücksichtigt man den anderen Sprachgebrauch in den Arbeitsgruppen der Badetage, kann wahrgenommen werden, dass in den heutigen Tagungen und Fortbildungen ähnliche oder identische Thematiken bearbeitet werden. Inhalte zur Psychiatrie, psychosozialen Versorgung sowie theoretisch und wissenschaftlich begründete pflegefachliche Inhalte spezifisch für die Arbeit mit psychisch erkrankten Menschen stehen im Fokus der Betrachtung sowohl bei den Vorträgen als auch in den Arbeitsgruppen der Badetage.

Hinsichtlich der hier untersuchten Forschungsfragen kann im Zusammenhang mit den Viersener Badetagen festgestellt werden, dass diese auch zum pflegerisch-psychiatrischen Selbstverständnis, zur beruflichen Fortentwicklung, Identität und Erweiterung von beruflichem Fachwissen beigetragen haben. Im Vordergrund stand ein systemisches Verständnis von Psychiatrie und psychiatrischer Pflege, was ein wichtiger Bestandteil im Hilfeangebot ist.

Ein weiterer Badetag – der „Berliner Badetag“ 1989

Die Berliner Gesellschaft für Soziale Psychiatrie e. V. (BGSP) hat die Konzeption des Viersener Badetags übernommen und veranstaltete in der Karl-Bonhoeffer-Nervenklink in Berlin ebenfalls einen Badetag. Vergleicht man dessen Inhalte mit beispielsweise denen des dritten Viersener Badetages, so können die Arbeitsgruppenthemen durchaus als identisch betrachtet werden.

Erörtert wurden die Aufgabenbereiche der psychiatrischen Pflege, das Verhältnis zu den Angehörigen, das Verhalten von Patienten und Mitarbeitenden, Konzepte und Aufgabenstellungen für die pflegerische Arbeit. Themen waren auch Hierarchie, Team- und Zusammenarbeit, Arbeitszufriedenheit und Psychohygiene sowie Mobilität in der Pflege. Versorgungsstrukturen, Arbeit in der Forensik und rechtlicher Rahmen der Psychiatrie, der Generationenkonflikt in der Pflege, alltägliche Konflikte und gemeinsame Lösungen mit allen Beteiligten, Dienstplangestaltung und Tarifrecht sowie Versorgungsstrukturen waren weitere Aspekte.

Daraus ist zu schließen, dass der Bedarf an psychiatrisch-pflegerischen Inhalten in allen Bundesländern vorhanden war und unterschiedlich aufgegriffen wurde.

7.2.4 Die gemeinsame Fortbildungstagung von DBfK und DGSP 1985 in der Rheinischen Klinik Langenfeld

Um noch einen anderen Blick auf eine verbandsübergreifende Pflegetagung zu werfen, sollen die Inhalte der Veranstaltung des Deutschen Berufsverbandes für Pflegeberufe e. V. (DBfK) und des Arbeitskreises Pflege der Deutschen Gesellschaft für Soziale Psychiatrie e. V. (DGSP) in Kernaussagen festgehalten werden. Es war nicht die erste Tagung, welche die beiden Verbände gemeinsam veranstaltet haben, aber leider wurden die anderen nicht dokumentiert.

Die Notwendigkeit, im Sinne einer kontinuierlichen Weiterentwicklung den Blickwinkel sowohl in berufsgruppenspezifischen als auch berufsgruppenübergreifenden Verbänden zu erweitern, liegt auf der Hand. Es geht in diesem Zusammenhang darum, sowohl die beruflichen Merkmale und das Selbstverständnis der Berufsangehörigen zu stärken als auch den Fokus auf Versorgungsstrukturen und deren Notwendigkeiten zu richten.

Ziel dieser gemeinsamen Tagung war, den Beitrag und Stellenwert der psychiatrischen Pflege in der psychosozialen Versorgung herauszustellen, die Sicht auf Gesundheitsförderung und Prävention zu richten sowie die berufliche Tätigkeit zu beschreiben, mögliche Veränderungen in den Rahmenbedingungen gemeinsam zu erarbeiten und somit das Selbstverständnis der psychiatrischen Pflege weiterzuentwickeln.

In den Vorträgen wurden sowohl Versorgungsstrukturen als auch Aufgaben und Bildungsbedarf der psychiatrischen Pflege beleuchtet. Die Arbeitsgruppen legten den Schwerpunkt auf die Arbeitssituation der Teilnehmenden und waren gleichzeitig lösungsorientiert an der Weiterentwicklung des Pflegeberufes in der Psychiatrie interessiert.

Die Zuordnung zu den Konzeptionen ist nachfolgend in Tabelle 14 dokumentiert und unterscheidet, ob die Konzeption zutrifft „+“ oder tendenziell bzw. überwiegend zutrifft „(+)“.

Tabelle 14: Auswertung der Tagung von DBfK und DGSP, „Perspektiven psychiatrischer Pflege“

Abgeleitete Aussagen (Vorträge und Arbeitsgruppen)		**Konzeptionen**			
		Wissen	Vertrauen	Verantwortung	Handeln
Berufspolitische Perspektiven der psychiatrischen Krankenpflege Lutz Felgner	1. Pflege muss solidarisch handeln, um Professionalität voranzutreiben 2. Psychiatrische Pflegekräfte sind Spezialisten fürs Allgemeine (z. B. Alltag, Milieu) 3. Differenzierung der Gemeinsamkeiten und spezifischen Tätigkeiten der Gesundheitsberufe im Alltag erforderlich 4. Pflege ist mehr als „analytische Fehlersuche“ 5. Theoretisch-inhaltliche Vorbereitung auf die jeweiligen praktischen Einsätze ist Pflicht 6. Berufspolitik beruht auf drei Säulen: den Arbeitsbedingungen, den spezifischen Tätigkeiten und einer qualifizierten Aus-, Fort- und Weiterbildung	+ (4., 5.)	+ (1., 2., 3.)	+ (3., 4.)	+ (2., 6.)
Die Krankenhausausbildung als Vorbereitung auf die Berufspraxis Fabian Härtling Jutta Huber	1. Anpassung der Bezahlung und tarifliche Eingruppierung der professionellen Pflege zu anderen professionellen Berufsgruppen im Gesundheitswesen 2. Theorie und Praxis in der Ausbildung verknüpfen 3. Motivation bei Schülern erhalten 4. Selbstverständlichkeit von Praxisanleitung und Praxisbegleitung sowie Reflexion	+ (2.)	+ (1., 3.)	(+) (3.)	+ (4.)

Abgeleitete Aussagen (Vorträge und Arbeitsgruppen)		Konzeptionen			
		Wissen	Vertrauen	Verantwortung	Handeln
Versuch einer Standortbestimmung psychiatrischer Pflege Hilde Schädle-Deininger	1. Qualifikationsniveaus in der Pflege unterscheiden 2. Psychiatrisch-pflegerische Tätigkeitsbereiche und Aufgaben definieren 3. Sich in der Pflege der geschichtlichen Wurzeln bewusst sein 4. Originäre Aufgaben professioneller Pflege in den Fokus stellen 5. Position und Bildung professioneller Pflege verdeutlichen 6. An Gesundheit und Wohlbefinden orientieren 7. Autonomie des Berufes einfordern 8. Eigene theoretische Grundlagen auf wissenschaftlicher Basis erarbeiten 9. Berufspolitisch und im Alltag Inhalte und Forschungsergebnisse der psychiatrischen Pflege aufzeigen und vertreten	+ (1., 5., 6. 8., 9.)	+ (1., 2., 3., 7.)	+ (1., 5., 9.)	+ (4., 6.)
AG 1 „Kinder- und Jugendpsychiatrie"	1. In der Kinder- und Jugendpsychiatrie umfasst spezifische Pflege einen breit gefächerten Aufgabenbereich 2. Supervision sowie Fortbildung muss Pflicht sein 3. Die Praxisanleitung in der Kinder- und Jugendpsychiatrie muss geregelt sein 4. Ausreichende Personalbesetzung ist zu gewährleisten 5. Die Kinder- und Jugendpsychiatrie verselbständigen (soll nicht Anhängsel der Erwachsenenpsychiatrie sein)	(+) (2., 5.)	+ (1., 2.)	+ (1., 2.)	+ (3., 4., 5.)

Abgeleitete Aussagen (Vorträge und Arbeitsgruppen)		Konzeptionen			
		Wissen	Vertrauen	Verantwortung	Handeln
AG 2 „Die Station – welche Bedeutung hat der stationäre Aufenthalt für den Patienten?“ wurde aufgrund der großen TN-Zahl geteilt.					
AG 2a	1. Arbeitsbedingungen in der psychiatrischen Pflege sind sehr unterschiedlich 2. Supervision und andere Reflexionsverfahren müssen selbstverständlich im Arbeitsbereich sein 3. Das Pflegekonzept gilt für alle Mitarbeitenden 4. Zentrale Aufgabenbereiche der psychiatrischen Pflege identifizieren 5. Abhängigkeit der Pflege entgegenwirken und theoretische Inhalte vertreten	+ (4., 5.)	(+) (1.)	+ (2., 3.)	+ (1., 4.)
AG 2b	1. Ansprüche und Ziele von Patienten und Mitarbeitenden müssen geklärt werden 2. Kontinuierliche Fortbildung und Supervision müssen gewährleistet sein (finanziert werden) 3. In der Ausbildung muss Psychiatrie einen gewichtigen Raum einnehmen 4. Alle Berufe müssen in der psychosozialen Versorgung gleichwertig anerkannt und vertreten sein 5. Der Personalbedarf darf nicht nur auf dem Papier stehen 6. Multidisziplinarität und Altersdurchmischung im Alltag ist dringlich erforderlich	+ (2., 3.)	(+) (1., 4.)	(+) (5., 6.)	+ (1., 3., 5.)

Abgeleitete Aussagen (Vorträge und Arbeitsgruppen)		**Konzeptionen**			
		Wissen	Vertrauen	Verantwortung	Handeln
AG 3 „Ausbildung“	1. Auf die Arbeit mit psychisch erkrankten Menschen muss in der Ausbildung vorbereitet, Lernziele müssen klar formuliert werden 2. Erteilung fachspezifischen Unterrichts durch erfahrene Lehrkräfte 3. Praxisbegleitung verpflichtend 4. Differenzierung in den Pflegequalifikationen mit verpflichtender Fortbildung 5. In der Lehre mehr Gesundheitsförderung und Prävention verankern 6. Festlegung des Lehrer-Schüler-Schlüssels 7. Vernetzung und Kontakte zu anderen Pflegebildungseinrichtungen 8. Auszubildende nicht auf den Stellenplan anrechnen – ansonsten adäquat bezahlen 9. Einsatz in allen Bereichen der Pflege (stationär, ambulant und komplementär)	+ (1., 2., 4., 5.	(+) (6.)	+ (2., 4., 8.)	+ (3., 6., 7., 8., 9.)
AG 4 kein Protokoll vorhanden					
AG 5 „Pflegefall – Behandlungsfall“	1. Die Finanzierung und die Versorgungstrukturen von chronisch psychisch kranken Menschen müssen geregelt werden 2. Pflegeforschung hat Einfluss auf die Anerkennung der Pflege 3. Den Pflegeberuf mehr sichtbar machen 4. Pflege wird häufig auf „Grundpflege“ festgelegt 5. Es wird wieder in „brauchbare“ und „unbrauchbare“ Menschen unterschieden	+ (2., 3.)	+ (1., 3.)	(+) (5.)	(+) (4.)

Abgeleitete Aussagen (Vorträge und Arbeitsgruppen)		Konzeptionen			
		Wissen	Ver-trauen	Verant-wortung	Handeln
AG 6 „Der Pflege-prozess“	1. Überprüfungspflicht des Pflegeprozesses, Evaluation 2. Der Blick muss auf Ressourcen gerichtet sein und nicht auf Defizite 3. Vermitteln von Wissen und theoretischem Hintergrund des Pflegeprozesses 4. Pflicht, auf allen Ebenen der Pflegebildung den Pflegeprozess zu vermitteln 5. Die Reflexion der Praxis ist selbstverständlich 6. Die Dokumentation muss auf den Pflegeprozess abgestimmt sein 7. Der Einbezug des Patienten und der Angehörigen ist Pflicht und Qualitätsmerkmal 8. Beziehungsgestaltung ist Grundlage der psychiatrisch-pflegerischen Arbeit	+ (3., 4., 8.)	+ (1., 4., 5.)	+ (1., 2., 7.)	+ (2., 5., 6., 7., 8.)
AG 7 „Die Zusammenarbeit der Mitarbeiter im Pflegedienst“ wurde nach dem Einführungsreferat wegen der hohen TN-Zahl geteilt, das Protokoll jedoch gemeinsam erstellt					
AG 7	1. Tätigkeitsmerkmale und Zielsetzung sind Grundlage psychiatrischer Pflege 2. Definition psychiatrischer Pflege 3. Klare Definition der Aufgaben professionell Pflegender 4. Beitrag der Pflege im Team benennen 5. Selbstverständnis und Rollen der Pflege schärfen 6. Pflegeprozess auf theoretischen Grundlagen muss verpflichtend sein	+ (1., 2., 6.)	+ (2., 3., 5.)	+ (4., 5.)	+ (1., 6.)

Abbildung 13: Zusammenfassung der Auswertung der Tagung von DBfK und DGSP

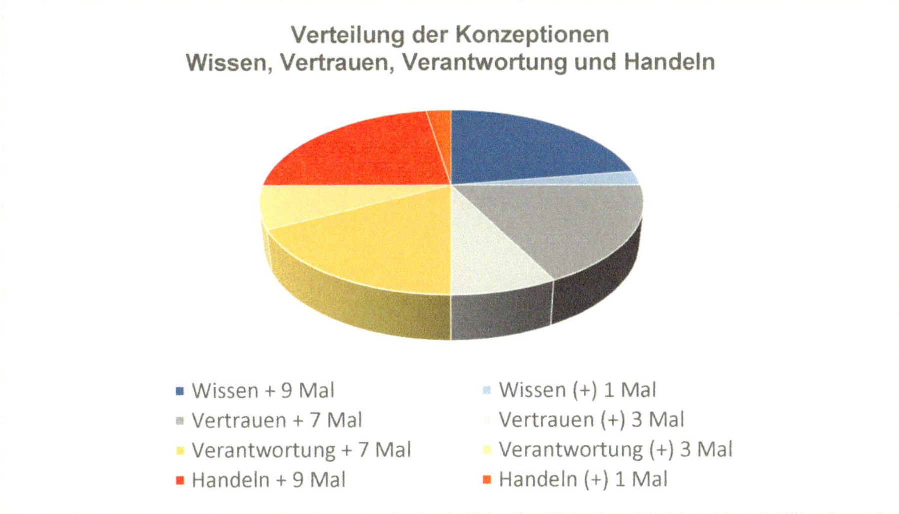

Die Auswertung dieser bundesweiten Tagung ergibt, dass in den unterschiedlichen Bundesländern ähnliche Themen und Probleme hinsichtlich der psychiatrischen Pflege bestehen und die dringlichsten Fragen der künftigen Ausübung des Pflegeberufes vor allem den Tätigkeitsbereich, die Inhalte und die Identität psychiatrisch-pflegerischer Arbeit betreffen. Dazu gehört im Wesentlichen der Bildungs- und Qualifikationsrahmen, worauf in Kapitel 8.3 noch näher eingegangen werden wird.
Festzustellen ist auch für die gemeinsame Tagung von DBfK und DGSP, dass sich sowohl Merkmale zum pflegerischen Selbstverständnis als auch zur Identitätsentwicklung und damit ebenso zu den Konzeptionen Wissen, Vertrauen, Verantwortung und Handeln identifizieren und belegen lassen. Die Verteilung „trifft zu“ liegt dabei zwischen 70 und 90 Prozent hinsichtlich der einzelnen Merkmale, Wissen umfasst 90 % und Handeln 90 %, Vertrauen und Verantwortung je 70 %. Daraus kann geschlossen werden, dass theoretische Ansätze und praktisches Handeln auf dieser Tagung etwa im Gleichgewicht waren.

7.3 Auswertung der Dokumente des Arbeitskreises Pflege in der Deutschen Gesellschaft für Soziale Psychiatrie e. V.

Der Blick auf die Auswertungsergebnisse des Arbeitskreises Pflege in der DGSP und auf die Dokumentationen der inhaltlichen Arbeit bestätigt ebenfalls die Ausgangsthese dieser Arbeit und beantwortet die zugrunde liegenden Fragen. Die Suche nach einem psychiatrisch-pflegerischen Selbstverständnis zeigt sich in vielen Details. In der inhaltlichen Auseinandersetzung sind alle vier Konzeptionen präsent und gut zu identifizieren. Ein Großteil der hier dokumentierten Themen beschäftigt die psychiatrische Pflege auch heute noch.

Ein kleines, nicht repräsentatives Meinungsbild, das ich 2018 in einer Fortbildungsgruppe der DGSP am Ende der Weiterbildung „Basiswissen psychiatrische Pflege“ als Brainstorming erhob, stand unter der Fragestellung „Welche psychiatrisch-pflegerischen Themen stehen im Vordergrund?“. Die Teilnehmenden haben viele Punkte aufgezählt, die sich überschnitten und in fünf Themenbereiche zusammengefasst werden konnten, nur bei wenigen war eine Zuordnung nicht möglich.

Für die Bündelung der Aussagen konnten die Begriffe „Pflegerische Bildung“, „Selbstverständnis der Pflege“, „Wissen“, „Versorgungsauftrag“ und „pflegerisches Handeln“ herausgefiltert werden. Nachfolgend werden zentrale Punkte festgehalten.

Pflegerische Bildung

- Bemängelt wurde, dass das Niveau in der Pflege sehr unterschiedlich ist und deshalb die Pflegebildung neu überdacht werden muss (Akademisierung der Ausbildung). Qualitätskriterien für die und Teilnahme an Fort- und Weiterbildung müssen vom Arbeitgeber eingefordert werden.
- Akademisch ausgebildete Pflegepersonen müssen in der Praxis ihren Platz bekommen und das alltägliche Handeln und die Weiterentwicklung der Pflege befördern.
- Bildungsdurchlässigkeit, auch familienfreundliche Angebote, müssen geschaffen werden

Selbstverständnis der Pflege

- Der Pflegeberuf muss durch Bildung und bessere Bezahlung aufgewertet werden.
- Psychiatrische professionelle Pflege braucht umfassendes spezifisches Wissen.
- Übernahme von Verantwortung und Eigenständigkeit sollte Teil der Konzeption professioneller Pflege sein (Vorbehaltsaufgaben im Sinne berufsmäßiger Ausübung der einer bestimmten Berufsgruppe vorbehaltenen Tätigkeiten unter festgelegten Voraussetzungen).

Wissen

- Pflegespezifische theoretische Ansätze sind die Basis für die professionelle Praxis, der Wissensstand muss möglichst gleich sein.
- Psychiatrische Pflege muss die Pflege auch pflegespezifisch in allen Bereichen und Versorgungsformen vertreten.

- Das Aktualisieren von Wissen und der Einbezug neuer Erkenntnisse sind Pflicht.
- Die Pflege leistet einen berufsspezifischen Beitrag zur Gesamtbehandlung.

Versorgungsauftrag

- Psychiatrische Pflege muss in allen Versorgungssettings im Team selbstverständlich sein.
- Eine adäquate Bezahlung im ambulanten und komplementären Bereich ist notwendig (wenn Pflegepersonal vorhanden ist, dann häufiger, weil es sich um billigere Arbeitskräfte handelt).
- Gesundheitsförderung und Prävention in der Pflege sollten mehr in den Fokus rücken.

Pflegerisches Handeln

- Die Qualität der pflegerischen Arbeit muss sich in allen Konzepten, Papieren und in der Durchführung zum Wohl von hilfsbedürftigen Menschen niederschlagen und kontinuierlich überprüft werden.
- Evaluation und Reflexion müssen Standard sein.
- Psychiatrie-Erfahrene und Angehörige müssen selbstverständlich in die Pflege einbezogen werden und deren Zufriedenheit muss Maßstab der Qualität sein.
- Pflegerisches Handeln muss sich nach dem neuesten Erkenntnisstand vollziehen und begründbar, nachweisbar und überprüfbar sein.

Die Themen des Arbeitskreises werden in Tabelle 15 den grundlegenden Konzeptionen Wissen, Vertrauen, Verantwortung und Handeln nach den inhaltlichen Schwerpunkten der jeweiligen Jahre zugeordnet und themenübergreifend zusammengefasst festgehalten.

Tabelle 15: Zuordnung der Themen des AK Pflege in der DGSP (1979 bis 1999)

Zusammenfassung/Zuordnung der Themen	Konzeptionen			
	Wissen	Vertrauen	Verantwortung	Handeln
1979/1980 Bildungspolitische Fragen ziehen sich seit Jahrzehnten durch die Pflegediskussionen und müssen dringend einer umfassenden Lösung zugeführt werden.	+	(+)		
1981/1982 Politische Themen in der psychiatrischen Pflege aufzugreifen und sich gesundheits-, sozial- und psychiatriepolitisch einzumischen muss wieder selbstverständlicher werden.			+	
1983/1984 Pflege soll im ambulanten und komplementären Bereich fester Bestandteil sein, Forderungen, die eigene Berufsgruppe mehr zu politisieren.			+	+
1985/1986 Qualifikation der Pflegenden und Qualität im Handeln von Pflege ist essentiell, es besteht ein Zusammenhang zwischen sozialer Sicherung, politischem Willen, Sozialpolitik und nachhaltigen Lösungen.	+		+	
1987/1988 Psychiatrische Pflege muss in allen Bereichen der psychiatrisch/psychosozialen Versorgung vertreten sein und dies auch politisch einfordern. Gewalt und Zwang ist professionell und präventiv zu begegnen.	+			+
1989/1990 Internationale Vergleichbarkeit der psychiatrischen Pflege durch entsprechende Qualifikation, Standards in den Aufgaben und Rahmenbedingen sowie der Durchführung professioneller Pflege muss gewährleistet sein.	+		+	+
1991/1992 Pflegebildung, pflegerisches Selbstverständnis, Ethik und aktuelle politische Themen bestimmen die Sitzungen des Arbeitskreises.	+		+	
1993/1994 Aufgaben, spezifische Merkmale psychiatrischer Pflege, Ethik im alltäglichen Handeln, kontinuierliche Reflexion des alltäglichen Handelns sind Gegenstand der Arbeit des Arbeitskreises.	+	+	+	
1995 bis 1999 Der Trialog und damit verbundene Themen sowie theoretische Grundlagen der psychiatrischen stehen im Mittelpunkt der Diskussionen.	+	+	+	+

Abbildung 14: Zusammenfassung der Auswertung der Themen des AK Pflege in der DGSP

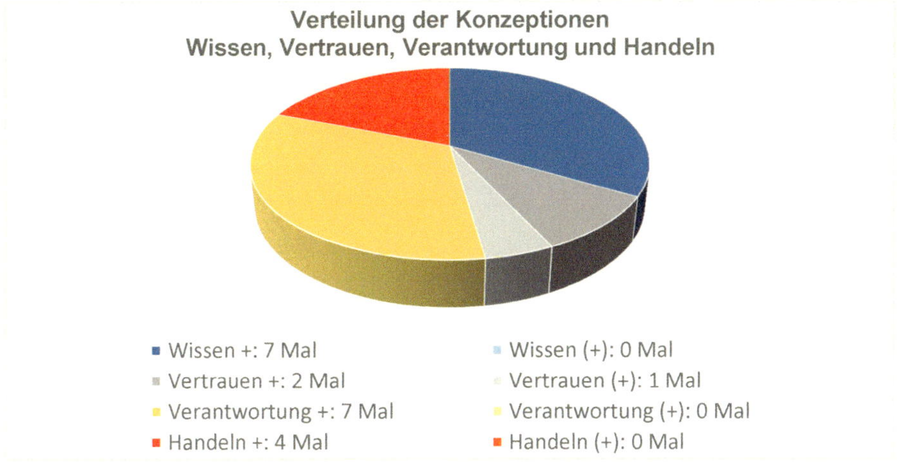

Einschätzung

Auch die Schwerpunktauswertung der Themen des Arbeitskreises Pflege der Deutschen Gesellschaft für Soziale Psychiatrie e. V. (DGSP) weist als inhaltliche Kernthemen zentrale Aussagen zum psychiatrisch-pflegerischen Selbstverständnis und zur Entwicklung einer pflegerischen Identität auf, ebenso lassen sich die ausgewählten Konzeptionen wiederfinden.

Bei der Verteilung der vier Konzeptionen fällt auf, dass Wissensinhalte und die Pflicht, Verantwortung zu übernehmen, mit siebenfacher Nennung vertreten sind, während das Vertrauen in den Beruf Pflege und die damit verbundenen Überzeugungen drei Mal und das fachliche Handeln vier Mal identifiziert wurden. Das könnte darauf zurückzuführen sein, dass sich der Arbeitskreis zur Aufgabe gemacht hat, Themen theoretisch zu bearbeiten und praktische Fragestellungen und Schwierigkeiten separat in kollegialen Gesprächen aufgegriffen wurden.

Damit zeigt sich auch in der Betrachtung dieser Materialien, dass die Ausgangsthese, die Forschungsfragen und die Konzeptionen zu verifizieren sind und sich in den Themen und deren Bearbeitung niederschlagen.

Themen wie Bildung und Gesundheitsförderung/Prävention, die spezifische Anteile und theoretische Grundlagen der psychiatrischen Pflege bilden, ziehen sich durch die gesamte betrachtete Zeit bis heute. Vielleicht lässt sich daraus ableiten, dass es notwendig ist, manche Themen und Rahmenbedingungen periodisch immer wieder zu diskutieren und zu justieren, da sie zu einem System gehören, das sich verändert. Oder um es mit Johann Wolfgang von Goethe auszudrücken: „Jede Lösung eines Problems ist ein neues Problem". Das kann auch Ansporn zu erneuten Überlegungen sein.

Durch die seit Jahrzehnten sich hinziehenden Diskussionen ist es dringend an der Zeit, sowohl ein pflegebildungspolitisches Gesamtkonzept aufzustellen als auch Tätigkeitsprofile und Qualifikationsgrade zu überdenken und am Bedarf sowie an den Bedürfnissen von Betroffenen orientiert entsprechend neu zu entwickeln.

Im Zuge von alle Berufsgruppen betreffenden Bildungsdiskussionen in der DGSP ist 1979 zunächst die Krankenpflegekommission, später der Arbeitskreis (psychiatrische) Pflege gegründet worden. Schon beim ersten Treffen wurde klar, dass die Aufgaben und Tätigkeiten der psychiatrischen Pflege unter unterschiedlichen Aspekten definiert und diskutiert werden müssen. Vor diesem Hintergrund wurden die hier bearbeiteten und diskutierten Themen festgehalten.

> „Im Mittelpunkt unseres Selbstverständnisses steht eine Grundhaltung, die sich an einem humanistischen Menschenbild, einem mehrdimensionalen Krankheitskonzept und der Verpflichtung zu einer gemeindenahen Versorgung orientiert. Der psychisch kranke Mensch steht bei dieser Grundhaltung mit seinen Bedürfnissen und seiner Persönlichkeit immer im Mittelpunkt der Pflege. Damit verbinden wir unsere Aufgaben und Verpflichtung, die Qualität gemeindenaher Psychiatrie weiterzuentwickeln.“ (Schädle-Deininger et al. 2000, S. 24)

7.4 Auswertung der Befragung der Weiterbildungsstätten

Die Regelung der Fachweiterbildung ist Ländersache. Deshalb wurde in jedem Bundesland eine Weiterbildungsstätte angeschrieben und um Beantwortung des Fragebogens gebeten. Von den 16 angeschriebenen Bundesländern haben 12 = 75 % geantwortet. Eine Weiterbildungsstätte teilte mit, dass sie derzeit die Weiterbildung ruhen lasse, ich konnte trotz Nachforschungen nicht herausfinden, ob an irgendeinem anderen Ort in diesem Bundesland Weiterbildung angeboten wird. Die weiteren drei Einrichtungen haben auch auf Nachfrage nicht reagiert.

Die beiden Fragen „Seit wann gibt es bei Ihnen die Weiterbildung zur Fachpflege Psychiatrie?“ und „Seit wann ist sie staatlich geregelt? Oder gelten die Richtlinien der Deutschen Krankenhausgesellschaft?“ sind für diese Auswertung weniger interessant und werden deshalb hier vernachlässigt.

Die zentralen und gemeinsamen Ansatzpunkte der Antworten der Weiterbildungsstätten sollen festgehalten und in einen Gesamtzusammenhang gebracht werden.

Tabelle 16: Auswertung der Befragung der Weiterbildungseinrichtungen Fachpflege Psychiatrie

Frage	Sich ergebende Forderungen	Zentrale künftige Ansatzpunkte
Wenn Sie die Veränderungen während der Zeit des Bestehens der Weiterbildung sowohl inhaltlich als auch von der Organisationsform her betrachten, was hat sich aus Ihrer Sicht faktisch verändert?	• Akademisierung, Entwicklung pflegerischer Konzepte • Modularisierung, Professionalisierung, Wissenschaft • Modularisiert (Grund- und Spezialmodule), Schwerpunkte, Kompetenzorientierung, Orientierung an Versorgungsstrukturen • Sozialpsychiatrische Orientierung, Berufliche Verantwortung, Patienten-Recovery-orientierung, Selbstverantwortliches Lernen • Praktische Einsätze, Qualität der Dozenten und Dozentinnen • Modularisierung, Differenzierte Ziele, Nennung von Kompetenzen • Zulassung aller pflegerischen Berufe zur Fachweiterbildung • Sozialpsychiatrische Orientierung, Ambulanter Einsatz, Kooperationen • Staatliche Regelung, Teilnehmerorientierung, Rahmenlehrplan, Modularisierung, Bildungsdurchlässigkeit, Flexibilität in der Durchführung • Theorie-Praxis-Verhältnis der Maßnahme, Praxisanleitung, Rückgang der Teilnehmenden	• Bildung • Akademisierung • Modularisierung • Qualität der Bildung, Theorie-Praxis-Verknüpfung und entsprechende Rahmenbedingungen • Orientierung an Versorgung

Frage	**Sich ergebende Forderungen**	**Zentrale künftige Ansatzpunkte**
Wo sehen Sie Stärken und wo Schwächen in den rahmenrechtlichen Vorgaben?	• Theorie-Praxis-Verknüpfung • (Grund-)Haltungen/Reflexionsfähigkeit, Bildungsdurchlässigkeit, Eigenverantwortlichkeit und Autonomie des Berufes, Zielorientierung. Bildungsdurchlässigkeit • Akademisierung, Allgemeiner Hochschulzugang möglich, Lernergebnisse, Ethik, lebenslanges Lernen • Staatliche Regelung • Flexibilisierung auf Veränderungen und Bedarf, Bildungsdurchlässigkeit, Organisation und Vertretung der Pflege (Kammer), Bundeseinheitliche Fachweiterbildung • Akademisierung, Balance zwischen Selbstlernzeit und Anwesenheit, Regelmäßige Aktualisierung des Inhaltlichen Rahmens • Landesrecht oder besser Bundesrecht • Beurteilungskriterien • Vereinheitlichung der Bildungsdurchführung, Pädagogische Qualifikation für Leitung, Praxisbegleitung (keine fachliche Qualifikation), Vorgaben zur Anleitung, Unterschiedliche Formen von Prüfungsleistungen, Transparente Rahmenbedingungen • Fachbezogenheit, Curriculare Gestaltungsfreiheit, Bildungsdurchlässigkeit, Fachliche Anerkennung, Kompetenzorientierung, Hochschulzugang, Akademisierung, Modularisierung • Rahmencurriculum und Flexibilität • Hochschulzugangsberechtigung, Modulprüfungen nur schriftlich, Praxisanleitung, Berufspraktische Weiterbildung, Themenschwerpunkte	• Akademisierung • Lebenslanges Lernen • Transparente Rahmenbedingungen und Bildungsdurchlässigkeit • Ethik, Grundhaltung und Eigenverantwortlichkeit (Eigenständigkeit) • Einrichtung von Pflegekammern (Selbstverwaltung, z. B. Schutz der Bevölkerung und Standards) • Staatliche, einheitliche Regelung

Frage	Sich ergebende Forderungen	Zentrale künftige Ansatzpunkte
Was ist Ihnen im Zusammenhang mit der pflegerischen Fachweiterbildung besonders wichtig?	• Professionalität, Grade-Skill-Mix • Differenzierte Handlungskompetenzen, Psychiatrische Pflegepraxis • Verknüpfung von Theorie und Praxis • Kritisches und selbstkritisches Denken, Kritik- und Konfliktfähigkeit, Stärkung und Anerkennung der Fachlichkeit • keine Antwort • Verbindliche Beteiligung von Betroffenen und Angehörigen im Unterricht, Weiterbildung als Übungsfeld für Beziehungsgestaltung • Pflegewissenschaft stärken, Orientierung an Versorgungsstrukturen, Regelmäßige wissenschaftliche Erkenntnisanpassung von Lehrinhalten, Förderung von Persönlichkeitsentwicklung und Fachwissen, Weiterbildung unabhängig von Trägerinteressen • Akademisierung, Bildungsdurchlässigkeit, Modularisierung, Pflegekompetenz, Theorie-Praxis-Verknüpfung • Qualifizierung für den Tätigkeitsbereich, Qualifizierte Mitarbeiter in der Praxis für alle Bereiche, Persönliche und berufliche Weiterentwicklung, Bildungsdurchlässigkeit • Theorie-Praxis-Verknüpfung, Selbstständiges praxisverknüpftes Lernen, Reflexion, Fachkompetenz für die verschiedenen Bereiche der Versorgung, Aktueller Wissensstand, Förderung von Haltung • Veränderung der Weiterbildungs- und Prüfungsordnung	• Grade-Skill-Mix • Professionalität • Theorie-Praxis-Verknüpfung • Beteiligung von Betroffenen und Angehörigen in der Lehre • Stärkung der Pflegewissenschaft • Akademisierung und Bildungsdurchlässigkeit • Orientierung an Versorgungsstrukturen • Qualität und Qualifikation der MA (persönliche Entwicklung, Tätigkeitsbereich) • Lebenslanges Lernen

Die ausführliche Dokumentation der Befragung und Links zu den entsprechenden Landesgesetzen finden sich im Download-Material.

Einschätzung

Die Befragung der Weiterbildungsstätten Fachpflege Psychiatrie ergab im Wesentlichen zwei Schwerpunkte:

1. *Pflegebildung und Bildungsdurchlässigkeit* sowie damit verbundene Organisation und Rahmenbedingungen
2. *Qualifikation der Pflegenden mit entsprechenden Niveaus der pflegerischen Tätigkeit* im Kontext der psychosozialen Versorgung

Beide Themen werden im Kapitel 8 aufgegriffen und detaillierter ausgeführt.

7.5 Auswertung der Interviews von Kolleginnen aus der DDR

Der untersuchte Zeitraum umfasst als Endpunkt aufgrund der Wiedervereinigung bewusst das Jahr 1990. Um die Situation und ein Bild der damaligen DDR zu erfassen, befragte ich drei Zeitzeugen aus der psychiatrischen Pflege, die in dem gewählten Zeitraum alle im selben psychiatrischen Krankenhaus in Leipzig arbeiteten. Eine Kollegin, die seit der Wende im Westen lebte und mit der ich berufliche Berührungspunkte hatte, war selbst zum Gespräch bereit und vermittelte den Kontakt zu ihren beiden ehemaligen Kolleginnen. Die drei Befragten repräsentierten je eine Dekade: 1960 bis 1970, 1970 bis 1980 und 1980 bis 1990. Die Interviews fanden in Leipzig in einem Hotel statt und wurden mit Einverständnis der Kolleginnen auf Tonband aufgezeichnet und transkribiert. Die vollständigen Transkripte der Interviews finden sich im Download-Material.

Ich hatte zur Unterstützung der Gespräche den nachfolgenden Interviewleitfaden vorbereitet, der sich aber nicht stringent durchhalten ließ:

- Was ist für Sie gute psychiatrische Pflege?
- An welchen Kriterien wird gute psychiatrische Pflege gemessen?
- Welche Stellung bzw. Einflussnahme haben Betroffene in der psychiatrischen Pflege?
- Wie haben Sie die Zusammenarbeit der Pflege mit anderen Berufsgruppen erlebt?
- Welche Versorgungsstrukturen gab es und welchen Einfluss hatte aus Ihrer Sicht die Pflege darauf?
- Welchen Stellenwert hatte ein Berufsverband bzw. eine Interessensvertretung für die psychiatrische Pflege?
- Was hat sich aus Ihrer Sicht in den Jahren 1960 bis 1970 / 1970 bis 1980 / 1980 bis 1990 in der psychiatrischen Pflege hinsichtlich der Qualität, der Identität und der Qualifikation verändert?
- Was war für Sie in dieser Zeit besonders positiv, was besonders negativ?
- Was hat aus Ihrer Sicht gefehlt?

Anknüpfend an die qualitative Methode des narrativen Interviews stellte ich zunächst eine Eingangsfrage, nachdem ich die Zielsetzung der Interviews erklärt habe. Es ging im Wesentlichen darum, unmittelbares Erleben und Einschätzungen festzuhalten und sich darüber auszutauschen.

Zentrale Aussagen aus den transkribierten Interviews sind in Tabelle 17 festgehalten und den Fragen zugeordnet.

Tabelle 17: Zentrale Aussagen aus den Interviews (2018)

1960-1970 (G. R.)	1970-1980 (R. P.)	1980-1990 (S. O.)
Was ist für Sie gute psychiatrische Pflege?		
• Persönliche Zuwendung • Gesprächsbereit sein • Menschen annehmen • Sicherheit vermitteln	• Mit Patienten umzugehen, sich ihnen zuzuwenden, sich mit ihnen zu befassen	• Gestaltung der Beziehung • Sicherheit vermitteln • Vorbildfunktion der Pflegenden
An welchen Kriterien wird gute psychiatrische Pflege gemessen?		
• Beobachtung und Wahrnehmung • gemeinsame Zielsetzung von Betroffenen und Pflege	• Kommunikation und Hilfestellung • Vieles drehte sich um Medikamente	• Persönliche Eignung und Engagement • Teamarbeit und gemeinsame Ziele
Welche Stellung bzw. Einflussnahme haben Betroffene in der psychiatrischen Pflege?		
• Leider wurden sie häufig bevormundet, wir haben uns aber um eine gute kooperative Kommunikation bemüht • Angehörige durften z. B. nicht auf die geschlossene Station	• Mit den Patienten wurden gemeinsam Pläne erstellt • Das Einbeziehen war von den Personen abhängig • Veränderungen trugen nicht alle mit	• Eher Regelwerke für Betroffene als Mitsprache • Bei den Visiten hatten Patienten wenig Einfluss • Angehörige sind eher problematisch
Wie haben Sie die Zusammenarbeit der Pflege mit anderen Berufsgruppen erlebt?		
• Hierarchische Strukturen vor allem auch in der Pflege • Die Zusammenarbeit wurde in der Zeit zu wenig im positiven Sinne genutzt	• Das war personengebunden • Es gab durchaus einen partnerschaftlichen Umgang	• Die Pflege hat sich wenig abgegrenzt • Gleichberechtigte Zusammenarbeit war eher selten • Hierarchie
Welche Versorgungsstrukturen gab es und welchen Einfluss hatte die Pflege darauf?		
• Vom Krankenhaus aus gegen ein kleines Entgelt Gartenarbeit, Wäscherei, Küche, sonst ist mir nichts bekannt	• Ende der 1970er, Anfang der 1980er wurde die Klinik teils aufgelöst und in ambulante Strukturen überführt	• Es gab wenig Strukturen, jedoch die Polikliniken • Die Pflege hat eher keine Rolle in der Nachsorge gespielt
Welchen Stellenwert hatte ein Berufsverband bzw. eine Interessensvertretung für die psychiatrische Pflege?		
• Wir haben wenig berufspolitisch gedacht • Die Pflegenden, die etwas erreichen wollten, haben sich verständigt • Wir haben so gut es ging gehandelt	• Einzelne sind sicher sehr stark gewesen • Oft fehlte auch der gegenseitige Respekt • Es war eher die Ausbildung im Blick mit den Einsätzen	• Pflege war in der DDR sehr vom Arzt abhängig • Ich glaube schon, dass sich in den Jahren vereinzelt eine gewisse Emanzipation zeigte

1960-1970 (G. R.)	1970-1980 (R. P.)	1980-1990 (S. O.)
Was hat sich aus Ihrer Sicht in den Jahren „von bis" in der psychiatrischen Pflege hinsichtlich der Qualität, der Identität und der Qualifikation verändert?		
• Wir waren in der DDR stark reglementiert und mussten uns unsere eigenen Wege suchen, um Veränderungen zu bewirken • Die Qualität sehe ich in der Zeit vor allem im gemeinsamen Tun	• Psychiatrische Pflege ist selbstverständlich geworden • Die Pflege traute den Patienten mehr zu • Die Atmosphäre wurde lockerer und es wurde mehr Wert auf Milieu gelegt	• Durch den gesellschaftlichen Umbruch Ende 1980 wurden Pflegende stärker zu Fürsprechern der Patienten • Veränderung der Rahmenbedingungen
Was war für Sie in dieser Zeit besonders positiv, was besonders negativ?		
• Positiv: Wir hatten viel Spielraum • Negativ: Die Pflege war von der Ausbildung her nicht genügend für die Psychiatrie gerüstet	• Positiv: Entstehen des Betreuten Wohnens; den psychisch erkrankten Menschen wurde mehr Toleranz entgegengebracht	• Negativ: Theorie und Praxis waren zu sehr getrennt • Positiv: Der Zusammenhalt wurde größer; Angehörigentreffs
Was hat aus Ihrer Sicht gefehlt?		
• Konzeptionelle Arbeit, Anleitung • Reflexion	• Kontinuierliche Nachbetreuung • Mehr Mut	• Fallbesprechungen • Mehr Selbstbewusstsein

Einschätzung

Die Interviewpartnerinnen hoben besonders die flache Hierarchie und den partnerschaftlichen Umgang bei der gemeinsamen Arbeit im Team hervor. Zudem betonten alle drei Kolleginnen, dass Beziehungsgestaltung und persönliche Zuwendung zentrale Aufgaben der psychiatrischen Pflege waren und sind, die wesentlich mit der Vorbildfunktion der Pflegenden zusammenhängen und auch damit, den psychisch erkrankten Menschen anzunehmen und sich ihm zuzuwenden.

Auf die zugrunde gelegten Konzeptionen Wissen, Vertrauen, Verantwortung und Handeln antworteten alle drei Kolleginnen im Kern, dass

- fachliches Wissen für die psychiatrische Pflege unabdingbar sei, vor allem Pflegewissen, in der DDR habe das ärztliche Wissen im Vordergrund gestanden, da keine „westliche Literatur" zur Verfügung stand und auch mit den „Ostblock-Ländern" diesbezüglich wenig Austausch möglich war,
- durch die Reglementierung die Verantwortung für das eigene Handeln eine gewichtige Rolle spielte, wenn es um das Vertrauen in die eigene Berufsgruppe und um das Vertrauen von Patienten ging.

Auch wenn die psychiatrische Entwicklung in den beiden deutschen Staaten im festgelegten Zeitraum sehr unterschiedlich war, lassen sich doch einige interessante Punkte festhalten. Eine nähere Betrachtung der Unterschiede ist im Rahmen dieser Arbeit nicht möglich und bedarf weiterer Recherchen.

Der kurze Einblick in die Bedingungen in der damaligen DDR verdeutlicht trotz aller Verschiedenheit, dass viele Schwierigkeiten und Rahmenbedingungen in der Zeit zwischen 1960 und 1990 denen in der damaligen BRD ähnelten. Deutlich wird zudem, dass im Arbeitskontext der Psychiatrie die individuelle Person, das Engagement und die jeweilige Arbeitssituation von großer Bedeutung waren und sind.

Auf der einen Seite gab es in der DDR Reformansätze wie die bereits genannten Rodewischer und Brandenburger Thesen, auf der anderen Seite existierte die Realität der Anstaltspsychiatrie, die sich wie im Westen mit Veränderungen schwergetan hat. In beiden Teilen Deutschlands sind Reformen unterschiedlich aufgegriffen und in die tägliche Arbeit umgesetzt worden, was sicher auf beiden Seiten auch von den jeweiligen Rahmenbedingungen abhing.

7.6 Fazit

In der Auswertung des herangezogenen Materials hinsichtlich der Zielsetzung und der Fragestellungen konnten durch qualitatives methodisches Vorgehen neue Erkenntnisse gewonnen werden, die dazu anregen, nach weiteren Ansatzpunkten zu suchen, um diese möglicherweise in einer weiteren Arbeit zu verfolgen.

Eine Tendenz der Ergebnisse soll im Überblick festgehalten werden, dies kann Grundlage für weitere Recherchen und Erkundungen sein.

In den ***Lehrbüchern*** wurden die Konzeptionen Wissen und Vertrauen gleich häufig aufgefunden, Vertrauen und Handeln kamen jedoch nicht in allen vor.

Bei den ***Bedburger Fortbildungstagen*** (Landschaftsverband Rheinland) konnten die Konzeptionen Wissen, Vertrauen und Verantwortung ungefähr gleich häufig identifiziert werden, die Konzeption Handeln nahm hinsichtlich der Häufigkeit eine herausragende Stellung ein.

In der Tagung der ***Aktion Psychisch Kranke e. V. (APK*** Bonn) 1980 waren die Konzeptionen in den zugrunde gelegten Anhaltspunkten wie folgt zu verzeichnen: Wissen traf zu 80 % voll und zu 20 % tendenziell zu; Vertrauen zu 70 % voll und zu 30 % tendenziell; Verantwortung zu 90 % voll und zu 10 % tendenziell; Handeln traf zu 100 % voll zu. Die Vorträge 1988 waren inhaltlich den vier Konzeptionen voll zuzuordnen.

Die ***Viersener Badetage*** (Landschaftsverband Rheinland) wiesen unter den beiden Rubriken „Theoretische Basis" (Wissen und Verantwortung) und „Berufliche Identität" (Vertrauen und Handeln) die Konzeptionen zu gleichen Anteilen auf.

Die Materialien des ***Arbeitskreises Pflege in der Deutschen Gesellschaft für Soziale Psychiatrie e. V. (DGSP AK Pflege)*** zeigen ein breites Spektrum auf, vor allem im

Hinblick auf eine berufliche Identitätsfindung und theoretische und praktische Inhalte der psychiatrischen Pflege. Die Konzeptionen kommen dabei alle zum Tragen.

Auch die weiteren Materialien, die Befragung der Weiterbildungsstätten Fachpflege Psychiatrie und die Interviews mit den Kolleginnen aus der ehemaligen DDR, bestätigen die Ausgangsthese und beantworten die Forschungsfragen.

Die gewonnenen Erkenntnisse stützen die Annahme, dass das bisher schon Vorhandene, vor allem Inhalte und Identität in der psychiatrischen Pflege, teils vernachlässigt wurde und gegenwärtig in vieler Hinsicht weiterhin nahezu unbeachtet bleibt. Deshalb muss das Vergangene benannt, festgehalten sowie weiter vertieft und beforscht werden.

8 Zusammenfassung und Ausblick

Wenn das Leben keine Vision hat, nach der man strebt, nach der man sich sehnt, die man verwirklichen möchte, dann gibt es auch kein Motiv sich anzustrengen.

Erich Fromm

Wenn die beschriebenen Inhalte der in den Fokus genommenen 30 Jahre heute betrachtet werden, ergeben sich viele Berührungspunkte, wenn auch teils mit veränderten Gewichtungen. Wenn zusätzlich die Inhalte synoptisch betrachtet werden, wird deutlich, dass in Folge der Psychiatrie-Enquête viele Veränderungen möglich waren und durch deren Bestandsaufnahme einiges bereits in ihrem Vorfeld nach dem vorhandenen Stand und den gegebenen Möglichkeiten angestoßen, erweitert und vertieft wurde, jedoch auch vieles noch weitergedacht und entwickelt werden muss.

Dass auch andere Sichtweisen hätten eingehen oder andere Kernpunkte in den Blick genommen werden können, wurde im Verlauf und mit Fortschreiten der Arbeit deutlich und war auch zu erwarten.

Fragen, die die Pflege betreffen, und die aus heutiger Sicht durchaus im Nachhinein zu stellen sind, um bzgl. der Entwicklung mehr Klarheit zu erreichen, könnten sein:

- Warum ist in den Universitätskliniken, die teils fortschrittliche Ansätze hatten und die Enquête-Ergebnisse unterstützt haben, nicht von der Pflege forciert oder vehement gefordert worden, dass sich Wissenschaft auch auf die Pflege ausweitet und Schritte zu Konzeptionen und Ansätzen der akademischen Pflegebildung als Modellversuch etabliert werden, um damit die Pflegebildung nachdrücklich im Sinne der europäischen und weltweiten Anschlussfähigkeit zu verändern?
- Warum ist im Modellprogramm Psychiatrie der Bundesregierung nicht gefordert worden, auch eine Region mit einem „Budget Globale“ zu realisieren, um alternative Finanzierungsstrukturen zu erproben, die es zugelassen hätten, ein qualitativ gutes und durchlässiges Hilfe- und Versorgungssystem auch mit pflegerischen Inhalten zu etablieren?
- Warum ist in diesem Zusammenhang nicht gefordert worden, da es ja schon entsprechende Erfahrungen gab, ambulante psychiatrische Pflege flächendeckend in die psychosozialen Versorgungsstrukturen einzuführen und vor allem durch ein übergreifendes oder auch globales Budget zu finanzieren?
  Damit wäre kein separates pflegerisches System wie in der Somatik geschaffen, sondern eine umfassende pflegerisch-psychiatrische Sicht auf den psychisch erkrankten Menschen und eine Integration in das psychosoziale Hil-

fesystem verwirklicht worden, und die unselige Differenzierung in die sogenannte Grund- und Behandlungspflege wäre damit von vornherein weggefallen.

- Warum ist nicht versucht worden, eine Kassenärztliche Vereinigung dazu zu gewinnen, in Projekten neue Wege der pflegerischen Verordnungspraxis zu erproben, so dass Pflegeexperten den Pflegebedarf selbst erheben und verantworten und Vorbehaltsaufgaben festgelegt werden?
- Warum haben reformwillige Pflegende die Gewerkschaften nicht eindringlicher dazu aufgefordert, sich für eine gerechte Bezahlung der Pflegenden – vor allem auch außerhalb der Kliniken – einzusetzen oder gar einen Streik zu organisieren?
  Viele Stellen im ambulanten Bereich wurden zu dieser Zeit aus finanziellen Gründen nicht mit psychiatrisch Pflegenden besetzt und diejenigen, die außerhalb von Stationen tätig wurden, mussten große finanzielle Einbußen hinnehmen. Das hat mit Sicherheit auch dazu geführt, dass die Pflege im „außerstationären Bereich" heute zu wenig etabliert ist. Beispielsweise wurde mir, damit ich meine „Psychiatriezulage" hätte behalten können, von einem Verwaltungsleiter vorgeschlagen, mich eine Stunde pro Tag mit einem ambulanten Patienten in der Ambulanz einzuschließen. Er konnte nicht gut nachvollziehen, warum ich ihm entgegnete: „Nur über meine Leiche."

Es bleiben im Rückblick diese und noch viele weitere Fragen offen. In dieser Arbeit sind keineswegs unerwartet mehr Fragen aufgetaucht als beantwortet wurden. Dies ist das Ergebnis und wahrscheinlich auch das Ziel beinahe einer jeden qualitativen Analyse, da qualitative Forschung sehr nahe an der Realität ansetzt, um diese u. a. auch nicht qualitativen Erhebungen zugänglich zu machen.

Trotzdem ist es an der Zeit, einen Schlusspunkt zu setzen. Es erfordert einigen Mut, etwas Umfangreiches zu beginnen, aber noch viel mehr Mut, eine Sache zu beenden. Es geht auch darum, dass eine Arbeit weitere Möglichkeiten eröffnet, Sachverhalte zu vertiefen und auf weitere und andere Themen neugierig zu machen.

Aufgrund der Datenlage und der ausgewählten Methoden ist es im Rahmen der Arbeit gelungen, einige grundlegende Entwicklungen und Inhalte in der Zeit von 1960 bis 1990 in der psychiatrischen Pflege, der psychiatrischen Rahmenbedingungen und der Reformgeschichte aufzuzeigen und festzuhalten. Auch wenn zwischendurch immer wieder Zweifel bestanden haben, ob sich aus den vorhandenen Unterlagen, Materialien und Literatur, den grundlegenden Sachverhalten und Konstellationen einige Tendenzen ableiten lassen, ist das Ergebnis nicht zu übersehen.

Es besteht kein Zweifel, dass sich die psychiatrische Pflege von 1960 bis 1990 mit ihren psychiatrisch-pflegerischen Inhalten, ihrer Identität und ihren originären Aufgaben durchaus auseinandergesetzt und weiterentwickelt hat. Dies konnte mit den in dieser Arbeit sich herauskristallisierenden Konzeptionen Wissen, Vertrauen, Verantwortung und Handeln aufgezeigt und belegt werden.

Aus den Ergebnissen lassen sich weiterführende Gedanken und notwendiger Forschungsbedarf zur Weiterentwicklung der psychiatrischen Pflege insbesondere in den Bereichen Qualifikation und Pflegebildung ableiten.

8.1 Ausblick und persönliche Einschätzung

Wenn (psychiatrische) Pflege künftig durch professionelle Eigenständigkeit und berufliche Identität gekennzeichnet sein will, müssen einige zentrale Punkte überdacht, verändert und weiterentwickelt werden.

Dazu gehört eine klare Differenzierung unterschiedlicher Ebenen, in denen die Tätigkeit Pflege praktiziert wird, aber auch eine klare Entscheidung, wie Pflegebildung in Zukunft aussehen soll. Deshalb werden die Ergebnisse hinsichtlich Qualifikation und Bildung in einen Gesamtzusammenhang zu den anstehenden Entwicklungsnotwendigkeiten gestellt.

Beispiele für professionelle Aspekte

Die Aufgabe der professionellen Pflege ist es unter anderem, „therapeutisch" zu wirken. Dazu gehört, dass Pflegende eine (therapeutische) Grundhaltung einnehmen, ihr Tun reflektierend überprüfen und sich „therapeutischer Wirkfaktoren" bewusst sind. Dazu gehört neben den pflegerischen Inhalten und Erkenntnissen das Wissen um psychotherapeutische Methoden und die Bedeutung der Beziehungsgestaltung. Selbstfürsorge und Kenntnisse von Übertragung und Gegenübertragung sind im Zusammenhang der eigenen Gefühle und Befindlichkeit zentraler Aspekt im Alltag des pflegerischen Handelns. Diese Inhalte müssen ganz selbstverständlich Gegenstand von Fort- und Weiterbildungen bzw. Studiengängen der psychiatrischen Pflege sein.

Die in Tabelle 18 aufgeführten Aspekte sind Denkanstöße, die in ganz unterschiedlichen Zusammenhängen weiter diskutiert und schrittweise im Sinne der Weiterentwicklung implementiert werden müss(t)en.

Tabelle 18: Vergleich der pflegerischen Zugangswege mit psychotherapeutischen Wirkfaktoren

Pflegerische Zugangswege (nach Schädle-Deininger/ Villinger 1996)	Bemerkungen	Therapeutische Wirkfaktoren (nach Grawe 1995)
Körpernaher Zugang	Kontaktaufnahme und Gestaltung von Beziehungen vollziehen sich in der Pflege bedürfnisorientiert sowie individuell und beziehen das soziale Umfeld mit ein, dabei stehen Pflegenden viele Möglichkeiten zur Verfügung, auch komplementäre Pflegemethoden.	Therapeutische Beziehung
Gemeinsames Tun	Dient als Möglichkeit, Ressourcen beim Betroffenen zu erkennen, ihn in seinem Tun zu bestärken und den psychisch erkrankten Menschen zu aktivieren, dabei können Fähigkeiten und Fertigkeiten stabilisiert und Selbsthilfe aktiviert werden.	Aktivierung der Ressourcen des Patienten
Konversation	Über allgemeine Gespräche, Unterhaltung und Meinungsaustausch mit dem einzelnen Betroffenen und in Gruppensituationen erfahren wir viel über die Wirklichkeit des Einzelnen und seine alltäglichen Probleme, der Betroffene schildert seine Sicht als Ausgangspunkt.	Aktualisierung der Probleme in möglichst realen Situationen
Problemorientierter Zugang	Stellt die inneren und äußeren Konflikte des Betroffenen in den Mittelpunkt, indem Gefühle und Beobachtungen ausgesprochen werden und auf unterschiedliche Weise gemeinsam nach Lösungen gesucht wird.	Klärung der Bedingungsfaktoren
Medizinnaher Zugang	Bewältigungsstrategien sind unterschiedlich, oft muss ein Umweg gesucht werden, um den einzelnen Menschen bei der Bewältigung seiner Probleme zu unterstützen, z. B. über Erklärung von Untersuchungen, Wirkung und Nebenwirkung von Medikamenten oder auch Vitalkontrollen.	Unterstützung bei Problembewältigung

8.2 Bildung in der professionellen Pflege

Der sogenannte „Pflegenotstand" lässt sich aus meiner Sicht nur durch eine umfassende Reform der professionellen Pflegebildung im Kontext von Überlegungen zu einer abgestuften Qualifikation im Tätigkeitsfeld „pflegen" auf die Dauer lösen.

Dabei gilt es sehr genau abzuwägen, wie Pflegesituationen gestaltet und im spezifischen Handlungsbedarf umfassend patientenorientiert durchgeführt werden.

In der Praxis sind gut ausgebildete, akademisierte Pflegeexperten erforderlich, um eine qualitativ gute Pflege zu gewährleisten, die (psychiatrische) Versorgung gleichberechtigt mitzugestalten und entsprechend fundierte pflegerische Konzepte zu erarbeiten und zu implementieren, um so fachlich gleichberechtigt im Team zu einer Gesamtbehandlung, Begleitung und Betreuung beizutragen.

Hindernisse in der Pflegebildung – einige Schlaglichter

Die Diskussionen um die Pflegebildung und Akademisierung des Pflegeberufes ziehen sich nun weit mehr als einhundert Jahre hin, wenn man von der Gründung der modernen Pflege im 19. Jahrhundert durch Florence Nightingale ausgeht und mit vermehrter Intensität das vergangene halbe Jahrhundert betrachtet. Bereits in meiner Ausbildung in den 1960er Jahren war dies ein Thema, genauso wie die gegenwärtige immer wieder ins Feld geführte demografische Entwicklung, die sich schon damals abzeichnete. Es gab viele Ansätze, sich dem europäischen und internationalen Bildungsstandard in der beruflichen Pflege zu nähern und Konzeptionen zu entwickeln und umzusetzen.

Anhand der in diesem Buch verdeutlichten Erkenntnisse lässt sich ersehen, dass die Diskussion über eine grundsätzliche akademische Pflegebildung dringend mit Nachdruck und Ernsthaftigkeit weitergehen muss.

Es ist an der Zeit, dass ein akademisches Gesamtkonzept für die professionelle Pflege entwickelt und umgesetzt wird, wenn die Pflege in Deutschland nicht den europäischen und internationalen Anschluss völlig verpassen will. Es gibt bereits zahlreiche Konzepte, Projekte und Angebote, wie die Bildungsdurchlässigkeit in einer Übergangszeit und darüber hinaus gestaltet werden kann.

Deutscher Bildungsrat für Pflegeberufe

Der Deutsche Bildungsrat für Pflegeberufe (DBR) legte nach intensiven Diskussionen mit den verschiedenen Berufsverbänden mit „Pflegebildung offensiv" 2007 ein Papier vor, wonach die deutsche Pflegebildung in den europäischen Bildungskontext gesetzt werden sollte. Mitbeteiligt waren die Arbeitsgemeinschaft Deutscher Schwesternverbände und Pflegeorganisationen (ADS), der Bundesausschuss der Lehrerinnen und Lehrer für Pflegeberufe e. V. (BA) und der Deutsche Berufsverband für Pflegeberufe (DBfK).

Der DBR fordert die Einführung von Hochschulstudiengängen auf Bachelor- und Masterebene und eine hochschulische Verankerung der „Erstqualifikation". Ein innovatives Bildungskonzept könne eine große Gruppe von Interessierten ansprechen, die nach einer sinnvollen Berufsperspektive suchten und motiviert seien, ein Lebens- und Karriereziel in der Pflege zu verfolgen. Die pflegeberufliche Bildung solle nach Jahrzehnten des Sonderwegs in die nationalen Regelstrukturen des Bildungswesens eingegliedert und damit auch finanzierbar und qualitätsgesichert werden. Zudem erfordere die internationale Entwicklung im Bildungswesen eine Angleichung der deutschen Bildungswege und Qualifikationsniveaus in der Pflege. (Deutscher Bildungsrat für Pflegeberufe 2007)

Abbildung 15: Die Bausteine des DBR-Bildungskonzeptes

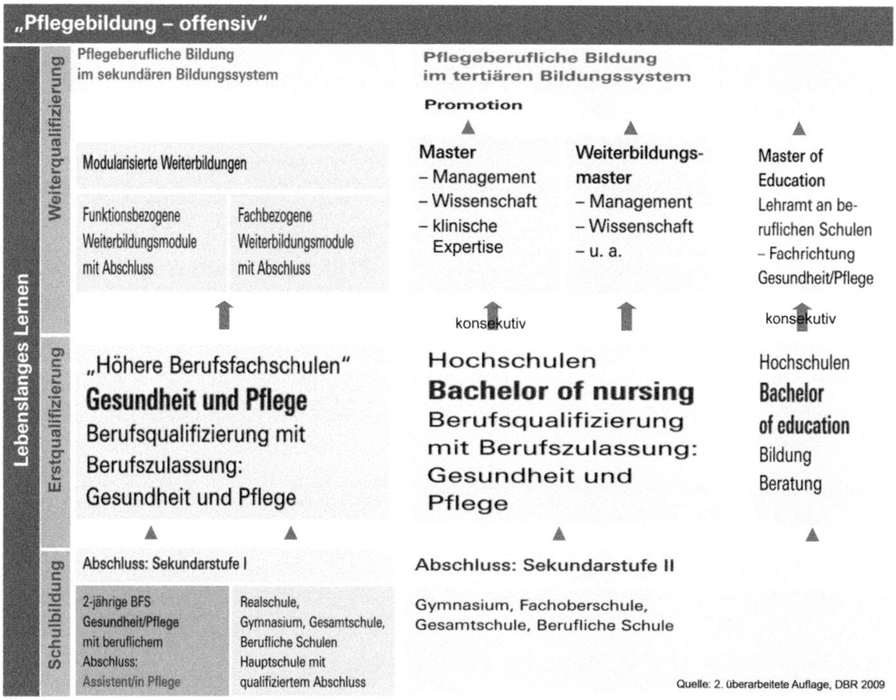

Quelle: Deutscher Bildungsrat für Pflegeberufe 2009

Die zentralen Aspekte des Bildungskonzepts werden nachfolgend zusammengefasst (Deutscher Bildungsrat für Pflegeberufe, S. 59):

- Nationale und internationale Entwicklungen im Gesundheitswesen sind grundlegend für das Bildungskonzept.
- Qualifikationsschritte über alle Bildungsebenen werden zukunftsfähig skizziert.
- Die drei klassischen Formen der allgemeinen Schulabschlüsse ermöglichen unterschiedliche Zugänge zum Berufsfeld.
- Die niedrigste Qualitätsstufe zum/r Assistenten/in Pflege ist als allgemeine Helferqualifikation für verschiedene Tätigkeiten im Gesundheitswesen konzipiert, die nicht zur selbständigen Pflege befähigt.

- Pflegerische Erstqualifikation kann auf beruflicher und akademischer Ebene erworben werden.
- Die akademische Erstausbildung strebt eine höhere Handlungskompetenz an als die berufliche Ausbildung.
- Forderungen nach Anerkennung zweigleisiger Berufszulassung werden erhoben und begründet.
- Die Entwicklung eines spezifischen konsekutiven Bachelor- und Master-Studienganges zur Lehrqualifikation folgt bildungspolitischen Entscheidungen.
- Die Entwicklung konsekutiver und weiterbildender Master-Studiengänge dient der Ergänzung, Vertiefung und Ausweitung pflegerischer Kompetenz.
- Der stringente Aufbau des Bildungskonzeptes führt bis zur höchst erreichbaren wissenschaftlichen Qualifikation.
- Die inhaltliche und strukturelle Neuordnung des Weiterbildungssektors trägt zur Initiierung lebenslangen Lernens bei.
- Die Schaffung von systemübergreifender Durchlässigkeit mit Anrechnung von Leistungsergebnissen erzeugt Synergieeffekte und erhöht Bildungschancen.
- Die Forderung, eine verbindliche Qualitätssicherung auf allen Qualifikationsstufen in der Pflege einzurichten, wird erhoben.
- Die Forderung von Akkreditierungs- und Evaluierungskriterien zur Anerkennung und Vergleichbarkeit von Bildungsangeboten in der Pflege wird erhoben.
- An politische Entscheidungsträger wird der Appell gerichtet, die bekannten Systembrüche im pflegerischen Bildungssektor zu korrigieren.

Mit seinem Bildungskonzept will der DBR sicherstellen,

> „dass Pflegende vom Beginn ihrer Berufskarriere an in eine systematische Bildungsplanung eintreten können. Damit wird die erforderliche kontinuierliche Anpassung des Qualifikationsprofils an die sich ständig verändernden Anforderungen der Praxis in allen Arbeitsfeldern der Pflege gewährleistet." (Deutscher Bildungsrat für Pflegeberufe, S. 61)

Der DBR hält eine verantwortungsbewusst geführte Bildungsdiskussion für notwendig, um diese zukunftsweisende Neuorientierung und Neuausrichtung der Pflegebildung zu initiieren.

Durchlässigkeit in der Pflegebildung: Qualitätsgesicherter Übergang von der Weiterbildung in das Studium

Ein Projekt, an dem ich federführend beteiligt war, sollte weitere Möglichkeiten auf dem Weg der Akademisierung aufzeigen. Einen wichtigen Baustein stellt beispielsweise die Etablierung attraktiver Übergänge von der beruflichen in die hochschulische

Bildung dar. Deshalb wurde an der Frankfurt University of Applied Sciences (Frankfurt UAS) mit dem Projekt „MainCareer – Offene Hochschule" ein pauschales qualitätsgesichertes Anrechnungsverfahren für Fachpflegerinnen und Fachpfleger für Psychiatrische Pflege implementiert, die dort innerhalb der letzten fünf Jahre ihren Abschluss absolviert haben. Als Ergebnis des qualitätsgesicherten Vergleichs von Inhalten der Weiterbildung und des Bachelorstudiums Pflege und Case Management konnten durch dieses Projekt 90 Credit Points auf das Studium angerechnet werden (Schädle-Deininger/Behrens 2018).

An der Frankfurt UAS war die Anrechnung von Anteilen der Weiterbildung auf pflegerische Studiengänge vor Beginn des Projektes nur im Rahmen eines aufwendigen, individuellen Verfahrens möglich. In der Zielgruppenanalyse gaben 10 von 16 Befragten der Fachweiterbildung an, dass die pauschale Anrechnung einen Anreiz zur Aufnahme eines Pflegestudiums für sie darstelle. (Luft et al. 2014, S. 40 f.)

Für das pauschale Anrechnungsverfahren wurde als Zielstudiengang der Bachelorstudiengang Pflege- und Case Management (PCM) gewählt, da dieser die bereits erworbenen Qualifikationen der Weiterbildungsteilnehmenden berücksichtigt. Da die Aufnahme eines Studiums durch das individuelle Anrechnungsverfahren wenig attraktiv war, verfolgte das Projekt das Ziel, zum einen durch die pauschale Anrechnung ein vereinfachtes Verfahren zu schaffen und zum anderen die Akademisierung der Pflege durch die Durchlässigkeit zu fördern. Die nachfolgende Abbildung skizziert die Vorgehensweise des Übergangs ins Studium.

Abbildung 16: Übergang ins Studium

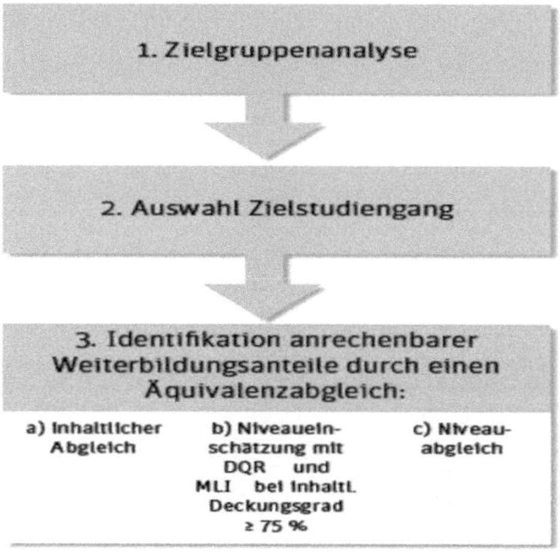

Quelle: Luft et al. 2016

Zunächst fand ein den Rahmenbedingungen der Frankfurt UAS angepasster inhaltlicher und niveaubezogener Abgleich der anrechenbaren Weiterbildungsanteile statt, danach wurden in Abstimmung mit dem Leiter des Bachelorstudiengangs PCM und dem Prüfungsausschussvorsitzenden die Module ohne Anrechnungspotenzial ausgeschlossen, sodass insgesamt 14 Module in den Äquivalenzabgleich einflossen. Zwölf Module konnten im pauschalen Anrechnungsverfahren berücksichtigt werden, da nach Hochschulrecht nur maximal 90 Credit Points angerechnet werden können. Die Schritte werden in der nachfolgenden Abbildung aufgezeigt.

Abbildung 17: Schritte zur Entwicklung des pauschalen Anrechnungsverfahrens

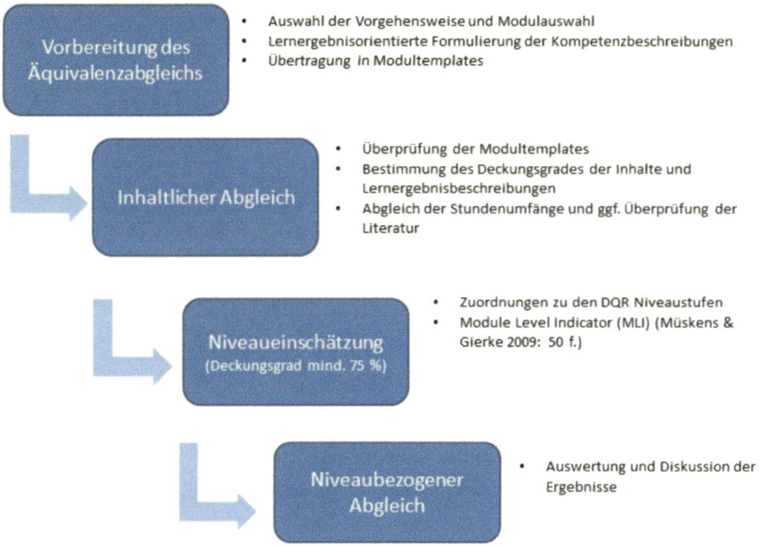

Die ersten Weiterbildungsteilnehmer*innen, die auf dieser Basis ein Studium aufgenommen und erfolgreich abgeschlossen haben, betonten in einer Reflexion, dass sie das Studium wieder aufnehmen würden. Eine stichhaltige Aussage kann sicher erst mit einer größeren Population getroffen werden.

Schon sehr früh im Projekt wurde deutlich, dass das Erreichte im Sinne einer Akademisierung der Pflege mit entsprechenden Qualifikationsniveaus eine gute Übergangslösung sein kann, um weitere Schritte folgen zu lassen. Wenn man davon ausgeht, dass ein Bachelor-Studium einer Ausbildung auf Hochschulebene entspricht und Weiterqualifikationen in einem Master-Studiengang anzusiedeln sind, ist diesbezüglich ein Weiterdenken unabdingbar. Daraus entstand der Vorschlag, im Laufe des weiteren Vorgehens einen Masterstudiengang für Psychiatrische Pflege zu entwickeln und zu implementieren. Dazu wurde in einer Literaturrecherche zur psychiatrisch/psychosozialen Versorgung der neueste Stand ermittelt und die Schnittstellen der unterschiedlichen Berufsgruppen unter den Aspekten (teil-)stationärer, ambulanter, komplementärer und beratender Aufgaben betrachtet.

In den Berufsgruppen, die in der Regel im Alltag der psychosozialen Versorgung zusammenarbeiten – Mitarbeiterinnen und Mitarbeiter der Sozialarbeit, der Sozialpädagogik, Ergo- und Physiotherapie sowie Pflegefachkräfte usw. – sind die Schnittmengen hinsichtlich der Kenntnisse und des situativen Handelns beträchtlich, es muss aber auch spezifisches Fachwissen der einzelnen Berufsfelder mit eingehen. Aus diesem Grund wurde überlegt, einen berufsübergreifenden Weiterbildungsmaster zu implementieren, der beides umfasst. Dessen vier Semester sollten so ausgestaltet sein, dass nur die für die Inhalte notwendigen Präsenzzeiten erforderlich sind und eine vertiefende Expertise über Theorie-Praxis-Transfer, Hausarbeiten, Projekte usw. abgedeckt wird. Bei entsprechenden Nachweisen von anrechnungsfähigen Bildungsmaßnahmen und einem Äquivalenzabgleich könnte ein Weiterbildungsmaster ein attraktives Angebot darstellen, da dieser nach § 26 (2) des Hessischen Hochschulgesetzes bei entsprechenden Voraussetzungen auch ohne Bachelorabschluss möglich ist.

In einer nicht repräsentativen Befragung, die ich als Leiterin der Bildungseinrichtung Weiterbildung zum/r Fachpfleger/in für Psychiatrische Pflege bezüglich eines berufsübergreifenden „Psychosozialen Studiengangs" vornahm, begrüßten leitende Pflegekräfte, leitende Ärzte und Ärztinnen sowie Geschäftsführer*innen von Trägern im komplementären und ambulanten psychosozialen Bereich dieses Vorhaben sehr. Dabei stand im Vordergrund, dass eine umfassende qualitativ gute Versorgung von psychisch erkrankten Menschen nur mit gut ausgebildeten und kooperierenden Mitarbeiter*innen zum Wohle von Betroffenen zu leisten sei. Leider konnte dieses Vorhaben im oben beschriebenen Projekt aus unterschiedlichen Gründen nicht verwirklicht werden.

In einem zusätzlichen Schritt wurde auch die Sozialpsychiatrische Zusatzausbildung der Deutschen Gesellschaft für Soziale Psychiatrie e. V., die berufsgruppenübergreifend stattfindet, für Absolventinnen und Absolventen der Pflegeberufe überprüft, in einem individuellen Anrechnungsverfahren beschrieben und in einer Informationsbroschüre zur individuellen Anrechnung auf den Studiengang Pflege- und Case Management empfohlen. Das gleiche geschah für die in Hessen staatlich anerkannte Weiterbildung der Praxisanleiterinnen und Praxisanleiter. Die Grundlagen und Ausführungen zu allen Verfahren können im Prüfungsamt der Frankfurt UAS, Fachbereich 4 Soziale Arbeit und Gesundheit eingesehen werden.

Dies ist nur ein kurzer Einblick in die Schaffung von Übergangslösungen bezüglich der Akademisierung der Pflege. Dass dies notwendig ist, wenn der Pflegeberuf mit seinen in dieser Arbeit aufgezeigten Merkmalen und erforderlichen beruflichen Identität wieder attraktiv werden und eine hohe Qualität haben soll, ist mehr als ersichtlich. Außerdem ist dabei zu berücksichtigen, dass die in den europäischen Abkommen geforderte Bildungsdurchlässigkeit in die Konzepte mit eingeht. Dadurch wird auch gewährleistet, dass die unterschiedlichen Qualifikationsbedarfe der Tätigkeit „pflegen“ genauer beschrieben und festgelegt werden.

Den finanziellen Diskussionen, die in diesem Zusammenhang aufkommen, ist zu entgegnen, dass ein Beruf, der mitmenschliche Belange und Unterstützung zum Mittelpunkt hat, sich dem alleinigen Diktat des wirtschaftlichen Gewinns nicht unterordnen kann. Menschen suchen sich ihre Erkrankungen nicht aus und Krankheit und Gesundheit sind keine Ware.

8.3 Pflegerische Qualifikationsgrade und Bedarfe

In den Diskussionen der letzten Jahre ist immer von „Pflege“ die Rede, ohne zu differenzieren, ob es um die mitmenschliche Tätigkeit „pflegen“ oder professionelle Pflege geht. Auch die im Raum schwebende Zahl der fehlenden Pflegekräfte unterscheidet dies nicht.

Um die Situation des Pflegens zu differenzieren, müssen Qualifikationsgrade intensiver betrachtet und in ein gesamtes Gefüge gebracht werden. Ein Beispiel, wie sich die Tätigkeit des Pflegens künftig entwickeln könnte, ist der nachfolgenden Abbildung zu entnehmen. Die Diskussion, wie sich das im Einzelnen in der alltäglichen Arbeit auswirken kann und wie die einzelnen Qualifikationen ineinandergreifen, ist zeitnah auf verschiedenen Ebenen und in unterschiedlichen Zusammenhängen zu führen.

Abbildung 18: Mögliche Bildungsdurchlässigkeit und pflegerische Qualifikationsbedarfe

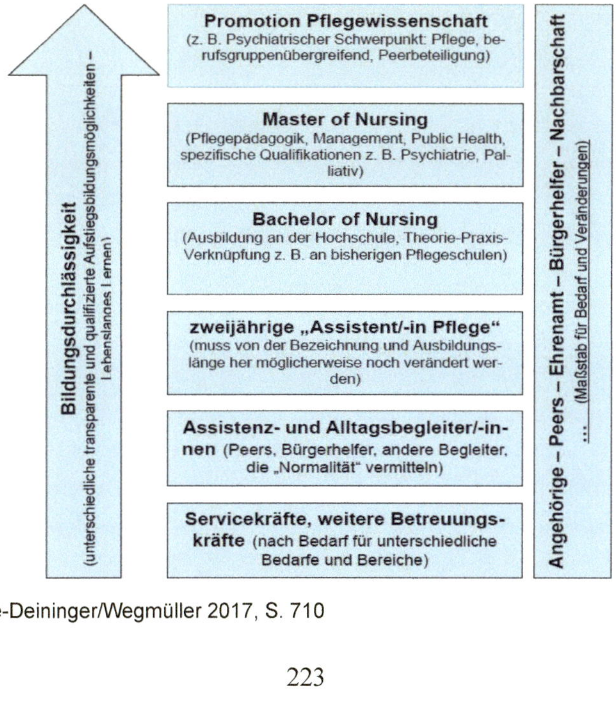

Quelle: Schädle-Deininger/Wegmüller 2017, S. 710

An einer Diskussion um Tätigkeit und Qualifikation der professionellen Pflege müssen künftig ganz selbstverständlich Psychiatrie-Erfahrene und Angehörige beteiligt werden, um mit zu beurteilen, was an pflegerischen Betreuungs-, Begleitungs-, Unterstützungs- und Hilfsangeboten in welcher Intensität und mit welcher Fachlichkeit gebraucht wird.

In der Betreuung und Begleitung psychisch erkrankter Menschen müssen professionell Pflegende ihre spezifischen beruflichen Anteile in allen Bereichen der psychiatrisch-psychosozialen Versorgung einbringen und sach- und fachgerecht vertreten. Pflegende stoßen immer wieder auf die Tatsache, dass das Berufsbild Pflege sehr eng begrenzt wird, wenig fachlich-inhaltlich bekannt ist und vielfach nicht als spezifisches Tätigkeitsfeld in den unterschiedlichen psychosozialen Bereichen wahrgenommen wird. In den Versorgungsstrukturen wäre es wichtig, zwischen dem Tätigkeitsfeld der beruflichen Pflege und den Leistungen zur Pflege aus Pflegeversicherung und anderen sozialen Leistungen zu trennen.

Das bedeutet, dass sich die Eigenständigkeit und berufliche Autonomie qualifizierter psychiatrischer Pflege in der Versorgungslandschaft niederschlagen und ganz selbstverständlich in Konzepte mit den spezifischen Inhalten eingehen müssen, da sonst den Betroffenen, Angehörigen und dem sozialen Umfeld die Fachlichkeit psychiatrischer Pflege vorenthalten wird.

Qualifikationen im Tätigkeitsbereich „pflegen"

Schon in meiner Diplomarbeit hat sich in der Gruppendiskussion gezeigt, dass unterschiedliche Qualifikationsgrade für den Alltag von Bedeutung und für die unterschiedlichen Tätigkeiten im Bereich der Tätigkeit „pflegen" sinnvoll sind, wenn der Einsatz begründet und geplant ist. Die derzeitige Diskussion beispielsweise um den „Pflegenotstand" oder die Umsetzung des Bundesteilhabegesetzes, aber auch um das Pflegestärkungsgesetz verdeutlicht, dass wie bereits mehrfach erwähnt kaum jemand einen Unterschied macht zwischen der mitmenschlichen Tätigkeit „pflegen" im Sinne von Unterstützung und Hilfestellung in überschaubaren Situationen und einem differenzierten und qualifizierten Pflegeberuf, der in einem komplexen Hilfe-, Unterstützungs- und Pflegebedarf tätig wird.

Vor diesem Hintergrund erscheint es dringlich notwendig, sich eines Skill-Mixes in der beruflichen Pflege zu bedienen und darüber hinaus für die Tätigkeit „pflegen" sach- und fachgerecht nach qualitativ guten Lösungen zu suchen, die sich in den verschiedenen Tätigkeitsbereichen an den Hilfe- und Pflegebedürftigen orientieren.

Anna Moser, Pflegefachfrau und Organisationspsychologin aus Basel, hält für einen geeigneten „Grade-Skill-Mix" (verstanden als passende Teamzusammensetzung hinsichtlich der Qualifikationen, Fähigkeiten, Berufs- und Lebenserfahrung) die Erkenntnis für zentral, dass unterschiedliche Leistungen in der Pflege von unterschiedlich qualifizierten Mitarbeitenden erbracht werden können. Der Grade-Mix beschreibe die unterschiedlichen offiziellen Ausbildungen und Zusatzausbildungen sowie die verschiedenen Berufserfahrungen und individuellen Fähigkeiten der Mitarbeitenden. Es gelte, die Mitarbeitenden in Arbeitseinheiten so zu vernetzen, dass ein idealer Mix von Kompetenzen für eine umfassende Versorgung entstehen kann (Wenger 2008, S. 12).

Dabei fällt sowohl die benötigte Qualifikation als auch die Komplexität der Pflegesituation ins Gewicht, um adäquate Hilfs- oder Pflegeangebote vorzuhalten und entsprechende Personen zur Verfügung zu stellen.

Die Unterscheidungen im Hilfsangebot „Pflegen" müssen im psychosozialen Bereich unter Beteiligung von Psychiatrie-Erfahrenen und Angehörigen stattfinden, um gemeinsam konstruktive Lösungen zu finden, die vor allem den auf Hilfe und Pflege angewiesenen Menschen auf unterschiedliche Weise weiterhilft, sie unterstützt und begleitet. Während meiner Tätigkeit im Sozialpsychiatrischen Dienst der Stadt Offenbach in den 1980er Jahren wurden häufiger unkonventionelle Lösungen für die alltägliche Unterstützung und Begleitung von Klienten gesucht. Unter anderem übernahmen Psychiatrie-Erfahrene, die über bestimmte Kompetenzen und Fähigkeiten verfügten, individuell abgestimmte und honorierte Aufgaben, z. B. in der Haushaltführung für eine ältere Klientin. Hier sind sicher Ressourcen zu finden, um sinnvolle Tätigkeiten zu schaffen, beispielsweise wäre es möglich, über sozialpsychiatrische Vereine ein sinnvolles und für alle Beteiligten nützliches Angebot zu etablieren.

Die Erfahrungen von Betroffenen und Angehörigen sind aus einem guten Hilfesystem nicht mehr wegzudenken und müssen selbstverständlich sein. Genesungsbegleiter (mit einer EX-IN-Ausbildung) beider Gruppen werden in Einrichtungen immer mehr als Mitarbeitende integriert. EX-IN (Experienced Involvement, die Einbeziehung Erfahrener) basiert auf der Überzeugung, dass Menschen, die psychische Krisen durchlebt haben, und auch Angehörige ihre persönlichen Erfahrungen auf Augenhöhe weitergeben und nutzen können.

Das gleichberechtigte Zusammenwirken aller Beteiligten wird in der nachfolgenden Abbildung aufgezeigt und soll verdeutlichen, dass Assistenz- und Alltagsbegleiter, Service- und Betreuungskräfte oder zweijährig ausgebildete „Pflegeassistenten" (heute Pflege- oder Altenpflegehelfer/-innen, vielleicht wird noch eine bessere Bezeichnung gefunden) gleich wichtig für die Versorgung sind wie weiter spezialisierte Pflege, Peers, Angehörige oder Laien- und Bürgerhelfer.

Abbildung 19: Gesamtzusammenschau der Qualifikationen im Tätigkeitsbereich „Pflege“

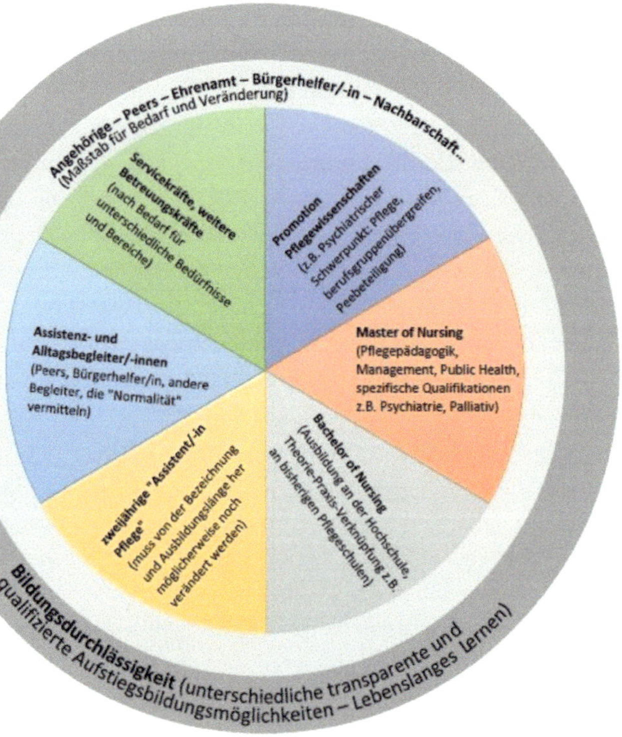

Mit Sicherheit sind auch hier weitere Diskussionen erforderlich. Wenn wir vor diesem Hintergrund davon ausgehen, dass ein differenziertes Hilfsangebot zur Verfügung steht, müssen sich die entsprechenden Qualifikationsgrade auch in den Handlungsmöglichkeiten erschließen, die noch diskutiert und festgehalten werden müssen. Dazu kann möglicherweise die nachfolgende Differenzierung verhelfen, die für den Alltag weiterbearbeitet und handhabbarer gemacht werden muss.

- ***Pflegen:*** die Fähigkeit der Sorge um das Wohlbefinden und das menschliche Leben
- ***Pflege als Beruf:*** benötigt eine menschlich-ethische Grundlage sowie fachliche, personale, soziale, methodische und personale Kompetenz für das jeweilige Tätigkeitsspektrum sowie allgemeines und spezifisches Fachwissen auf dem neuesten wissenschaftlichen Forschungsstand. Das würde bedeuten, dass die Komplexität der Pflegesituation ausschlaggebend ist, wer mit welchem Qualifikationsgrad damit befasst ist. Aus meiner Sicht ist dabei zu vermeiden, dass die Pflegesituation zersplittert wird, das bedeutet, dass in einer vielschichtigen und komplizierten Pflegesituation von der Fachpflege-

kraft (Pflegeexpertin) umfängliche pflegerische Aufgaben und Tätigkeiten übernommen werden, die zum Ziel haben, einen Menschen umfassend (ganzheitlich) zu pflegen

Zur Veranschaulichung folgen einige Ansatzmöglichkeiten zu einer Differenzierung in den herkömmlichen pflegeberuflichen Abstufungen.

Beispiele von Tätigkeiten der beruflichen Pflege und ihre Abstufungen

Die nachfolgenden Beispiele sollen verdeutlichen, dass unterschiedliche Qualifikationsebenen sich ergänzen und die Arbeit durchaus abzugrenzen ist. Dabei illustriert die Pflegesituation „Mahlzeiten gestalten“ eine allgemeine Tätigkeit mit unterschiedlichen Anforderungen, die Handlungsrahmen für „Anleiten und Beraten“, „Im Team arbeiten“ und „Entlassungsvorbereitung“ orientieren sich an der Qualifikation von Pflegehelfer*innen, allgemeinen Gesundheits- und Krankenpfleger*innen sowie Fachpfleger*innen für Psychiatrische Pflege.

Tabelle 19: „Mahlzeiten gestalten“ unter pflegerischen Gesichtspunkten

Inhalte der Gestaltung von Mahlzeiten	Qualifikation
Mahlzeiten zu begleiten und zu gestalten ist durchaus für fast alle Personen, die Menschen zugewandt und kommunikativ sowie empathisch sind, Teil des Alltags.	Es bedarf einer Person, die weiß, dass Essen Spaß macht, Bedürfnisse befriedigt und Menschen währenddessen in Kommunikation treten können.
Wenn jedoch eine Mahlzeit z. B. unter gesundheitsförderlichen und milieugestalterischen Aspekten und zur Förderung sozialer Kompetenzen gestaltet wird, entstehen zusätzliche Anforderungen.	Die durchführende Person benötigt das entsprechende, jedoch kein sehr umfassendes Pflegewissen.
Noch mehr fachlich-pflegerische Kompetenzen und Handlungsmöglichkeiten werden bei der Gestaltung des Essens benötigt, wenn eine Person unter Vergiftungsideen leidet. Es bedarf vor dem aktuellen Hintergrund vielfältiger Abwägungen und Einschätzungen, was zu tun ist.	Hier ist fundiertes und umfassendes Pflegewissen erforderlich, um situationsgerecht und fachlich adäquat reagieren und handeln zu können.

Tabelle 20: Ansätze eines möglichen Handlungsrahmens derzeit vorhandener Qualifikationen im Pflegeberuf im Hinblick auf „Anleiten und Beraten"

Handlungsrahmen für die Pflegesituation „Anleiten und Beraten"		
Pflegehelfer*in	**Gesundheits- und Kranken-pfleger*in**	**Fachpfleger*in**
Er/Sie • kann Klienten bei alltäglichen bei alltäglichen Aktivitäten und in der Selbstpflege unterstützen und anleiten • vermeidet dabei Unter- und Überforderung • unterstützt mit geeigneten Maßnahmen die Behandlung, Betreuung und den Pflegeprozess und die Eigenständigkeit des Klienten • begegnet Bezugspersonen mit Offenheit • …	Er/Sie • erarbeitet mit dem Klienten Schritte und (Teil-)Ziele und übernimmt die Verantwortung • erkennt, was delegiert werden kann • unterstützt die Eigenständigkeit und Autonomie des Klienten mit geeigneten und an den Fähigkeiten und Ressourcen orientierten Mitteln und Zielen, auch hinsichtlich Prävention und Gesundheitsförderung • andere Beteiligte und das Umfeld werden selbstverständlich mit einbezogen • …	Er/Sie • wendet eigenverantwortlich den Pflegeprozess in der Gesamtbehandlung an • fördert die Weiterentwicklung von Konzepten und den Bedarfen von Klienten und in der Versorgung • wendet die Maxime „Ver-Handeln statt Be-Handeln" an • überwacht delegierte Aufgaben und fördert einen umfassenden Blick auf den Klienten • kennt unterschiedliche Konzepte und ihre Anwendung • …

Tabelle 21: Ansätze eines möglichen Handlungsrahmens derzeit vorhandener Qualifikationen im Pflegeberuf im Hinblick auf „Im Team gemeinsam arbeiten"

Handlungsrahmen für die Pflegesituation „Im Team gemeinsam arbeiten"		
Pflegehelfer*in	**Gesundheits- und Krankenpfleger*in**	**Fachpfleger*in**
Er/Sie • weiß, dass jedem/r Mitarbeiter/-in – jede Berufsgruppe ihren spezifischen Beitrag in der Gesamtbehandlung des Patienten hat • versucht im Rahmen seiner/ihrer Möglichkeiten zu kooperieren und zu kommunizieren • …	Er/Sie • weiß die verschiedenen Zugangswege der unterschiedlichen Berufsgruppen zum Patienten zu schätzen und zu unterstützen • stellt Kontinuität her, Kommunikation, Kooperation und Koordination sind selbstverständliche Hilfsmittel in der Zusammenarbeit • kann ihr/sein Handeln im Team entsprechend begründen und ist sich ihrer/seiner Aufgaben bewusst • …	Er/Sie • setzt unterschiedliche Zugangswege gezielt ein • pflegt den gleichberechtigten Umgang mit allen Berufsgruppen und mit Betroffenen sowie Angehörigen • nutzt die vier K's ganz selbstverständlich als Handwerkszeug (Kommunikation, Kooperation, Koordination, Kontinuität) • kann ihr/sein Handeln fachkompetent auf einem breiten theoretischen Wissen begründen und entsprechend flexibel handeln • …

Tabelle 22: Ansätze eines möglichen Handlungsrahmens derzeit vorhandener Qualifikationen im Pflegeberuf im Hinblick auf „Entlassungsvorbereitung“

Handlungsrahmen für die Pflegesituation „Entlassungsvorbereitung“		
Pflegehelfer*in	**Gesundheits- und Krankenpfleger*in**	**Fachpfleger*in**
Er/Sie • kennt die Möglichkeiten und Grenzen einer wohnortnahen und gemeindeintegrierten psychosozialen Versorgung und weiß um die Bausteine • kennt die Zusammenhänge von fehlender Nachsorge und Wiedererkrankung • …	Er/Sie • kennt alle Einrichtungen in der Region und weiß um deren Möglichkeiten, Aufgaben und Grenzen • fängt rechtzeitig mit der Entlassungsvorbereitung an, im Sinne „die Entlassung beginnt mit dem Tag der Aufnahme“ • kennt Frühwarnzeichen von psychischen Erkrankungen und kann entsprechend mit dem Patienten vorbeugend handeln • …	Er/Sie • kennt Einrichtungen und den Auftrag der versorgenden Region, alle Konzepte und Gremien und arbeitet entsprechend mit • bezieht Gesundheitsvorsorge als primäre, sekundäre und tertiäre Prävention in die Planungen sowohl beim einzelnen Erkrankten als auch z. B. bei Konzeptentwicklungen mit ein, setzt sie um und handelt entsprechend • kann Copingstrategien erarbeiten • …

Das bedeutet, dass erst sowohl die unterschiedlichen Qualifikationen des pflegerischen Tuns als auch die Expertise von Betroffenen und Angehörigen mit ihrem Erfahrungswissen zu einer guten und umfassenden psychiatrisch-psychosozialen Versorgung beitragen und das Hilfe-, Betreuungs-, Begleitungs- und Behandlungsangebot bedarfsgerecht und personen- sowie zielorientiert umgesetzt und weiterentwickelt werden muss.

Das Zusammenspiel würde die immer geforderte „Normalität“ in den Versorgungsstrukturen sehr unterstützen und Alltagsnähe herstellen. Ein weiterer Effekt könnte ein flexibles, am einzelnen psychisch erkrankten Menschen und seinem sozialen Umfeld ausgerichtetes Hilfsangebot sein, das niederschwellig, situationsangepasst, individuell und zeitnah zum Tragen kommt und entsprechend, wenn notwendig, weitere Hilfen einleitet.

Zu vermerken ist in diesem Zusammenhang, dass immer wieder davon die Rede ist, es müssten 20 % Akademiker in der Pflege tätig sein. Bisher liegen jedoch keine genauen und ausgewiesenen Zahlen im Hinblick auf den Bedarf der unterschiedlichen Qualifikationen in der Pflege für einzelne beschriebene Arbeits- und Aufgabenbereiche vor.

Qualifikationsgrade, Weiterentwicklung und Bildungsdurchlässigkeit

Die Weiterentwicklung durch unterschiedliche Qualifikationsgrade ist eng verknüpft mit der Entwicklung und Professionalisierung des Pflegeberufes, der internationalen

Orientierung sowie der Auffassung, dass verschiedene Tätigkeitsbereiche des Pflegens gebaucht werden, um eine differenzierte und bedarfsorientierte Begleitung und Unterstützung leisten zu können. Seit Jahren fordert die professionelle Pflege die Akademisierung in der Ausbildung. Die grundständigen Studiengänge, die eingerichtet wurden, sind wenig oder gar nicht von der Politik unterstützt worden, z. B. durch die Gleichstellung mit der Ausbildung und der Führung der Berufsbezeichnung. Zudem ist festzustellen, dass der Beruf immer weniger attraktiv ist. Dies hat sicher gleichermaßen mit der Pflegebildung wie auch mit den Rahmenbedingungen der beruflichen Ausübung zu tun. Krankenhäuser werden immer weniger zum Ort, an dem sich denkende professionell Pflegende mit ihren Grundeinstellungen akzeptiert fühlen. Der fast ausschließliche Fokus auf wirtschaftliche Faktoren und nicht in erster Linie auf individuelle und umfassende Hilfe bewirkt, dass der Pflegeberuf bei motivierten Personen häufig als Ausgangspunkt zu einem anderen Beruf genutzt wird.

Tabelle 23: Einige Ansatzpunkte zur Weiterentwicklung von Qualifikationsgraden

Qualifikationsgrad	Anforderung und Einsatz	Möglichkeiten der Entwicklung
Service- und Betreuungskräfte (unterschiedliche Angebote	Nach Bedarf Angebote für verschiedene begrenzte Alltagsbereiche (z. B. Putz- und Einkaufsdienste)	Keine besondere formale Qualifikation für diese Hilfestellungen, Menschen, die zugewandt sind und Kontakt aufnehmen können (Möglichkeit zu Reflexion und angepasster Fortbildung)
Assistenz und Alltagsbegleiter	Peers, Angehörige, Bürgerhelfer, andere Begleiter*innen, die „Normalität" vermitteln und menschlich begleitend tätig sind	Peer- oder EX-IN-Ausbildung oder andere Grundlage der Auseinandersetzung mit Krankheit und Psychosozialer Versorgung (Fortbildungsangebote und
	Durchlässigkeit mit Abschluss bei entsprechenden Voraussetzungen (evtl. Schwerpunktsetzung bzw. Teilung, z. B. Sozialassistenten, Gruppen- oder Einzelangebote)	
Pflegeassistenten	Erweiterte Kranken- oder Altenpflegehilfeausbildung, Theorie-Praxis-Verknüpfung	Möglichkeit der Weiterqualifikation durch Schwerpunktsetzung in den unterschiedlichen Disziplinen
	Durchlässigkeit (qualitätsgesichert DQR/EQR) mit Abschluss bei entsprechenden Voraussetzungen (evtl. Schwerpunktsetzung hinsichtlich spezifischer Angebote)	
Bachelor of Nursing	Grundausbildung professioneller Pflege (generalistisch) auf wissenschaftlicher Basis, Theorie-Praxis-Verknüpfung	Um eine erweiterte Pflegekompetenz in einer Disziplin zu erlangen, sind ein Masterstudium oder gestufte qualitätsgesicherte Bildungsnachweise erforderlich
Master of Nursing	Weiterbildungsstudium in unterschiedlichen Bereichen und Schwerpunkten sowohl berufsgruppenübergreifend als auch berufsgruppenspezifisch	Pflegepädagogik, Management, Public Health, fachspezifische (Psychiatrie, Onkologie etc.) Pflegeexperten in der Praxis, erweiterte Pflegekompetenz ANP (Advanced Nursing Practice), regelmäßige Fort- und Weiterbildungsangebote
Promotion (Pflegewissenschaft und Forschung)	Wissenserweiterung, spezifische und übergreifende Forschung, systematische und statistische Grundlagen, Förderung der Praxis durch Projekte, neue Konzepte usw.	Pflegewissenschaftler, die neue Erkenntnisse in der Praxis implementieren, ein vertiefendes Verständnis für den sozialen Kontext und Interaktionen vermitteln, die Qualität sichern usw. (Weiterqualifikationsmöglichkeiten)

Im Kontext der Akademisierung ist ein häufig angesprochenes Problem, dass das schon aufgrund der vorhandenen Krankenpflegeschulen nicht möglich sei. Es geht ja aber gar nicht darum, die Schulen zu schließen, sondern auch hier zu überlegen, wie außer der Gewährleistung des Theorie-Praxis-Transfers durch pflegepraktischen Unterricht nach einer Übergangszeit andere Schwerpunkte aussehen könnten. Beispielsweise werden sowohl bei einer Differenzierung der pflegerischen Qualifikationsgrade als auch hinsichtlich der Bildungsdurchlässigkeit neue Fort- und Weiterbildungsbedarfe entstehen. Die Anleitung von Patienten und Angehörigen und eine Aufklärung im Sinne von (präventiven) „Pflegekursen" in Zusammenarbeit mit den Krankenkassen könnten weitere Anregungen sein. Hier sei auf die Techniker-Krankenkasse verwiesen, die dies modellhaft Ende der 1990er Jahren für eine begrenzte Zeit angeboten hat und für die ich selbst zwei Projekte durchgeführt habe.

Die künftig grundsätzlich an Hochschulen stattfindende pflegerische Ausbildung muss begleitende Praktika in unterschiedlichen Einrichtungen des Gesundheits- und Sozialwesens beinhalten, um einen breiten Einblick in das Handlungsspektrum der professionellen (Gesundheits- und Kranken-)Pflege zu bekommen und von vornherein mit allen Akteuren in der Versorgung konstruktiv zusammenzuarbeiten, damit die Pflege ihren Beitrag zu Prävention und Gesundheitsförderung leisten kann. Im praktischen Alltag kann qualitativ gute psychiatrische Pflege nur theoriegeleitet, fundiert und mit entsprechender Handlungskompetenz in einem bestimmten Arbeitsbereich systematisch ausgeführt werden. Berufliche Bildung, qualitativ gute Arbeit und professionelles Handeln bedingen sich gegenseitig. Dabei geht es auch darum, sich der bildungspolitischen Dimensionen bewusst zu sein, sich entsprechend für den Beruf einzusetzen und die professionelle Arbeit aktiv zu gestalten sowie sich berufs- und psychiatriepolitisch zu engagieren und so zur Weiterentwicklung des Berufs und der psychosozialen Versorgung beizutragen.

Die derzeitig diskutierten Stepped-Care-Modelle (stufenweise Versorgung) müssen gut bedacht werden, beispielsweise die „niederschwellige Psychotherapie" durch die Pflege. Eine psychotherapeutische Grundhaltung und auf psychotherapeutischen Grundlagen basierende Interventionen gehören zum grundlegenden Handwerkszeug professioneller psychiatrischer Pflege, die Selbsterfahrung voraussetzen und regelmäßige Fallbesprechungen (Balintgruppen und Supervision) erfordern.

Die Stufen von Stepped-Care z. B. bei depressiv erkrankten Menschen sollen dies verdeutlichen: Bei leichten Depressionen mit einer kurzen zeitlichen Dauer wird auf eine aktiv-abwartende Begleitung abgezielt. Internet- und Telefonunterstützung sowie Selbsthilfeaktivitäten wie z. B. Selbsthilfebücher werden bei einer leichten bis mittelgradigen Depression vorgeschlagen, zudem bei mittelgradiger zusätzlich Psychotherapie und Psychopharmakologie. Die schwere Depression sollte gegebenenfalls stationär oder teilstationär mit Psychotherapie und Psychopharmaka behandelt werden.

Hier wäre zu fragen, welche konzeptionelle Unterstützung die professionell-psychiatrische Pflege beisteuern könnte. In diesem Zusammenhang wäre auch noch die „Collaborative Care" zu betrachten, bei der beispielsweise psychiatrische Pflegekräfte in die medizinische Grundversorgung eingebunden werden und die mit enger Zusammenarbeit auf unterschiedlichen Ebenen verbunden ist und eine umfassende Sichtweise in der Behandlung herstellen will. Wenn Entwicklungen nicht an der Pflege vorbeigehen sollen, dann muss sie sich aktiv in die Versorgungsdebatte und Wissenschaft einbringen.

Aus diesem Grund sind Pflegeforschung und Pflegewissenschaft unverzichtbar und ganz selbstverständlich in psychosozialen Einrichtungen zu verankern. Nur so kann das Wissen in die Praxis kommen und können umgekehrt die Probleme, die sich in der Praxis zeigen, erforscht und wissenschaftlich aufbereitet werden, um dann wieder in die Praxis implementiert werden zu können.

Alle Veränderungen beginnen mit Visionen, müssen dann in Aufarbeitungen und Veröffentlichungen bekannt gemacht und schlussendlich in die Tat umgesetzt werden.

An dieser Stelle wurden die Punkte aufgegriffen, die weitergedacht und entwickelt werden müssen. Sie sollen Denkanstöße liefern, damit die psychiatrische Pflege ihren Platz in der psychiatrisch-psychosozialen Versorgung selbstbewusst einnimmt und gleichzeitig gemeinsam mit Betroffenen, Angehörigen und anderen Berufsgruppen für eine am Bedarf und an den Bedürfnissen orientierte umfassende psychosoziale Versorgung eintritt.

Trialogische Arbeit

Die Zusammenarbeit mit Peers, Genesungsbegleiter sowohl aus „eigener Erfahrung" als auch aus „Erfahrung durch Miterleben", bringt eine neue Qualität in psychosoziale Einrichtungen und in die Arbeit von Professionellen, wenn sie ganz selbstverständlich zum Team gehören. Sie leisten Unterstützung lebensnah und lebensorientiert auf unterschiedlichen Ebenen und wirken „ent-stigmatisierend". Damit bereichern sie die bestehenden Angebote in der psychosozialen Versorgungslandschaft. Dies gilt sowohl für die direkte Arbeit mit psychisch erkrankten Menschen und ihren Angehörigen als auch für die Öffentlichkeitsarbeit, Schulprojekte, Mitarbeit in unabhängigen Beschwerdestellen sowie Unterrichtsveranstaltungen jedweder Art in der beruflichen Bildung von Professionellen. Im Bildungskontext sind viele Themen, z. B. Krisen, Stigmatisierung, Bedarf an Unterstützung und Hilfe usw., ohne die Sichtweise von Betroffenen und Angehörigen unvollständig und trialogisch wesentlich verständlicher.

Erfahrungswissen und Fachwissen zusammengebracht kann dazu dienen,

- die eigene Wahrnehmung und die des anderen zu vervollständigen,
- die Krise oder Krankheit aus betroffener und fachlicher Sicht zu sehen,
- ein individuelles Gesundheits- und Krankheitsverständnis zu ermöglichen,
- „Barrieren im Kopf" auf beiden Seiten abzubauen,

- Bedürfnisse und die jeweiligen Ressourcen wahrzunehmen,
- ganz selbstverständlich mit und nicht übereinander zu reden.

Wichtig in diesem Kontext ist es, den Mut zu haben, neue Wege zu gehen, zu differenzieren und sich zu engagieren.

8.4 Ein Wort zum Schluss

Am Ende muss festgestellt werden, dass es wirklich nur Einblicke in die Zeit von 1960 bis 1990 waren und sind, auch dass noch viele Aspekte hätten betrachtet werden können. Zudem werden immer wieder andere Einzelheiten bewusst. Betrachtungen von Entwicklungen werden nie vollständig sein, und deshalb braucht es den Mut, einen Schlusspunkt zu setzen und die gewonnenen Erkenntnisse auf sich wirken zu lassen sowie in weitere Überlegungen bzw. Ausführungen aufzunehmen.

„Eine Chronik schreibt nur derjenige, dem die Gegenwart wichtig ist."
Johann Wolfgang von Goethe

Literaturverzeichnis

Verwendete Literatur

Abderhalden, C.: Psychiatrische Krankenpflege und Soziotherapie – Überlegungen zum Berufsbild und zur Berufskonzeption der psychiatrischen Krankenpflege. Basel: Recom 1986.

Aichinger, E.: Aufgabenfeld und Erfahrungen von PflegeexpertInnen. In: Schneider, H. (Hrsg.): Pflegekompetenz durch PflegeexpertInnen. Wien: Facultas 2005, S. 29–36.

Altschul, A.: Krankenpflege in der Psychiatrie. München, Wien, Baltimore: Urban & Schwarzenberg 1977.

Aktion Psychisch Kranke e. V.: Weiterbildung für Pflegepersonal in der Psychiatrie. Tagungsbericht der 3. Fortbildungstagung am 06. und 07. Dezember 1979 in Wunstorf.

Arbeitskreis Pflege in der DGSP: Denkanstöße zu bildungspolitischen Konzepten in der Pflege. Broschüre, Köln 1987.

Arbeitskreis Pflege in der DGSP: Pflegeprofil – Grundriß psychiatrischer Pflege. Broschüre, Köln 1994.

Arbeitskreis Pflege in der DGSP: Pflegequalität in der psychiatrischen Versorgung – soweit sie sich messen läßt. Broschüre, Köln 1996.

Arbeitskreis Pflege in der DGSP: Standortbestimmung Psychiatrischer Pflege in der DGSP. Broschüre, URL: https://www.dgsp-ev.de/fileadmin/user_files/dgsp/pdfs/Publikationen/DGSP_Broschuere_Standortbestimmung_Psychiatrischer_Pflege.pdf (Zugriff am 25.12.2019), Köln 2015.

Armbruster, J.; Dieterich, A.; Hahn, D.; Ratzke, K. (Hrsg.): 40 Jahre Psychiatrie-Enquête – Blick zurück nach vorn. Köln: Psychiatrie Verlag 2015.

Barton, R.: „Institutional Neurosis" – Hospitalisierungs-Schäden in psychiatrischen Krankenhäusern. Ursachen, Behandlung, Prävention. Werkstattschriften zur Sozialpsychiatrie Heft 5, Tübingen 1972.

Barz, H. (Hrsg.): Praktische Psychiatrie – Ein Lehrbuch für psychiatrisches Pflegepersonal. Bern, Stuttgart, Wien: Hans Huber 1972.

Basaglia, F. (Hrsg.): Die negierte Institution oder die Gemeinschaft der Ausgeschlossenen – ein Experiment in der psychiatrischen Klinik Görz. Frankfurt am Main: Suhrkamp 1971.

Bastiaan, P.; Schädle-Deininger, H.: Fortbildung der Deutschen Gesellschaft für Soziale Psychiatrie – Erfahrungsberichte, Protokolle über einen Grundkurs. Werkstattschriften zur Sozialpsychiatrie Band 24, Wunstorf: Psychiatrie Verlag 1978.

Bastiaan, P.; Schädle-Deininger, H.: Fortbildung der Deutschen Gesellschaft für Soziale Psychiatrie II – Übersicht über die Entwicklung in der BRD, Lehrplan und Konzept, Erfahrungsbericht über einen Aufbaukurs. Werkstattschriften zur Sozialpsychiatrie Band 28, Rehburg-Loccum: Psychiatrie Verlag 1980.

Bauer, M.; Engfer, R.; Rappl, J. (Hrsg.): Psychiatrie-Reform in Europa (Bundesrepublik Deutschland, Großbritannien, Italien, Niederlande, Österreich, Sowjetunion, Ungarn). Bonn: Psychiatrie Verlag 1991.

Behrens, J.; Görres, S.; Schaeffer, D.; Bartholomeyczik, S.; Stemmer, R.: Agenda Pflegeforschung für Deutschland. Halle: Selbstverlag 2012.

Behrens, J.; Langer, G.: Evidence-based Nursing and Caring – Interpretativ-hermeneutische und statistische Methoden für tägliche Pflegeentscheidungen – Vertrauensbildende Entzauberung der „Wissenschaft“. Bern: Hans Huber 2006.

Benner, P.: Stufen zur Pflegekompetenz – From Novice to Expert. Bern: Hans Huber 1994.

Benner, P.; Tanner, C. A.; Chesla, C. A.: Pflegeexperten – Pflegekompetenz, klinisches Wissen und alltägliche Ethik. Bern: Hans Huber 2000.

Berlin, H.: Das Pflegepersonal als Mitarbeiter des Arztes. In: Landschaftsverband Rheinland (Hrsg.): 25 Jahre Bedburger Fortbildungstage – Eine Auswahl von Vorträgen aus der Zeit von 1960–1986. Festschrift, Landesklinik Langenfeld 1987, S. 12–21.

Bock, T.; Buck, D.; Gross, J.; Maß, E.; Sorel, E., Wolpert, E.: Hamburger Erklärung zu einer trialogischen Psychiatrie. In: Bock, T.; Buck, D.; Gross, J.; Maß, E.; Sorel, E., Wolpert, E. (Hrsg.): Abschied von Babylon – Verständigung über Grenzen in der Psychiatrie. Bonn: Psychiatrie Verlag 1995, S. 569–570.

Böhm, E.: Krankenpflege – Brücke in den Alltag. Rehburg-Loccum: Psychiatrie Verlag 1985.

Brown, G. W.; Wing, J. K.: „Institutionalismus und Schizophrenie“ – Vergleichende Untersuchungen über den klinischen Zustand und die soziale Situation von Patienten in drei Psychiatrischen Krankenhäusern – „Three Hospitals Study“. Werkstattschriften zur Sozialpsychiatrie Heft 6, Tübingen 1972.

Brühne, K.: Entwicklung der Krankenhauspsychiatrie aus der Sicht einer über 45jährigen Pflegertätigkeit. In: Landschaftsverband Rheinland (Hrsg.): 25 Jahre Bedburger Fortbildungstage – Eine Auswahl von Vorträgen aus der Zeit von 1960–1986. Festschrift, Landesklinik Langenfeld 1987, S. 37–41.

Bürki, C.; Isler, M.: Pflegekonzepte in Schule und Praxis. Basel: Recom 1988.

Bundesarbeitsgemeinschaft für Rehabilitation (BAR): Arbeitshilfe für die Rehabilitation psychisch Kranker und Behinderter. Frankfurt 1992.

Bundesminister für Jugend, Familie, Frauen und Gesundheit (Hrsg.): Empfehlungen der Expertenkommission der Bundesregierung zur Reform der Versorgung im psychiatrischen und psychotherapeutischen/ psychosomatischen Bereich auf der Grundlage des Modellprogramms Psychiatrie der Bundesregierung, Bonn 1988.

Bundesministerium für Bildung und Forschung (BMBF): Versorgungsforschung. URL: https://www.gesundheitsforschung-bmbf.de/de/versorgungsforschung-9447.php (Zugriff am 20.06.2019), Berlin o. J.

Deutscher Bildungsrat für Pflegeberufe (Hrsg.): Pflegebildung offensiv. München: Urban & Fischer 2007.

Deutscher Bildungsrat für Pflegeberufe (Hrsg.): Grafik Bildungskonzept. URL: http://bildungsrat-pflege.de/wp-content/uploads/2014/10/dbr-grafik-bildungskonzept-1.pdf (Zugriff am 28.12.2020), ohne Ort 2009.

Deutsche Gesellschaft für Psychiatrie und Psychotherapie, Psychosomatik und Nervenheilkunde (DGPPN): Neue Lösungen für wachsenden Hilfebedarf. URL: https://www.dgppn.de/schwerpunkte/versorgung.html (Zugriff am 08.09.2018), Berlin 2018.

Deutsche Krankenhaus Gesellschaft: DKG-Empfehlung zur pflegerischen Weiterbildung. URL: https://www.dkgev.de/media/file/22128.DKG-Empfehlung_Weiterbildung_Pflege.pdf (Zugriff am 21.12.2020), ohne Ort 2018a.

Deutsche Krankenhaus Gesellschaft: Anlage IX – Weiterbildung Pflege in der Psychiatrie, Psychosomatik und Psychotherapie. URL: https://www.dkgev.de/media/file/42681.01_Anlage_IX_Psychiatrie.pdf (Zugriff am 21.12.2020), ohne Ort 2018b.

Deutscher Bundestag – 7. Wahlperiode: Bericht über die Lage der Psychiatrie in der Bundesrepublik Deutschland – Zur psychiatrischen und psychotherapeutisch/Psychosomatischen Versorgung der Bevölkerung (Psychiatrie-Enquête). Drucksache 7/4200, Bonn 1975a.

Deutscher Bundestag – 7. Wahlperiode: Anhang zum Bericht über die Lage der Psychiatrie in der Bundesrepublik Deutschland – Zur psychiatrischen und psychotherapeutisch/psychosomatischen Versorgung der Bevölkerung. Drucksache 7/4201, Bonn 1975b.

Deutscher Bundestag – 11. Wahlperiode: Stellungnahme der Bundesregierung zu dem Bericht „Empfehlungen der Expertenkommission der Bundesregierung zur Reform der Versorgung im psychiatrischen und psychotherapeutisch/psychosomatischen Bereich“ auf der Grundlage des Modellprogramms „Psychiatrie“ der Bundesregierung. Bundesdrucksache 11/8494, URL: http://dipbt.bundestag.de/doc/btd/11/084/1108494.pdf, Bonn 1990.

Dörner, K.: Einleitung. In: Dörner, K., Plog, U. (Hrsg.): Sozialpsychiatrie. Neuwied, Berlin: Luchterhand 1972, S. 7–20.

Dörner, K. (im Namen des Vorstandes der DGSP): Zur Erinnerung an den 40. Jahrestag des Beginns des Vernichtungskrieges nach außen und innen – Holocaust und die Psychiatrie – oder der Versuch, das Schweigen in der Bundesrepublik zu brechen. In: Dörner, K.; Haerlin C.; Rau, V.; Schernus, R.; Schwendy, A. (Hrsg.): Der Krieg gegen die psychisch Kranken – Nach „Holocaust“: Erkennen – Trauern – Begegnen. Rehburg-Loccum: Psychiatrie Verlag 1980, S. 206–215.

Dörner, K.: Brief an einen Anfänger. In: Putzke, M. et al.: Das Handwerk oder die Kunst der Pflege – Festschrift für Carl Thomsen, Oberpfleger am Psychiatrischen Universitätskrankenhaus Hamburg-Eppendorf zu seiner Verabschiedung und für alle Schwestern und Pfleger. Rehburg-Loccum: Psychiatrie Verlag 1982, S. 12–23.

Dörner, K., Plog, U. (Hrsg.): Sozialpsychiatrie. Neuwied, Berlin: Luchterhand 1972.

Dörner, K., Plog, U.: Anfänge der Sozialpsychiatrie – Bericht über eine Reise durch die sozialpsychiatrischen Pioniereinrichtungen der Bundesrepublik im Jahre 1968 – Ein psychiatriehistorisches Dokument. Bonn: Edition Narrenschiff 1999.

Fachausschuss für Aus-, Fort- und Weiterbildung im DGSP (AFW): Broschüre, Köln 1977.

Falkenstein, D.: „Ein guter Wärter ist das vorzüglichste Heilmittel ...“ – Zur Entwicklung der Irrenpflege vom Durchgangs- zum Ausbildungsberuf. Frankfurt am Main: Mabuse 2000.

Fengler, C.; Fengler, T.: Alltag in der Anstalt – Wenn Sozialpsychiatrie praktisch wird. Rehburg-Loccum: Psychiatrie Verlag 1984.

Finzen, A.: Antipsychiatrie, Sozialpsychiatrie, Soziale Psychiatrie. Antrittsvorlesung anlässlich der wissenschaftlichen Lehrbefugnis durch den Fachbereich klinische Medizin der Eberhard-Karls-Universität Tübingen (zum Gedenken an Prof. Dr. Dr. Walter Schulte), Broschüre, Tübingen 1973.

Finzen, A. (Hrsg.): Hospitalisierungsschäden in psychiatrischen Krankenhäusern. München: Piper 1974.

Finzen, A.: Die Tagesklinik – Psychiatrie als Lebensschule. Unter Mitarbeit von Ball, M. H.; Gessner J.; Hoelz, A.; Hoffmann, A.; Leipert, H.; Quenzer, H.; Schädle-Deininger, H.; Schied, H. W.; Tümpel-de Kruijf, M.; Wiethölter, H. München: Piper 1977.

Finzen, A.: Auf dem Dienstweg – Die Verstrickung einer Anstalt in die Tötung psychisch Kranker. Rehburg-Loccum: Psychiatrie Verlag 1983.

Finzen, A.: Das Ende der Anstalt – Vom mühsamen Alltag der Reformpsychiatrie. Bonn: Psychiatrie Verlag 1985.

Finzen, A.: Massenmord ohne Schuldgefühle – Die Tötung psychisch Kranker und geistig Behinderter auf dem Dienstweg. Bonn: Psychiatrie Verlag 1996.

Finzen, A.: Das Pinelsche Pendel – Die Dimension des Sozialen im Zeitalter der Biologischen Psychiatrie. Bonn: Edition Narrenschiff 1998.

Finzen, A.: Erlebte Psychiatriegeschichte. Band I: Fingerübungen. 1959 bis 1969. URL: http://www.finzen.de/pdf-dateien/erlebte%20psychiatriegeschichte%2001.pdf (Zugriff am 20.01.2019), Oberhofen 2010.

Finzen, A.: Erlebte Psychiatriegeschichte. Band II: Bewegte Jahre (1970 bis 1974). URL: http://www.finzen.de/pdf-dateien/erlebte%20psychiatriegeschichte%2002.pdf (Zugriff am 20.01.2019), ohne Ort 2012.

Finzen, A.; Schädle-Deininger, H.: Die Psychiatrie-Enquête – kurz gefaßt. Werkstattschriften zur Sozialpsychiatrie Heft 15, 1976.

Fischer, F.: Irrenhäuser – Kranke klagen an. München: Kurt Desch 1969 [Reprint: Köln: Psychiatrie Verlag 2016].

Fröhlich, G.; Rehbein, B. (Hrsg.): Bourdieu Handbuch Leben – Werk – Wirkung. Stuttgart, Weimar: Metzler 2014.

Generalversammlung der Vereinten Nationen: Resolution 46/119. Der Schutz von psychisch Kranken und die Verbesserung der psychiatrischen Versorgung. URL: https://unric.org/de/wp-content/uploads/sites/4/2019/12/A-RES-46-119.pdf (Zugriff am 20.12.2020), New York 1991.

Glaser, B. G.; Strauss, A. L.: Grounded Theory – Strategien qualitativer Forschung. Bern: Hans Huber 1998.

Goetze, W.; Fink, R.: Fit für die Pflegepraxis durch Schlüsselqualifikationen. Stuttgart: Kohlhammer 2000.

Graf, H.; Hilgers, K.-H.; Schmid-Rüther, I.: Zur Einführung. 25 Jahre Bedburger Fortbildungstage – ein Vierteljahrhundert!. In: Landschaftsverband Rheinland (Hrsg.): 25 Jahre Bedburger Fortbildungstage – Eine Auswahl von Vorträgen aus der Zeit von 1960–1986. Festschrift, Landesklinik Langenfeld 1987, ohne Seitenzahl.

Grauhan, A.: Berufspolitische Stellungnahme zur Entwicklung eines Berufsbildes. In: Landschaftsverband Rheinland (Hrsg.): 25 Jahre Bedburger Fortbildungstage – Eine Auswahl von Vorträgen aus der Zeit von 1960–1986. Festschrift, Landesklinik Langenfeld 1987, S. 49–53.

Grauhan, A. (1990): Reflexion über den Fortschritt in der Krankenpflege. In: Akademisierung der Pflege. Unveröffentlichte Dokumentation des Fortbildungstages, Heidelberg: Schwesternschule der Universität Heidelberg 1990, S. 53–68.

Grawe, K.: Abschied von den psychotherapeutischen Schulen. In: Integrative Therapie, 21(1)/1995, S. 84–89.

Gröblinger, C.; Stockmayr, J.: Allgemeine und spezielle psychiatrische Krankenpflege. München, Wien, Baltimore: Urban & Schwarzenberg 1983.

Hagen, W.; Hübner, A.; Kress, H.; Neubert, R.: Krankenpflege-Lehrbuch. Berlin, Göttingen, Heidelberg: Springer 1951.

Hantke, K.: Die Teamarbeit auf den Abteilungen und ihre Grenzen. In: Landschaftsverband Rheinland (Hrsg.): 25 Jahre Bedburger Fortbildungstage – Eine Auswahl von Vorträgen aus der Zeit von 1960–1986. Festschrift, Landesklinik Langenfeld 1987, S. 22–27.

Henderson, V.: Grundregeln der Krankenpflege. 3. Aufl., Genf: ICN 1977.

Hesse, H.: Lektüre für Minuten – Gedanken aus seinen Büchern und Briefen. Frankfurt am Main: Suhrkamp 1977.

Höll, T.; Schmidt-Michel, P.-O.: Irrenpflege im 19. Jahrhundert – Die Wärterfrage in der Diskussion der deutschen Psychiater. Bonn: Psychiatrie Verlag 1989.

Hug, H.: Die Zukunftspflege in der Psychiatrie – Systematisches Denken und Handeln in der psychiatrischen Krankenpflege. Basel: Recom 1988.

International Council of Nurses (ICN): ICN-Ethikkodex für Pflegende. URL: https://www.dbfk.de/media/docs/download/Allgemein/ICN-Ethikkodex-2012-deutsch.pdf (Zugriff am 20.03.2018), Genf 2012.

International Council of Nurses (ICN): Nursing Definitions. URL: https://www.icn.ch/nursing-policy/nursing-definitions (Zugriff am 16.12.2020), Genf 2020.

Jaspersen, K.: Lehrbuch der Geistes- und Nervenkrankenpflege. Bielefeld: Verlagshandlung der Anstalt Bethel 1965.

Jonas, H.: Das Prinzip Verantwortung. Frankfurt am Main: Suhrkamp 1989.

Kammler, C.; Parr, R.; Schneider, U. J. (Hrsg.): Foucault Handbuch Leben – Werk – Wirkung. Stuttgart, Weimar: Metzler 2014.

Kardorff, E. v. (Hrsg.): Das Modellprogramm und die Folgen – Die Psychiatrie auf Reformkurs? Rehburg-Loccum: Psychiatrie Verlag 1985.

Kardorff, E. von: Qualitative Sozialforschung – Versuch einer Standortbestimmung. In: Flick, U.; Kardorff, E. von; Keupp, H.; Rosenstiel, L. von; Wolff, S. (Hrsg.): Handbuch Qualitative Sozialforschung – Grundlagen, Konzepte, Methoden, Anwendungen. Weinheim: Beltz 1995a, S. 3–8.

Kardorff, E. von: Soziale Netzwerke. In: Flick, U.; Kardorff, E. von; Keupp, H.; Rosenstiel, L. von; Wolff, S. (Hrsg.): Handbuch Qualitative Sozialforschung – Grundlagen, Konzepte, Methoden, Anwendungen. Weinheim: Beltz 1995b, S. 402–404.

Kinkelin, G.: Der Heidelberger Kongreß 1964 in ärztlicher Sicht. Teil I und II. In: moderne krankenpflege 2/1964, S. 32–35, und 1/1965, S. 17–21.

Kolb, D. A.: Experiential Learning. Englewood Cliffs: Prentice Hall 1984.

Kommission der europäischen Gemeinschaften: Einen europäischen Raum des lebenslangen Lernens schaffen. URL: https://eur-lex.europa.eu/LexUriServ/LexUriServ.do?uri=COM:2001:0678:FIN:DE:PDF (Zugriff am 21.12.2020), Brüssel 2001.

Konrad, M.: Bändigen, pflegen, therapieren – Die psychiatrische Krankenpflege seit 1945 anhand berufsbiographischer Interviews. Frankfurt, New York: Campus 1985.

Körting, G.: Unterrichtsbuch für die weibliche freiwillige Krankenpflege. Berlin: Mittler und Sohn 1913.

Krause, G.: Ganzheitliche Pflege in der Psychiatrie. In: Landschaftsverband Rheinland (Hrsg.): 25 Jahre Bedburger Fortbildungstage – Eine Auswahl von Vorträgen aus der Zeit von 1960–1986. Festschrift, Landesklinik Langenfeld 1987, S. 61–74.

Krohwinkel, M., Schröck, R., Bartholomeyczik, S.: Denkschrift zur Lage der Pflegeforschung in der Bundesrepublik Deutschland. Im Auftrag des Bundesministeriums für Gesundheit, Frankfurt am Main 1991.

Kukla, R.: Zur Sozialisation von Krankenschwestern in der Psychiatrie. In: Kölner Zeitschrift für Soziologie und Sozialpsychologie 25/1973, S. 484–498.

Kukla, R.: Grußwort. In: Landschaftsverband Rheinland (Hrsg.): 25 Jahre Bedburger Fortbildungstage – Eine Auswahl von Vorträgen aus der Zeit von 1960–1986. Festschrift, Landesklinik Langenfeld 1987, ohne Seitenzahl.

Kunze, H.; Kaltenbach, L. (Hrsg.): Psychiatrie-Personalverordnung – Textausgabe mit Materialien zur Erläuterung. Stuttgart: Kohlhammer 1996.

Landschaftsverband Rheinland (Hrsg.): 25 Jahre Bedburger Fortbildungstage – Eine Auswahl von Vorträgen aus der Zeit von 1960–1986. Festschrift, Landesklinik Langenfeld 1987.

Lepper, H.: Nähe und Distanz zum Patienten – Herausforderung für die Krankenpflege. In: Landschaftsverband Rheinland (Hrsg.): 25 Jahre Bedburger Fortbildungstage – Eine Auswahl von Vorträgen aus der Zeit von 1960–1986. Festschrift, Landesklinik Langenfeld 1987, S. 54–60.

Luft, L.; Kohlesch, A.; Schmidt, M.; Schädle-Deininger, H.: Bildungsdurchlässigkeit als innovative Möglichkeit in der Psychiatrischen Pflege – Implementierung eines pauschalen Anrechnungsverfahrens. Poster auf dem Dreiländerkongress Psychiatrische Pflege in Bielefeld 2016, URL: https://www.frankfurt-university.de/fileadmin/standard/Hochschule/Ueber_uns/MainCareer/Publikationen/Anrechnungsverfahren/Poster_Dreilaender_160914_WEB.pdf (Zugriff am 28.12.2020), Bielefeld 2016.

Luft, L.; Steeb, I.; Tolle, P.; Beckmann, M.: Ergebnisbericht einer explorativen Erhebung zu Qualifikations- und Ausbildungswegen, beruflichen Kompetenzen, Lebenssituationen und Lebensentwürfen von pflegeberuflich qualifizierten Personen im Kontext des Projektes „MainCareer – Offene Hochschule“. URL: https://www.frankfurt-university.de/fileadmin/standard/Hochschule/Ueber_uns/MainCareer/Publikationen/Teilbereich_Pflege/Ergebnisbericht_Zielgruppenanalyse_TP_Pflege.pdf (Zugriff am 28.12.2020), Frankfurt 2014.

Miller, S. M.; Mishler, E. G: Soziale Schichtung und psychische Krankheit – Eine ausführliche Besprechung des Buches Social Class and Mental Illness von A. B. Hollingshead und F. Redlich. Werkstattschriften zur Sozialpsychiatrie Heft 7, Tübingen 1973.

Morosoli Beato, A.: PflegeexpertInnen – Entwicklungen und Perspektiven in der Schweiz. In: Schneider, H. (Hrsg.): Pflegekompetenz durch PflegeexpertInnen. Wien: Facultas 2005, S. 17–28.

Münster, W.; Schädle-Deininger, H.: Mannheimer Kreis Tagung in Remscheid vom 12. bis 15. Mai 1983. Einführungsreferat: Die Entwicklung der Psychiatrie in den letzten 15 Jahren aus der Sicht der psychiatrischen Krankenpflege. In: Schädle-Deininger, H.; Wolff, S.; Walter, G. (Hrsg.): Wegbeschreibungen – DENK-Schrift über psychiatrisch-pflegerisches HANDELN. Frankfurt am Main: Mabuse 2000, S. 162–170.

Needham, I.: Pflegeplanung in der Psychiatrie. Basel: Recom 1988.

Olbrich, C.: Pflegekompetenz. Bern: Hans Huber 1999.

Olbrich, C.: Was versteht man unter Kompetenz? In: Schneider, H. (Hrsg.): Pflegekompetenz durch PflegeexpertInnen. Wien: Facultas 2005, S. 9–16.

o. V.: Bericht über die „Europäische Krankenpflegekonferenz der WHO vom 21. bis 24. Juni 1988 in Wien". In: Deutsche Krankenpflegezeitschrift 8/1988, S. 607–611.

Pándy, K.: Die Irrenfürsorge in Europa – Eine vergleichende Studie. Berlin: Georg Reimer 1908 [Reprint: Berlin: De Gruyter 2018].

Peplau, H. E.; Kelling, G.; Mischo-Kelling, M.: Interpersonelle Beziehungen in der Pflege – Ein konzeptioneller Bezugsrahmen für eine psychodynamische Pflege. Basel: Recom 1995.

Plog, U.: Einführung. In: Pörksen, N. (Hrsg.): Therapie: Hilfe – Ersatz – Macht? Werkstattschriften zur Sozialpsychiatrie Band 30, Rehburg-Loccum: Psychiatrie Verlag 1980, S. 5–12.

Psychiatrienetz: Gemeindepsychiatrie. URL: https://www.psychiatrie.de/gemeindepsychiatrie.html (Zugriff am 30.08.2018), Köln 2017.

Putzke, M. et al.: Das Handwerk oder die Kunst der Pflege – Festschrift für Carl Thomsen, Oberpfleger am Psychiatrischen Universitätskrankenhaus Hamburg-Eppendorf zu seiner Verabschiedung und für alle Schwestern und Pfleger. Rehburg-Loccum: Psychiatrie Verlag 1982.

Rave-Schwank, M.: Wie entstand die Weiterbildung im Landschaftsverband Rheinland. In: Landschaftsverband Rheinland: 20 Jahre Fachweiterbildung zur Krankenpflege für Psychiatrie im Rheinland. Eigendokumentation der Fachtagung am 27.06.1995, S. 4–11.

Rave-Schwank, M.; Winter-v. Lersner, C.: Psychiatrische Krankenpflege. Stuttgart: Gustav Fischer 1990.

Royal College of Nursing (RCN): Definition of Nursing. URL: Bit.ly/RCNDefiningNursing (Zugriff am 20.11.2017), London 2003.
Sächsisches Krankenhaus für Psychiatrie und Neurologie Rodewisch: Rodewischer Thesen. Internationales Symposium über psychiatrische Rehabilitation 23. bis 25. Mai 1963 in Rodewisch. URL: https://www.skh-rodewisch.sachsen.de/fileadmin/user_upload/rodewisch/pdf/Publikationen/Rodewischer_Thesen_1963.pdf (Zugriff am 09.09.2020), Rodewisch 1963.
Schädle-Deininger, H.: Arbeit in einer psychiatrischen Ambulanz, sozialpsychiatrischer Dienst. In: Schädle-Deininger, H. (Hrsg.): Den psychisch Kranken im Alltag begleiten – Pflege in der Psychiatrie. Werkstattschriften zur Sozialpsychiatrie Band 31, Rehburg-Loccum: Psychiatrie Verlag 1981a, S. 73–84.
Schädle-Deininger, H.: Vorwort. In: Schädle-Deininger, H. (Hrsg.): Den psychisch Kranken im Alltag begleiten – Pflege in der Psychiatrie. Werkstattschriften zur Sozialpsychiatrie Band 31, Rehburg-Loccum: Psychiatrie Verlag 1981b, S. 1–2.
Schädle-Deininger, H. (Hrsg.): Den psychisch Kranken im Alltag begleiten – Pflege in der Psychiatrie. Werkstattschriften zur Sozialpsychiatrie Band 31, Rehburg-Loccum: Psychiatrie Verlag 1981c.
Schädle-Deininger, H.: Die psychiatrische Krankenpflege im Wandel ihrer Aufgabenstellung. In: Landschaftsverband Rheinland (Hrsg.): 25 Jahre Bedburger Fortbildungstage – Eine Auswahl von Vorträgen aus der Zeit von 1960–1986. Festschrift, Landesklinik Langenfeld 1987, S. 42–46.
Schädle-Deininger, H. (Hrsg.): Pflege – Pflege-Not – Pflege-Not-Stand: Entwicklungen in der psychiatrischen Pflege. Werkstattschriften zur Sozialpsychiatrie Band 46, Rehburg-Loccum: Psychiatrie Verlag 1990 [Reprint: Frankfurt am Main: Mabuse 1994 und 2011].
Schädle-Deininger, H.: Psychiatrische Pflege im Kontext von Bildung und Bildungspolitik. In: Schädle-Deininger, H.; Wolff, S.; Walter, G. (Hrsg.): Wegbeschreibungen – DENK-Schrift über psychiatrisch-pflegerisches HANDELN. Frankfurt am Main: Mabuse 2000, S. 25–33.
Schädle-Deininger, H.: „Qualifikation und Qualität psychiatrischer Pflege“. Diskussion, Ermittlung und Erarbeitung des Forschungsbedarfs im Hinblick auf Qualifikation und Kompetenzen in der psychiatrischen Pflege. Unveröffentlichte Diplomarbeit, Fachhochschule Frankfurt am Main 2001.
Schädle-Deininger, H. (Hrsg.): Ruth Schröck – „Es gibt keinen Grund, nichts zu tun“ – Ausgewählte Werke, Anekdoten und Begegnungssplitter. Bern: Hans Huber 2013.
Schädle-Deininger, H.: Grundlegende Aussagen zur Pflegeforschung – Wissenschaftlicher Bedarf und Schwerpunkte. In: praxiswissen psychosozial 19/2014, S. 35–39.

Schädle-Deininger, H.: Entwicklungen in der Pflegebildung – Einige unfrisierte Gedanken zur Pflegebildung in Deutschland. In: PADUA 10, 3/2015, S. 192–196.

Schädle-Deininger, H.; Behrens, J.: Pflegerische Bildung, Akademisierung und Qualifizierung – Möglichkeiten der Verknüpfung von beruflicher und hochschulischer Bildung am Beispiel Psychiatrischer Pflege. In: Pädagogik der Gesundheitsberufe 3/2018, S. 172–181.

Schädle-Deininger, H.; Villinger, U.: Praktische Psychiatrische Pflege – Arbeitshilfen für den Alltag. Bonn: Psychiatrie Verlag 1996.

Schädle-Deininger, H.; Wolff, S.; Walter, G. (Hrsg.): Wegbeschreibungen – DENK-Schrift über psychiatrisch-pflegerisches HANDELN. Frankfurt am Main: Mabuse 2000.

Schädle-Deininger, H.; Wegmüller, D.: Psychiatrische Pflege – Kurzlehrbuch und Leitfaden für Weiterbildung, Praxis und Studium. Bern: Hogrefe 2017.

Scheffler, K.: Zur Problematik der Beschäftigungstherapie. In: moderne krankenpflege, 2/1966, S. 38–40.

Schirmer, S.; Müller, K.; Späte, H. F.: Neun Thesen zur therapeutischen Gemeinschaft. In: Psychiatrie, Neurologie und medizinische Psychologie 26/1974, S. 50–54, URL: http://www.sozialpsychiatrie-in-sachsen.de/themen/sozialpsychiatrie-in-der-ddr.

Scholz, L.: Leitfaden für Irrenpfleger (ab 1950: Leitfaden für Geisteskrankenpfleger). Halle/Saale: Marhold 1927.

Schröck, R.: Krankenpflege und Forschung. In: Schädle-Deininger, H. (Hrsg.): Den psychisch Kranken im Alltag begleiten – Pflege in der Psychiatrie. Werkstattschriften zur Sozialpsychiatrie Band 31, Rehburg-Loccum: Psychiatrie Verlag 1981, S. 91–124.

Schröck, R.: Der Patient als Partner im Behandlungsverlauf. In: Landschaftsverband Rheinland (Hrsg.): 25 Jahre Bedburger Fortbildungstage – Eine Auswahl von Vorträgen aus der Zeit von 1960–1986. Festschrift, Landesklinik Langenfeld 1987, S. 28–36.

Schwarz-Govaers R: Wie kann das Praxiswissen für eine Pflegedidaktik nutzbar gemacht werden. In: Koch V (Hrsg.): Bildung und Pflege – 2. Europäisches Osnabrücker Kolloquium. Hans Huber, Bern, 1999, S. 46–58.

Schwitajewski, H.: Unterrichtsziele – Unterrichtsinhalte – Unterrichtsergebnisse. In: Schwitajewski, H.; Rohde, J. J. (Hrsg.): Lehren und Lernen in der Krankenpflege – Inhalte, Methoden, psycho-soziale Voraussetzungen. München: Urban & Schwarzenberg 1972, S. 11–22.

Siffert, P.: Vorwort. In: Siffert, P. (Hrsg.): Handlungsfeld Pflege – was heute für morgen anzudenken ist. Wien: Facultas 2008, S. 5–8.

SPD-Arbeitsgemeinschaft der Sozialdemokratinnen und Sozialdemokraten im Gesundheitswesen (SPD ASG): Pflegeberufe –Stiefkinder der Politik? – Tagungsergebnis 12-90-A1-5. Bonn 1986.

SPD-Arbeitsgemeinschaft der Sozialdemokratinnen und Sozialdemokraten im Gesundheitswesen (SPD ASG): Bericht der Kommission Fachberufe des Gesundheitswesens – Teil I: Berufe der Krankenpflege 3-90-A1-7. Bonn 1990.

Stahler-Gey, S.: Die spezialisierte Ausbildung für Pflegepersonal in der Psychiatrie/Neurologie/Psychotherapie seit 1945 auf dem gesamtdeutschen Gebiet. Unveröffentlichte Diplomarbeit, Martin-Luther-Universität Halle, Bereich Medizin-Pädagogik 1995.

Steppe, H.: Aus der Geschichte lernen? In: Steppe, H. (Hrsg.): Krankenpflege im Nationalsozialismus. Frankfurt am Main: Mabuse 1996, S. 9–10.

Storck, G.; Schädle-Deininger, H. (Hrsg.): 75 Jahre Euthanasie-Erlass – Nachdenken über das, was wir in den pflegerischen Berufen mit der Geschichte lernen können und was wir nachfolgenden Generationen weiter geben müssen und können. URL: https://www.dgsp-ev.de/fileadmin/user_files/dgsp/pdfs/Publikationen/DGSP_Broschuere_75_Jahre_Euthanasie-Erlass.pdf (Zugriff am 17.12.2020), Köln: Arbeitskreis Pflege in der DGSP 2015.

Strauss, A. L.; Corbin, J. M.: Grounded Theory: Grundlagen Qualitativer Sozialforschung. Weinheim: Beltz PsychologieVerlagsUnion 1996.

Stuart, G. W.; Sundeen, S. J.: Principles and Practice of Psychiatric Nursing. St. Louis, Washington (D.C.), Toronto: The C. V. Mosby Company 1987.

Stuart, G. W.; Sundeen, S. J.: Pocket Nurse Guide Psychiatric Nursing. St. Louis, Washington (D.C.), Toronto: The C. V. Mosby Company 1988.

Thom, A.; Wulff, E. (Hrsg.): Psychiatrie im Wandel – Erfahrungen und Perspektiven in Ost und West. Bonn: Psychiatrie Verlag 1990.

Van der Donk, C.; Van Lanen, B.; Wright, M.T.: Praxisforschung im Sozial- und Gesundheitswesen. Bern: Hans Huber 2014.

Weber, M.: Politik als Beruf. Köln: Anaconda 2014.

Weise, K.; Uhle, M.: Entwicklungsformen und derzeitige Wirkungsbedingungen der Psychiatrie in der Deutschen Demokratischen Republik. In: Thom, A.; Wulff, E. (Hrsg.): Psychiatrie im Wandel – Erfahrungen und Perspektiven in Ost und West. Bonn: Psychiatrie Verlag 1990, S. 440–461.

Wenger, S.: Auf die richtige Mischung kommt es an – Integration der neuen Berufsbilder in Pflege und Betreuung. In: CURAVIVA 11/2008, S. 12.

Willke, H.: Einführung in das systemische Wissensmanagement. Heidelberg: Carl-Auer 2004.

Whitbourne, S. K.; Weinstock, C. S.: Die mittlere Lebensspanne – Entwicklungspsychologie des Erwachsenenalters. München: Urban & Fischer 1982.

Grundlagen und weiterführende Literatur

Aktion Psychisch Kranke e. V.: Personalbemessung im komplementären Bereich – von der institutions- zur personenbezogenen Behandlung und Rehabilitation. Informationstagung der Aktion Psychisch Kranke am 27. und 28. April 1994 in Bonn-Bad Godesberg. Bonn: Selbstverlag 1994.

Arbeitskreis Pflege in der DGSP; Storck, G.; Schädle-Deininger, H. (Hrsg.): 75 Jahre Euthanasieerlass – Nachdenken über das, was wir in den pflegerischen Berufen mit der Geschichte lernen können und was wir nachfolgenden Generationen weiter geben müssen und können. URL: https://www.dgsp-ev.de/fileadmin/user_files/dgsp/pdfs/Publikationen/DGSP_Broschuere_75_Jahre_Euthanasie-Erlass.pdf (Zugriff am 05.01.2021). Köln 2015.

Benz, C.: Ambulant vor Stationär. Berlin: Edition Marhold 1999.

Bischoff-Wanner, C.: 170 Jahre Sonderwege in der Ausbildung der Pflege – und kein Ende!? – Über das Ausbildungsmodell „Pflege neu denken“. Hrsg. von der Robert-Bosch-Stiftung. In: Pflege und Gesellschaft 3/2001, S. 78–86.

Blasius, D.: Umgang mit dem Unheilbaren – Studien zur Sozialgeschichte der Psychiatrie. Bonn: Psychiatrie Verlag 1986.

Bock, T.; Weigand, H.: Hand-werks-buch Psychiatrie. Bonn: Psychiatrie Verlag 1991.

Brandenburg, H.; Dorschner, S. (Hrsg.): Pflegewissenschaft 1 – Lehr- und Arbeitsbuch zur Einführung in das wissenschaftliche Denken in der Pflege. Bern: Hans Huber 2008.

Brezina, H.; Grillenberger, A.: Schritt für Schritt zur wissenschaftlichen Arbeit in Gesundheitsberufen. Wien: Facultas 2005.

Bücker, T.: Teamorganisation mit Primary Nursing – Ein systemischer Organisationsentwicklungsansatz im Krankenhaus. Hannover: Schlütersche 2006.

Bundesfachvereinigung Leitender Krankenpflegepersonen der Psychiatrie e. V.: BFLK-Chronik – Verrückte Zeiten (1977–2007). Bonn: Selbstverlag 2007.

Burns, N.; Grove, S. K. (Hrsg.): Pflegeforschung verstehen und anwenden. München: Elsevier Urban & Fischer 2005.

Deutscher Berufsverband für Krankenpflege (DBfK); Deutsche Gesellschaft für Soziale Psychiatrie: Perspektiven psychiatrischer Pflege. Tagungsbericht, Rheinische Landesklinik Langenfeld 1985.

Dörner, K.: Bürger und Irre – Zur Sozialgeschichte und Wissenschaftssoziologie der Psychiatrie. Frankfurt am Main: Europäische Verlagsanstalt 1969.

Dörner, K.: Auswirkungen des gesellschaftlichen Wandels auf die Pflege oder Umprofessionalisierungsrichtlinien für die Pflegenden, insbesondere für die pflegerisch Leitenden auf allen Ebenen. In: Psych. Pflege Heute 4/2006, S. 183–190.

Dörner, K.: Tödliches Mitleid – Zur Sozialen Frage der Unerträglichkeit des Lebens. Neumünster: Paranus 2007.

Eco, U.: Wie man eine wissenschaftliche Abschlussarbeit schreibt. Heidelberg: C. F. Müller 2005.

Ersser, S.; Tutton, E.: Primary Nursing – Grundlagen und Anwendung eines patientenorientierten Pflegesystems. Bern: Hans Huber 2000.

Finzen, A.; Hoffmann-Richter, U. (Hrsg.): Was ist Sozialpsychiatrie – Eine Chronik. Bonn: Psychiatrie Verlag 1995.

Finzen, A.; Schädle-Deininger, H.: „Unter elenden menschenunwürdigen Umständen" – Die Psychiatrie-Enquête. Werkstattschriften zur Sozialpsychiatrie Heft 25. Wunstorf, Rehburg-Loccum: Psychiatrie Verlag 1979.

Flick, U.; Kardorff, E. von; Keupp, H.; Rosenstiel, L. von; Wolff, S. (Hrsg.): Handbuch Qualitative Sozialforschung – Grundlagen, Konzepte, Methoden und Anwendungen. Weinheim: Beltz 1995.

Foucault, M.: Psychologie und Geisteskrankheit. Frankfurt: Suhrkamp 1968.

Foucault, M.: Die Macht der Psychiatrie. Frankfurt: Suhrkamp 2005.

Haller, D. (Hrsg.): Grounded Theory in der Pflegeforschung – Professionelles Handeln unter der Lupe. Bern: Hans Huber 2000.

Hart, E.; Bond, M.: Aktionsforschung – Handbuch für Pflege-, Gesundheits- und Sozialberufe. Bern: Hans Huber 2001.

Hemprich, R. D.; Kisker, K. P.: Die „Herren der Klinik" und die Patienten. In: Der Nervenarzt 10/1968, S. 433–441.

Hoffmann-Richter, U.; Haselbeck, H.; Engfer, R. (Hrsg.): Sozialpsychiatrie vor der Enquête. Bonn: Psychiatrie Verlag 1997.

Jansen, H.: Weiterbildung psychiatrische Pflege – Quo vadis? Stellungnahme der Bundesarbeitsgemeinschaft der Weiterbildungsstätten für Pflege in der Psychiatrie (BWP) zur Zukunft der Weiterbildungen. In: Psych. Pflege Heute 6/2013, S. 307–311.

Josuks, H.: Primary Nursing – Ein Konzept für die ambulante Pflege – Ein Leitfaden zur Implementierung eines neuen Pflegesystems. Hannover: Schlütersche 2003.

Jüttemann, G.; Thomae H. (Hrsg.): Biographische Methoden in den Humanwissenschaften. Weinheim: Psychologie Verlags Union 1998.

Käppeli, S. (Hrsg.): Pflegewissenschaft in der Praxis – Eine kritische Reflexion. Bern: Hans Huber 2011.

Kjørup, S.: Humanities – Geisteswissenschaften – Sciences humaines. Stuttgart: J. B. Metzler 2001.

Koch, V. (Hrsg.): Bildung und Pflege – 2. Europäisches Osnabrücker Kolloquium. Bern: Hans Huber 1999.

Lenger, A.; Schneickert, C.; Schumacher, F. (Hrsg.): Pierre Bourdieus Konzeption des Habitus. Heidelberg: Springer 2013.

Manthey, M.: Primary Nursing – ein personenbezogenes Pflegesystem. Bern: Hans Huber 2002.

Mayring, P.: Qualitative Inhaltsanalyse – Grundlagen und Techniken. Weinheim, Basel: Beltz 2015.
Müller, C.: Wer hat die Geisteskranken von den Ketten befreit – Skizzen zur Psychiatriegeschichte. Bonn: Psychiatrie Verlag, Edition Narrenschiff 1998.
Nightingale, F.: Hinweise zur Krankenpflege (Notes on Nursing). Broschüre, übersetzt und bearbeitet von L. Maurer. Saarbrücken 1963.
Nightingale, F.: Bemerkungen zur Krankenpflege. Jahresgabe 2019, Sonderausgabe als Dank an Autorinnen und Autoren für ihr publizistisches Engagement. Bern: Hogrefe 2019.
Panfil, E.-M. (Hrsg.): Wissenschaftliches Arbeiten in der Pflege – Lehr- und Arbeitsbuch für Pflegende. Bern: Hans Huber 2013.
Panke-Kochinke, B.: Die Geschichte der Krankenpflege (1679–2000) – Ein Quellenbuch. Frankfurt am Main: Mabuse 2001.
Peplau, H. E.: Interpersonal Relations in Nursing – A Conceptual Frame of Reference for Psychodynamic Nursing. New York: Putnam 1952.
Polit, D. F.; Beck, C. T.; Hungler, B. P.: Lehrbuch Pflegeforschung – Methodik, Beurteilung und Anwendung. Bern: Hans Huber 2004.
Rau, F. S.: Entwicklung der Weiterbildung für Psychiatrische Krankenpflege. Beilage in: Deutsche Krankenpflege-Zeitschrift 8/1993.
Richter, D.; Sauter, D.: Patiententötungen und Gewaltakte durch Pflegekräfte – Beweggründe, Hintergründe, Auswege. Werkstattheft. Eschborn: Deutscher Berufsverband für Pflegeberufe (DBfK) 1997.
Richter, D.: Die verpaßten Chancen – Subjektive Anmerkungen zur psychiatrischen Pflege in der Bundesrepublik Deutschland. In: Psych. Pflege Heute 2/1996, S. 118–121.
Rüller, H.: 3000 Jahre Pflege – Lehrbuch für Berufe im Gesundheitswesen. Brake: Prodos 2007.
Sauter, D.; Richter D. (Hrsg.): Experten für den Alltag – Professionelle Pflege in psychiatrischen Handlungsfeldern. Bonn: Psychiatrie Verlag 1999.
Schädle-Deininger, H.: Kleider machen Leute oder – was hat Dienstkleidung mit der Aufgabe von Beziehung, Alltags- und Milieugestaltung psychiatrischer Pflege zu tun? In: Psych. Pflege Heute 11/2005, S. 204–211.
Schädle-Deininger, H.: Basiswissen: Psychiatrische Pflege. Bonn: Psychiatrie Verlag 2020.
Schädle-Deininger, H.; Peukert, R.; Wagner, F-J. (Hrsg.) – mit Unterstützung der Deutschen Gesellschaft für Soziale Psychiatrie (DGSP): Trialogisches Miteinander – Chance voneinander zu lernen – zum Gedenken an Klaus Laupichler. Köln: Selbstverlag 2016.
Schädle-Deininger, H.; Villinger, U.: 40 Jahre psychiatrische Krankenpflege. In: Deutsche Krankenpflegezeitschrift 5/1990, S. 344–347.

Schneider, H. (Hrsg.): Pflegekompetenz durch PflegeexpertInnen. Wien: Facultas 2005.
Schnell, M. W.; Heinritz, C.: Forschungsethik – Ein Grundlagen- und Arbeitsbuch für die Gesundheits- und Pflegewissenschaft. Bern: Hans Huber 2006.
Schnepp, W.; Scharf, W.; Schoppmann, S.; Wippermann, R.: Pflegeforschung in der Psychiatrie. Berlin, Wiesbaden: Ullstein Mosby 1997.
Schott, H.; Tölle, R.: Geschichte der Psychiatrie – Krankheitslehren, Irrwege, Behandlungsformen. München: C. H. Beck 2006.
Schwarz-Govaers, R.: Subjektive Theorien als Basis von Wissen und Handeln – Ansätze zu einem handlungstheoretisch fundierten Pflegedidaktikmodell. Bern: Hans Huber 2005.
Sim, M.: Hilfe für den psychisch Kranken – Ein Grundriß der Sozialpsychiatrie. Stuttgart: Evangelisches Verlagswerk 1971.
Steppe, H.; Ulmer, E.-M. (Hrsg.): „Ich war von jeher mit Leib und Seele gerne Pflegerin." – Über die Beteiligung von Krankenschwestern an den „Euthanasie"-Aktionen in Meseritz-Obrawalde. Frankfurt am Main: Mabuse 1999.
Steppe, H.: „Die Vielfalt sehen, statt das Chaos zu befürchten" – Ausgewählte Werke. Hrsg. von Ulmer, E.-M.; Krampe, E.-M.; Haas, W.; Wackerhagen, H. Bern: Hans Huber 2003.
Tollgreve, C.: Bewegung in der Psychiatrie? Die DGSP zwischen Gegeninitiative und etabliertem Verband. Rehburg-Loccum: Psychiatrie Verlag 1984.
Trenckmann, U.: Mit Leib und Seele – Ein Wegweiser durch die Konzepte der Psychiatrie. Bonn: Psychiatrie Verlag 1988.
Urta, U.: Wenn Dir ein Ziegel auf den Kopf fällt – Ein Dokument. Werkstattschriften zur Sozialpsychiatrie Heft 3. Hrsg. von den Sozialen Arbeitskreisen der Studenten an der Universitäts-Nervenklinik Tübingen, Tübingen 1971.
Veltin, A.: Die Anstaltsfamilie. Köln: Psychiatrie Verlag 2013.
Werner, W. (Hrsg.): Auflösung ist machbar – Vom Großkrankenhaus zur Dezentralisierung. Bonn: Psychiatrie Verlag 1998.
Weltgesundheitsorganisation (Hrsg.): WHO-Materialsammlung zu psychischer Gesundheit, Menschenrechten und Gesetzgebung – Solidarität statt Ausgrenzung. URL: http://www.who.int/mental_health/policy/who_resource_book_german.pdf (Zugriff am 18.12.2020). Genf 2006.
Zentrale Arbeitsgruppe Pflegeforschung im Deutschen Berufsverband für Pflegeberufe (DBfK): Leitfaden Pflegeforschung für den Unterricht. Eschborn: DBfK 1996.
Zwemer, W.: Die Aufgabe der Pflege in der gemeindenahen Psychiatrie – Eine Literaturstudie. In: Psych. Pflege Heute 3/2003, S. 123–129.

FSC
www.fsc.org
MIX
Papier aus verantwortungsvollen Quellen
Paper from responsible sources
FSC® C141904